普通高等学校"十三五"省级规划教材

供卫生管理及相关专业使用

卫生经济学教程

主　编　江启成

副主编　王丽丹　陈鸣声　汤质如

编　委（按姓氏笔画排序）

王　丽(安徽医科大学)

王丽丹(安徽医科大学)

方桂霞(安徽医科大学)

卢曼曼(安徽医科大学)

司　磊(乔治全球健康研究院澳大利亚分部)

刘　露(蚌埠医学院)

朱传波(中国科学技术大学附属第一医院)

江启成(安徽医科大学)

李小芃(安徽医科大学)

汤质如(安徽医科大学)

陈鸣声(南京医科大学)

彭　婧(安徽医科大学)

中国科学技术大学出版社

内 容 简 介

本书共分为 14 章,包括绪论、卫生服务需求、卫生服务供给、卫生服务市场、卫生资源及其配置、卫生总费用、健康保险、医疗保险基金筹集与费用支付、公共卫生服务补偿与支付、疾病经济负担、医疗服务成本、卫生经济学评价、医院经济学、药物经济学。本书的语言通俗易懂,各章开头设有学习目标,章后配有思考题,方便学生自主学习。

本书可供医学院校的卫生管理、预防医学、劳动与社会保障、信息管理与信息系统专业的学生学习使用,也可供相关人员参考。

图书在版编目(CIP)数据

卫生经济学教程/江启成主编. —合肥:中国科学技术大学出版社,2020.9
普通高等学校"十三五"省级规划教材
ISBN 978-7-312-05026-8

Ⅰ.卫… Ⅱ.江… Ⅲ.卫生经济学—教材 Ⅳ.R1

中国版本图书馆 CIP 数据核字(2020)第 131636 号

卫生经济学教程
WEISHENG JINGJIXUE JIAOCHENG

出版 中国科学技术大学出版社
安徽省合肥市金寨路 96 号,230026
http://press.ustc.edu.cn
https://zgkxjsdxcbs.tmall.com

印刷 合肥市宏基印刷有限公司

发行 中国科学技术大学出版社

经销 全国新华书店

开本 710 mm×1000 mm 1/16

印张 22.25

字数 424 千

版次 2020 年 9 月第 1 版

印次 2020 年 9 月第 1 次印刷

定价 55.00 元

前　　言

　　卫生经济学是一门运用经济学的理论和方法,研究卫生服务领域中的经济问题,揭示其中的经济规律,为实现卫生保健资源的合理、有效配置和使用提供依据的独立的交叉学科。钱学森先生认为,"所谓交叉科学是指自然科学和社会科学相互交叉地带生长出的一系列新生学科"。因此我们有理由相信卫生经济学在未来有着广阔的发展与应用前景。

　　卫生经济学的研究在我国已有 30 多年的发展历程,在新医学模式的指导下,契合新医改,卫生经济学获得了迅速的发展。但是新医改的深入推进也给卫生经济学的教学和研究带来了巨大的挑战。在教学领域,一方面,教学需要针对新医改的新政策、新精神、新动态和新热点进行补充和拓展,以充分结合我国卫生领域的实际问题;另一方面,教学需要针对该课程的特点,既要重视学生对专业理论知识的掌握,又要重视学生解决问题的实际能力,以提高教学质量和教学效果。在研究领域,卫生经济学科建设与发展应与时俱进,紧密结合当前卫生经济领域的政策与现实问题,如医疗卫生服务的供给侧改革、区域卫生发展规划的完善、精准医疗扶贫工作的开展等,需要通过卫生经济学的理论对其进行指导与技术评估。

　　本书根据国家教育部培养目标、卫生管理部分行业要求、社会用人需求,在全国进行科学调研的基础上,借鉴国内外医学人才培养模式和教材建设经验,充分研究论证本专业人才素质要求、学科体系构成等,确定了全书的内容;另外,在教材的内容上总结和汲取了以往教材的编写经验和成果,尤其是对一些不足之处进行了修改和完善,在完整知识体系的基础上,加入了卫生经济学科最新学术观点和我国当前卫生经济改革的最新动态,既强调基本经济学理论,又突出其在卫生领域的应用性;既注重对理论知识的归纳,又注重对卫生经济学案例的剖析,强调理论与实践相结合,旨在突出本学科的特色。

本书以卫生管理专业本科生为主要读者对象,考虑到卫生管理学科体系的交叉与知识的融合,我们在编写过程中本着实用、够用的原则,将全书分为 14 章,包括绪论、卫生服务需求、卫生服务供给、卫生服务市场、卫生资源及其配置、卫生总费用、健康保险、医疗保险基金筹集与费用支付、公共卫生服务补偿与支付、疾病经济负担、卫生服务成本、卫生经济学评价、医院经济学、药物经济学。本书的语言通俗易懂,各章开头设有学习目标,章后配有思考题,方便学生自主学习,也有利于学生对本领域研究能力的提升及对本领域更深入的理解。卫生经济学作为一门应用性学科,其理论知识需要服务于客观实践。故本书在编写过程中设置了一定比例的案例分析,目的是希望同学们在把握卫生经济学理论知识的基础上,运用这些理论来剖析卫生领域的政策及现实问题。另外,本书也可作为研究生教材使用,以及各级各类卫生管理干部培训与自学的参考书。

本书组织了全国卫生经济学领域的专家学者共同编写,大家付出了辛勤的劳动,在此表示衷心的感谢;安徽医科大学卫生管理专业的部分研究生对各章进行了仔细的阅读,提出了宝贵的建议;同时对被引用的相关参考资料的作者以及帮助过本书正式出版的师生和朋友们致以诚挚的谢意。

江启成

2020 年 1 月

目　　录

第一章　绪　　论

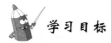

学习目标

（1）掌握卫生经济学的研究对象、任务、内容和方法，明确卫生经济学的学习目的和意义。

（2）熟悉卫生经济学的产生与发展历史，包括外国卫生经济学发展的主要历程，中国卫生经济学产生的历史背景。

（3）了解经济学的一般概念与学科发展过程。

第一节　经济学概述

一、经济学的基本概念

经济学研究的核心是资源的有效配置。资源有限性与人们需要无限性的矛盾是人类社会最基本的矛盾。一方面，人类生存发展总是需要生活资料，人们的需要具有多样性和无限性。人们的需要是由人的自然属性和社会属性决定的，表现为各种各样的需要，如生存需要、享受需要、发展需要、健康需要等。从历史发展过程看，人们的需要是无限的，而且不断地从低级向高级发展，不断扩充其规模，旧的需要满足了，新的需要又产生了。另一方面，资源具有有限性和不平衡性的特点。资源的有限性也叫稀缺性，是指相对于人们的无穷欲望而言，经济资源或者说生产满足人们需要的物品和劳务的资源总是不足的。不平衡性有两层含义：一是相对于人们不断变化的需求结构和多样化的需要而言是不平衡的，人们不得不做出选择，分出轻重缓急，在满足需求时分出先后顺序；二是资源在不同地区、不同国家、不同的社会群体中的分布是不平衡的。总之，结构和分布失衡会导致每一个体和群体都面临资源稀缺性难题。但是，值得注意的是，有限的资源可以满足不同的需要，因此人们就有必要通过选择,权衡利弊得失,进行取舍,有效地利用资源。正因为在利用资源时需要选择,才产生了以"选择"为研究对象的经济学。所以,经济学的简要定义为:经济学是研究人们如何做出选择,有效地利用各种资源进行生产和消费,使人们的欲望得到充分满足的一门科学;经济学是研究个人、企业与政府,以及其他机构或单位如何进行抉择,从而决定如何使用稀缺的或有限的资源的学问。

经济学作为研究资源有效配置的科学,从指令性的传统计划经济,到自由竞争的传统市场经济,再到计划与市场相结合的混合经济,即现代市场经济,不论任何经济体制,它的研究都离不开三个基本经济问题。

(1) 生产什么:是资源如何配置的问题。人类的需要不仅是无限的,而且是多样的。由于资源是有限的,用于生产这种产品的资源多一些,生产另一种产品的资源就会少一些。所以人们必须考虑用多少资源生产这种产品,用多少资源生产那种产品。

(2) 为谁生产:是产品如何分配的问题。人类所生产出来的产品,如何在人与人之间分配,根据什么分配,采取什么办法分配,分配多少,等等。

(3) 怎样生产:涉及两个问题。一是在解决生产什么的前提下,如何实现资源利用效率的问题(宏观经济学的核心问题)即产出;二是从增长角度看,就是技术进步对于产出或效率提高的问题。因为人类所能支配的资源是有限的,但资源的种类却是多样的,并且在一定程度上是可以相互替代的。这就要求我们决定各种资源如何进行有效组合,即怎样的组合才能产生更多、更好的产品。

这三大问题就是资源有效配置的基本问题。可以说,以这三大问题为基本问题的资源有效配置是全部经济学的核心。

二、经济学科的发展

新学科是新时代的产物,也是推动新时代前进的工具。第二次世界大战结束以后,人类面临两大历史任务:保卫世界和平和促进经济、社会发展。和平与发展这两大历史任务,激起了社会实践的新浪潮:世界新技术革命的兴起和各国经济体制改革的开展。新技术革命的浪潮将会导致人们的生产、生活、观念和理论的变化;经济体制改革的浪潮推动着人们不断去反思和进行新的探索。

随着商品经济的发展和社会分工的深化,人类经济活动的内容越来越复杂、丰富,行业分工越来越细,专业化程度越来越高;同时,各种经济活动之间、经济活动与其他社会活动之间相互依存、相互渗透的联系也越来越紧密。

为了适应这种情况,经济学的研究范围也越来越广。一方面,从带有高度概括性的理论经济学中,不断分化出带有应用性和独立性的部门经济学、专业经济学等分支学科；另一方面，也出现了经济学科内部各个分支相互交叉的学科，以及经济学科与其他社会科学、自然科学学科之间彼此联结的边缘学科。

与此同时，随着经济学研究的深化，对分析的精确性的要求越来越高，出现了研究经济数量的分析和计量方法的学科；为了总结历史经验，给理论研究和政策制定提供系统的历史依据，继而出现了各种关于经济史的学科。这样，就在社会科学中逐渐形成了一个庞大的、门类分支繁多的经济学科体系。

三、卫生经济学

卫生经济学（health economics）是研究卫生服务、人民健康与社会经济发展之间的相互制约关系、卫生领域内的经济关系和经济资源的合理使用，以揭示卫生领域内经济规律发生作用的范围、形式和特点的学科。

经济学是卫生经济学的基础。卫生经济学作为经济学的分支学科，与经济学研究的基本问题一致。卫生经济学主要研究四个方面的基本问题：① 从宏观经济角度，研究在资源一定的条件下，应当生产多少医疗卫生产品和服务、生产多少非医疗卫生产品和服务。② 在卫生资源确定的条件下，研究各类医疗卫生产品和服务生产及其提供的数量。③ 研究如何生产和提供上述医疗卫生产品和服务。④ 研究谁应当接受这些产品和服务。如何回答这些问题，对于卫生体系的运行和绩效将产生深远的影响。这四个基本问题中，前两个问题属于配置效率（allocative efficiency）问题，第三个问题属于生产效率（production efficiency）问题，第四个问题属于分配公平（distributive justice）问题。

第二节　卫生经济学的产生与发展

一、卫生经济学产生的客观必然性

卫生经济学这门新兴学科的产生和发展是卫生保健服务社会化发展的必然结果。如果说医疗卫生活动已经有了成千上万年历史，那么卫生经济学则是一个出世不久的婴儿。最初的医疗卫生活动，可以说自从人类社会产生以来就开始出现了。医生作为一项专门职业，在我国至少经过了几千年的历程，近代医院也是在几百年前才出现的。但是，卫生事业作为一个重要的国民经济部门，并为世人所瞩目，却是 20 世纪中叶以来的事情。第二次世界大战以后，随着社会生产力和科学技术的迅猛发展,医疗卫生事业的技术水平和社会化程度也空前提高,卫生与社会经济发展的联系也更加紧密,这在客观上要求并促使人们对卫生活动中的经济关系和经济活动进行科学分析。

卫生经济学作为一门独立的学科在发达资本主义国家快速兴起,其重要原因是普遍推行的"福利政策"而引起的卫生费用急剧增加。西方发达国家由于科技革命的推动,在社会财富迅速增长的同时,医疗技术的发展和应用带来医疗费用的迅速上涨,给工人和普通居民增加了很大的经济负担。为了缓和国内阶级矛盾,保证资本正常运转所必需的生产条件和社会环境,发达国家纷纷推行"福利政策",他们建立起各种形式的医疗保险和医疗照顾制度,把通过税收从社会取得的部分财富用于医疗保健领域,给居民以不同程度的医疗保健照顾。20 世纪 50 年代初,英国就实行了全民免费医疗制度,随后日本、法国等国陆续推行社会医疗保险制度,促使医疗需求不断增长,卫生费用迅速增加。高额的医疗卫生费用给政府、企业、劳动者个人和家庭带来沉重的经济负担,这在客观上要求人们分析出卫生费用迅速增加的原因,寻求抑制卫生费用增加的途径。

卫生事业发展是经济与社会发展的重要组成部分,它与经济发展有着十分密切的关系,而且卫生保健过程本身也存在着许多经济活动与经济关系。随着卫生保健支出迅速增长,相当一部分社会总劳动力以及物质资料被投入到卫生部门,卫生部门的内部分工也越来越细,它与国民经济的其他部门以及千千万万个单位、家庭和居民的联系也日益密切。这种联系不仅表现在物质、技术方面,同时也具有明显的经济性质,成为整个国民经济体系内部错综复杂的经济关系的有机组成部分。这一切都迫使人们不得不正视卫生事业内部的经济过程、经济机制和经济规律;不得不注意卫生事业同国民经济其他部门的经济联系,并肯定其在整个国民经济体系中的重要地位和作用,以便对卫生经济活动过程及时地、正确地进行管理和调节。只有认真研究卫生保健的经济问题才能正确地引导和促进卫生改革与发展,卫生经济学就是在这样的背景条件下产生与发展起来的。

二、卫生经济学的产生与发展历史

(一)国外卫生经济学的产生与发展

1. 早期卫生领域经济学问题的研究

较早涉及健康领域经济问题的研究者是 17 世纪中叶美国古典经济学家威廉·配第(William Petty,1623～1687)和 19 世纪英国的爱德文·查特维克

(Edwin Chadwick,1800~1890),他们被称为卫生经济学研究的先驱。威廉·配第是著名的经济学家和统计学家,他计算了拯救生命的支出,并认为这些支出是一种很好的投资,因为效益大于成本。1667年,威廉·配第在伦敦发现用于防治瘟疫的公共卫生支出取得了84∶1的效益成本率。

爱德文·查特维克在19世纪前半叶对公共卫生法案有一定影响力。他认为经济学家在发展经济学的时候,应该将对人的投资看成资本投资和对生产力的投资。查特维克认为,改善卫生条件是一项很好的投资,预防疾病带来的效益远大于建设医院和治疗这些疾病所能带来的效益。

2. 卫生经济学的产生

大多数当代卫生经济学家认为,卫生经济学作为经济学的一个分支而产生和发展,主要是在20世纪50年代以后。当时有不少专业的经济学家开始应用经济学的原理与方法研究卫生领域的经济问题。1951年,美国经济学界有5篇文章讨论了卫生经济学方面的问题,这些论文的作者后来发展成为美国第一代卫生经济学家。美国政府间关系咨询委员会委员西尔曼·默希金(Selma J. Mushkin)于1958年在华盛顿出版的《公共卫生报告》上发表《卫生经济学的定义》一文,提出卫生经济学是研究分配于治疗疾病和增进健康的经济资源的最优使用的科学,包含两个基本问题:第一,卫生服务"市场"的组织;第二,健康投资的经济影响。默希金的另外一篇重要论文《健康是一种投资》于1962年发表在美国《政治经济学杂志》上,这是运用现代人力资本理论分析健康的第一篇重要文章。如果说舒尔茨(Schultz)对人力资本的研究注重的是教育问题,那么默希金的贡献是讨论了健康投资的作用。在评价健康投资的经济效益时,默希金详细讨论了三种评价方法:发育成本法(即培养费用法)、期望效益法(后来发展为净现值法)、经济贡献法(计量控制疾病对经济增长的贡献)。著名瑞典学派代表人物之一、制度经济学家、诺贝尔经济学奖获得者冈纳·缪尔达尔(Gunnar Myrdal),被一些人推崇为研究健康在经济上的重要性的第一位经济学家,他在《世界卫生组织记事》上发表的《卫生经济问题》一文,被认为是卫生经济学的经典文献之一。

20世纪60年代,卫生经济学有了十分显著的发展,1962年和1968年,美国先后两次召开卫生经济学专业的学术讨论会;1968年6月,世界卫生组织(World Health Organization,WHO)在莫斯科主持召开了第一次世界性的卫生经济学讨论会,发表了题为《健康与疾病的经济学》的会议纪要。这三次会议使得卫生经济学作为一门独立的学科登上了学术论坛,标志着卫生经济学的形成。

3. 卫生经济学的发展

20世纪70年代以后,卫生经济学有了进一步的发展。世界卫生组织多次召开国际卫生经济学研讨会。1973 年 7 月,世界卫生组织在日内瓦召开国际卫生经济学讨论会。1975 年 6 月,在经济学教授胡德威的主持下,召开了国际卫生费用与支出学术讨论会。1980 年 9 月在荷兰的阿姆斯特丹,1996 年 5 月在加拿大温哥华先后两次举行了世界规模的卫生经济学讨论会。1993 年 11 月,在卫生总干事的倡导下成立了卫生经济特别工作组,其目标是促进会员国在制定和执行卫生政策的过程中更多地应用卫生经济学。

1996 年 5 月,在加拿大温哥华召开了第一届国际卫生经济学会(IHEA),中国卫生经济学会组团参加了大会。会议就健康及卫生保健筹资,卫生保健的界定(boundaries of health care),卫生服务提供者、支付者及消费者的激励机制,卫生保健改革中谁得益、谁失益及总的教训等问题进行了探讨,并对卫生保健的机会成本、卫生计量经济学的进展、健康效用指数(health utilities index)的应用、在市场为导向的卫生改革中如何进行风险调整、个体医师的规模经济效益、集体办医的最优激励方式、不同组织及筹资模式下医师的行为及收入、经济学评价标准、药品政策及评价、卫生改革与经济发展以及研究人群健康的微观模拟模型等问题进行了交流和研讨。

2000～2006 年,世界卫生组织又多次召开了国际和地区的卫生经济学学术研讨会,会议的主要内容和议题为卫生领域的改革(公平、效率和持续性)、经济体制转型国家卫生经济研究、国家卫生账户及公平性分析、低收入国家的卫生筹资、健康促进与健康的决定因素、卫生服务提供模式、消费者与医生行为、卫生经济在价格和补偿中的作用、卫生系统监控、社会健康保险的发展与实践、发展中国家的自愿健康保险、人口老龄化环境下的卫生改革、21 世纪的慢性病控制、循证决策和实践、卫生服务的成本-效益、卫生经济评价的方法学研究、药品费用控制等。

20 世纪 90 年代以来,卫生经济学已被越来越广泛地应用于卫生领域的各个方面,对世界各国卫生事业的发展发挥了巨大的作用。至今,卫生经济学已发展成为一门较为成熟的经济学分支学科。

(二) 中国卫生经济学的产生与发展

中国卫生经济学的产生与发展大体经历了三个阶段。

1. 孕育与诞生阶段

新中国成立后,卫生部门的经济工作者对卫生工作领域的经济问题进行了认真的探索。但卫生经济学作为一门学科出现在卫生领域却只有十几年的历史。

在党的十一届三中全会精神的指导下,卫生系统深入开展"实践是检验真理唯一标准"的讨论。1979 年元旦,当时的卫生部部长钱信忠根据党的十一届三中全会精神对新华社记者发表了《卫生部门也要按经济规律办事》的讲话，提出了运用经济手段管理卫生事业的课题。同年3月，卫生部总结推广了黑龙江省延寿县药品管理改革、吉林省德惠县科室经济核算等经验；卫生部、财政部和劳动部联合发出《关于加强医院经济管理试点工作的意见》的通知，确定对医院实施"五定"（定任务、定床位、定编制、定业务技术指标和定经费补助），使医院经济管理办法的内容扩展到定额管理、经济核算和考核奖惩三个方面。

为了推动医院经济管理工作，卫生系统开始研究医院经济管理的理论与方法，着重探讨医院经济管理的必要性、内容以及如何评价医疗技术经济效果，如何开展以花钱省、治好病为目标的技术经济责任制的问题。1980年初，卫生系统开展了对医疗成本和收费标准的研究与测算，发现在医院各领域，价值规律的作用不可忽视，医院亏本经营、恶性循环，并认为这是广大人民群众看病难、住院难的重要原因。但是，按照传统观念，医院是消费性的福利事业单位，医院职工的劳动是非生产性劳动，不创造价值。实践证明，如果不更新观念，医院经济管理很难深入下去。无论是从教科书中的理论出发，还是从实际出发，经济理论都面临挑战。总之，医院的经济管理孕育了中国卫生经济学。

1980年9月，为了研究与解决医院经济管理当中提出的理论与实践问题，卫生部召开了一次医院经济管理座谈会，代表们就医院经济管理的重要性、指导原则和实施办法展开了热烈的讨论，涉及医务人员的劳动是不是创造价值的生产劳动，医务人员的劳动是否应该合理补偿，如何才能合理补偿，如何正确认识医疗效果与经济效果之间的关系，如何正确认识卫生事业的福利性等卫生经济的基本理论问题。讨论当中代表们借鉴了西方市场经济国家的卫生经济学，在会议的总结中，钱信忠部长指出"单纯依靠医院的经济管理解决不了卫生事业的经济问题"，围绕上述问题一场有重大实践意义的学术大讨论在我国卫生系统展开。

在卫生部的指导下，1981年1月在武汉市召开了医院经济管理理论研究座谈会。1981年9月，在黑龙江省牡丹江市召开了卫生经济学和医院经济管理学术讨论会，可以说这次会议是我国卫生经济学发展史上的一个重要里程碑。会议的主要内容有：成立中国卫生经济学会研究会筹委会；决定出版《卫生经济》杂志（1982年创刊，1985年改为《中国卫生经济》）；决定召开年会，编写翻译教材。经过一年的筹备，1982年12月，中国卫生经济研究会成立大会和第一届学术年会在广州召开，成立了中国卫生经济研究会（后改为中国卫生经济学会）。中国卫生经济学会第一次年会在广州召开以后，全国许多省、市、自治区又相继成立了卫生经济学会，并开展学术活动。与此同时，卫生经济学的学术刊物、教材相继出版。自《中国卫生经济》创办后，《卫生经济研究》《国外医学·卫生经济分册》等具有全国影响的专业杂志相继问世;编写出版的卫生经济学专著和教材有《卫生经济学》《卫生经济学原理和方法》《卫生经济学概要》《简明卫生经济学》《卫生经济学与卫生经济管理》等;同时翻译了美国、英国以及日本等国有关的卫生经济学的专著,如美国保罗·费尔特斯坦的《卫生保健经济学》、英国约翰·库利斯和皮特·威斯特合著的《卫生经济学概论》、日本前田信雄的《简明卫生经济学》等。我国部分医学高等院校先后开设了卫生经济学课程,成立卫生经济学研究机构和卫生管理人才培训基地。北京、上海、安徽、黑龙江等地的医学院校率先招收了社会医学与卫生事业管理专业的研究生。从此,卫生经济学在中国开始发展起来,其在卫生事业发展与卫生改革的进程中发挥着重要作用。

2. 初步发展阶段

中国卫生经济学的初步发展阶段主要表现为在卫生经济理论研究方面取得了可喜成绩。这一阶段的理论研究课题主要包括医务人员劳动性质以及合理补偿的必要性与途径问题、卫生事业性质以及宏观发展战略方针与微观经营方针问题、卫生工作社会效益与经济效益之间的关系以及卫生工作效益综合评价原则问题。为了提高研究的水平和扩大研究成果的社会影响,卫生部在北京举办了高层次卫生经济研讨会,国内知名专家许涤新、钱俊瑞参加了研讨。这使卫生经济学在上述重大理论问题上有了相对统一的认识。

第一,大多数研究承认了医务人员的劳动具有生产性质,或者说是一种对人类发展有效益的劳动,参与价值的形成与价值的分配。因此,为了使卫生事业继续进行和扩大发展,医务人员消耗的社会劳动必须合理补偿,这就为卫生事业实行多渠道、多形式筹集发展卫生事业的资金提供了理论根据。

第二,许多研究认为,卫生事业的性质取决于卫生事业在经济与社会发展中的地位与作用,卫生事业是社会保障系统的有机组成部分。所以,政府应该对卫生事业实行一定的福利政策。卫生事业是公益事业,但它不是一般的公益事业,而是需要政府实行一定福利政策的公益事业。卫生事业的发展不仅要坚持社会效益,也要讲究经济效益。社会效益是卫生发展的目标,经济效益是实现目标的手段。

第三,在政策研究方面,人们更新了观念,开阔了思路,政策研究落实在卫生计划上。我国卫生发展的"八五"计划,可以说是十年卫生经济研究成果转化为政府决策的范例,它改变了以往以卫生资源自身发展为目标的计划模式,实行以人民健康发展,即卫生工作社会效益为发展目标的新模式。在实现计划目标的政策与措施的选择上,贯彻了成本有效性原则,注意成本-效益评价,坚持预防为主,贯彻了内涵挖潜与外延扩大相结合的方针。政策研究的结果落实在卫生筹资上。首先,我们要继续努力用多种方式开发领导层,争取政府增加对卫生的投入。从实行"两种收费制度"开始,逐步调整医疗收费价格,在充分考虑企业和个人经济承受能力的前提下,收费价格的调整采取小步走、不停步的策略。其次,有选择地实行卫生防疫与妇幼保健有偿服务的收费制度,以及各种形式的保偿制。职工医疗制度改革的研究、农民合作医疗与保险的研究也取得了一定的进展。对区域卫生发展与综合效益评价的研究在如何调整资源配置结构上也进行了十分有益的探索。

3. 深入发展阶段

20 世纪 90 年代初期,中国共产党第十四次全国代表大会把建立社会主义市场经济体制确立为我国经济改革的目标,卫生事业的改革与发展也要主动适应社会主义市场经济。在社会主义市场经济的大环境中,卫生改革与发展该沿着什么方向前进? 卫生事业在市场经济大环境中将处于什么样的地位、发挥什么样的作用? 市场经济的宏观环境给卫生改革与发展提供了什么机遇、提出了什么新的挑战? 这些重大理论与政策问题都把卫生经济研究推向了一个新的阶段。

卫生经济学在我国的兴起和迅速发展,从根本上说,是我国社会主义卫生事业发展和卫生经济体制改革的客观要求。这么多年来,我国建立了从事卫生经济研究的学术机构,形成了由卫生部门的理论工作者、教育工作者和实际工作者以及包括国内著名经济学家在内的庞大研究队伍。在卫生经济政策和理论研究方面取得了很大的成绩,为卫生领导和决策部门提供了重要依据,对推动卫生事业体制改革、提高卫生事业的管理水平、建设有中国特色的社会主义卫生事业做出了较大贡献。经过多年的努力,中国卫生经济学学科和师资队伍建设有了长足进步。许多高等医学院校组建了卫生经济学教研室,培养了大批具有相当学术成就的专家教授。中国卫生经济学会和各地的卫生经济学分会积极开展卫生经济学研究和实践,有力地推动了我国卫生事业的改革与发展,至今我们已有一批专业的学术期刊和教材。国内卫生经济学研究机构和研究人员也出现了多元化趋势,从以前主要分布在各大学公共卫生学院或卫生管理学院,到目前拓展到更多的院系,以至于形成独立的卫生发展研究机构。卫生经济学在我国还是一门比较年轻的学科,卫生事业的发展需要卫生经济理论的指导,卫生经济理论的研究又离不开卫生事业的实践,我国的卫生经济学在这种理论和实践的相互作用中为未来开辟了美好的道路。

第三节　卫生经济学的研究内容与方法

一、卫生经济学的研究内容

（一）卫生经济学的研究对象和任务

任何一门学科都有其特定的研究对象。卫生经济学作为一门新兴学科，其研究对象国内外尚无统一论述，其表述也有很大差异。

西方卫生经济学者关于卫生经济学研究对象的表述，主要是围绕如何优化使用稀缺的卫生资源及其效果评价展开的研究。如美国学者西尔曼·默希金早在1958年就把卫生经济学定义为"研究分配用于治疗疾病和增进健康的经济资源的最优使用"；日本学者前田信雄指出，"卫生经济学是一门对有助于保证和促进人类健康的管理和服务工作进行经济分析的科学"；苏联卫生经济学家希斯特沃给卫生经济学下的定义是："卫生经济学是一门科学，它研究在总的国民经济计划发展体系中，卫生工作的地位和相互关系，研究寻找正确使用卫生资源的方法，评价保护居民健康措施的效果，以及这些措施由于改善了居民健康状况而对社会物质生产的改变的影响。"

世界卫生组织关于卫生经济学的阐述是多方面的，1973年世界卫生组织在《卫生经济学》一书中强调指出："卫生经济学研究用于保健服务的经济资源的数量，这些经济资源的组织和筹措，分配和使用于保健目的的经济资源的效率，预防、治疗康复性保健服务对个人和国家生产率的影响。"1975年世界卫生组织关于卫生经济学的观点有：卫生经济学是经济学在卫生管理中的应用；卫生经济学的主要作用是将现代管理程序和技术运用到实践中去，根据需要，使资源利用合理化，以提供有效的服务。

上述关于卫生经济学定义的表述虽然有某些差异，但都将最优地筹集、开发、分配和使用卫生资源、提高卫生工作的经济效益和社会效益当作卫生经济研究的共同目标和主要任务。

第一，卫生经济学研究卫生资源的开发。卫生资源指的是提供卫生服务时使用的各种经济资源，包括人力资源、物质资源以及信息资源。卫生资源的开发，不仅需要卫生部门广大职工的共同努力，而且反映社会经济发展对卫生系统的积极影响。寻找和扩大开发卫生资源的途径、研究如何合理组织卫生资源的开发过程，是卫生经济学的一个重要课题。由于卫生事业是劳动密集行业和智力密集行业，因此，卫生人力资源的开发在卫生经济研究中尤为重要。此外，卫生技术的开发、卫生设施的建设，卫生信息的收集、整理、开发和利用，也是卫生资源开发的重要领域。

第二，卫生经济学研究卫生资源的筹集和合理分配。卫生资源的筹集和分配是否合理，对于发挥这些资源的作用影响很大。在一定的社会经济条件下，可供卫生服务使用的资源是有限的。有限的卫生资源怎样分配、分配多少？卫生工作有很多不同的目标，在不同目标之间如何分配？实现同一个卫生目标有许多不同的方法和措施，在不同的方法与措施之间如何分配？什么分配制度是合理的？怎样分配才能做到既有效率又公平合理？卫生资源的筹集与分配往往可以用货币价值形式总括地加以反映，表现为卫生资金筹集与费用支出情况。

第三，卫生经济学研究卫生资源的最优使用。这就是说，要研究如何才能充分发挥现有卫生资源的效率，发挥它的潜力，使人尽其才，物尽其用。只有正确处理国家、集体与个人之间的经济利益关系，协调卫生服务需要、需求与卫生资源供给之间的关系，认真开展区域卫生规划和卫生机构经济核算，才能提高卫生工作的效率、卫生保健效果和社会经济效益。

第四，卫生经济学研究卫生资源使用的目的。卫生资源的使用过程也就是卫生服务提供生产的过程。但是，卫生服务本身并不是使用卫生资源的最终目的。卫生工作的最终目的是保障人民的健康。因此，我们不能简单地根据卫生服务的数量和质量来评价卫生工作的效果与效益。卫生服务是健康投资，它的效益要由人民健康水平的提高、社会经济的发展、人民福利的满足来评价与衡量。如何正确评价与衡量卫生工作的效益是卫生经济学研究的重要课题。

我国学术界对卫生经济学研究对象的表述，经过30多年的理论研究和实践，认识基本趋于一致，研究者们认为卫生经济学是经济学领域一个分支科学，它是用经济学理论、概念和方法阐明和解决卫生及卫生服务中出现的现象及问题。卫生经济学的研究对象是卫生系统在提供卫生服务时发生的经济关系和经济活动。卫生经济学的研究内容就是揭示上述经济关系和经济活动的规律，以便最优地筹集、开发、分配和使用卫生资源，达到提高卫生经济效益和社会效益的目的。卫生经济学也是分析卫生经济改革和执行卫生政策的主要工具。

卫生经济学不仅仅研究卫生服务的经济学，它还研究健康与疾病的经济学；它除了研究卫生部门内部的经济问题外，还运用系统方法认真研究社会与经济生活的宏观环境对卫生服务和人民健康的影响，进而研究卫生服务系统对人民健康的影响。

（二）卫生经济学研究的具体内容

1. 卫生经济分析工具研究

卫生经济分析工具主要有两个方面:经济学分析工具和统计学分析工具。结合健康和卫生领域的特点,将经济学分析工具和统计学分析工具开发为卫生经济应用工具,为卫生经济学实证和评价研究创造技术条件。如在卫生项目经济学评价中,成本-效果分析、成本-效益分析和成本-效用分析是比较常用的方法;在卫生机构效率评价研究中,生产函数分析和数据包络分析技术等得到开发和广泛应用;在研究健康决定因素中,主要工具有时间序列分析、多元回归分析等。

2. 卫生总费用研究

卫生总费用是一个国家或者地区用于医疗卫生服务所消耗的资金总额,主要分析和评价卫生资金的筹集、分配、使用和补偿四个阶段,主要表现为来源法、机构法、功能法三种形式。卫生总费用将为卫生筹资战略的制定提供重要的、不可缺少的宏观经济信息,被形象地比喻为制定卫生发展战略的作战地图。同时,卫生总费用又为检验与评价卫生经济政策的制定和执行结果,调整和重新制定政策提供客观依据。

3. 健康和医疗服务需求研究

健康生产理论以健康需求和人力资本之间的关系为重点进行分析研究,提出健康是人力资本的重要组成部分,对健康的投资是对人力资本的投资。健康测量、健康影响因素和健康效用是研究的主要内容。医疗服务需求研究以消费者理论为基础,研究价格和质量等因素对医疗服务需求的影响。价格弹性分析和消费者选择是研究的主要内容。随着医疗保险覆盖面的扩大,对医疗服务需求行为影响的研究也越来越重要。此类研究可以帮助人们理解卫生服务选择行为,包括行为习惯的形成、各种针对医疗服务消费者激励机制的效果评价、社会力量包括媒体对医疗服务消费者行为的影响等。

4. 医疗卫生服务提供者行为研究

研究医疗卫生服务提供者行为的基础是生产者理论,由此衍生的诱导需求理论和非营利性医疗机构行为理论对分析医疗机构和人员行为也很重要。供给分析和生产函数分析、价格与供给之间的关系以及医疗卫生服务生产中的技术效率和配置效率等问题是医疗卫生服务机构投入产出分析的重要内容。在供给分析中,研究内容包括生产要素的替代可能性、医疗技术变革和成本变化、医疗卫生新技术的推广。

5. 卫生筹资与医疗保险研究

卫生经济学基本问题之一是卫生筹资(health financing)的研究。在宏观层面需要研究的问题是:一个国家或地区,在一定的经济社会发展水平下,如果满足基本的医疗卫生服务需求,应当筹集到多少卫生费用才是合理和可持续的? 在卫生经济层面,需要研究卫生资源配置效率和公平问题。世界上有几种不同的卫生筹资方式,包括税收筹资、社会医疗保险筹资、社区医疗保险筹资和个人直接付费,不同筹资方式各有优缺点。作为许多发展中国家实现全民健康覆盖的筹资策略,社会医疗保险已经成为卫生经济学最重要的研究领域之一。社会医疗保险研究集中在筹资机制、保险资金统筹和管理、保险经费支付、保险对卫生服务和医疗费用的影响等方面,为保险制度的设计和实施提供依据。

6. 医疗服务市场规制研究

许多经济学家对医疗服务市场的特性进行了研究,医疗服务市场理论逐步丰富和完善,医疗服务市场中存在的信息不对称、疾病的不确定性、市场准入和退出、公共卫生服务的外部效益等问题均得到了比较明确的阐述和分析,为医疗服务市场规制提供了理论依据。非市场机制手段,特别是政府干预,在资源配置中的作用和方式以及干预的效果,成为卫生经济学研究的重要内容。

7. 卫生技术经济学评价

利用经济学方法分析卫生技术的经济特性,即卫生技术投入产出,为合理应用卫生技术提供了重要的参考依据。卫生技术包括药品以及诊断、治疗和康复技术等。投入产出分析的主要内容包括成本-效果分析、成本-效益分析和成本-效用分析。成本-效果分析以实现健康产出所耗费的成本为指标,可以说明单位成本健康改善的程度,用于比较不同卫生项目所产生的健康效益。成本-效益分析将产出货币化,可以直接表达投入的经济收益情况。成本-效用分析则将产出做了更加合理的测量,引进了医疗卫生服务消费者生存质量和满意度等维度,用于综合反映卫生项目所产生的收益。在中国,卫生经济评价技术还没有在资源分配中得到广泛使用,需要研究的内容还有很多。

8. 卫生改革经济学研究

卫生改革也为卫生经济学提供了很多可以研究的课题。比如我国 2009 年开始的新一轮卫生改革,从改革设计到改革评价,都有大量需要研究的卫生经济学课题。从宏观角度,可以研究的课题包括如何公平有效分配和使用政府卫生方面的新增经费,如何设计合理的医疗保障制度以及筹资水平,如何确定基本公共卫生服务的筹资水平,如何对卫生服务提供者进行支付,如何进行卫生适宜技术的筛选和评价,等等。从微观角度,评价医疗保障对居民卫生服务利用和经济负担的影响,评价绩效考核对卫生机构和卫生人员行为的影响,评价卫生机构效率变化等,都是卫生经济学研究的内容。

9. 药物经济学研究

药物经济学研究从药品定价、研发与创新、费用控制等方面,分析药品生产和使用的经济现象和规律;应用经济学的原理和方法来提高药物资源的配置效率,促进临床合理用药,控制药品费用的增长,为药品的市场营销提供科学依据,为政府制定药物政策提供决策依据。

10. 其他研究领域

卫生经济学研究还包括一些其他内容,比如医院经济学研究,比较非营利医院行为模型和不同所有制类型的医院效率,为行业决策和机构管理提供科学依据;比如对危害健康的行为进行经济学分析,以成瘾模型为基础,分析控烟、限酒等公共政策的选择。

二、卫生经济学的研究方法

(一)理论与实践相结合的方法

卫生经济学是一门实践性很强的学科。面对卫生领域中实际存在的问题,要在正确理论的指导下,提出打开新局面、解决新问题的具体办法。例如农村卫生院按集体所有制性质来办,城市开展家庭病床等。当前,我国卫生经济学的研究重点是考虑医疗卫生服务如何适应国民经济调整和改革的形势。随着国民经济对内搞活、对外开放方针的贯彻,逐步展开经济管理体制的改革,农村建立了多种形式的农业生产责任制,原有的医疗卫生服务方式已远远不能适应发展的需要。因此,应当把国民经济调整改革中的理论、方针、政策在卫生部门中具体化,解决实际存在的问题。

(二)系统分析的方法

社会的各种现象不是孤立存在的,而是互相制约、互相联系的整体。因此,对卫生经济现象的研究,必须把它们与周围各种现象联系起来进行考察。卫生系统要作为整个社会经济系统的一个环节来考察与研究,也就是说,在研究卫生经济问题时,要运用系统分析的方法,从内外环境的相互联系中去研究卫生系统。

运用系统分析的方法来研究卫生经济问题,常常采用以下方法:

第一,投入产出分析法。投入反映环境对系统的作用,产出反映系统对环境的影响。投入产出分析法反映环境与系统的相互关系、相互作用,寻找其中的数量界限与发展趋势,研究其合理性和规律性。通过对某项医疗或预防技术的投入与产出进行分析,可以了解该技术的经济效益,从而决定是否接受这项技术;也可以通过比较几项技术的投入产出比率,确定最优技术方案,这就是技术经济比较分析方法。

第二,需求供给分析法。通过研究卫生服务的需求,预测与计算卫生资源的需要量;通过对卫生资源的现状分析和对开发卫生资源潜力的研究,预测与计算卫生资源的可供量。接着,以卫生资源的利用效率为中间环节,将卫生资源需要量与拥有量联系起来,求得动态平衡。这是卫生计划与管理的基本方法。

第三,投资效益分析法。国家对卫生服务的投资是为了实现健康目标而采取的手段。卫生工作的成绩表现为效益,即表现为社会目标的实现程度。对投资的大小与效益的大小应加以分析与比较,为决策、计划和资源分配提供科学依据。

第四,损害利益(损益)分析法。任何决策都是选择的过程,都要对利益和损害进行权衡对比。任何行动都可能取得利益,也都会有所损失,要付出代价。在研究卫生经济问题时,也要认真权衡利弊得失,力争损失最小。

(三) 数学模型的方法

数学模型的方法是实际系统或过程的数学简化表达方式。该方法的步骤包括确定并表达问题、建立模型、解出模型、检验与控制、贯彻解决问题。常用的模型有最优化模型、预测模型、决策评价模型。

1. 最优化模型

卫生经济学的研究,最终要求在一定社会经济条件下和可能提供的人力、设备、药品、材料、管理能力和时间因素的约束条件下,达到最优经济效果。例如,达到最佳防治效果、最小资源投入、最小成本、最小风险、最大期望寿命等。这种寻找最优化的愿望几乎渗透到每一个卫生经济研究问题中,比较成熟的最优化模型的理论与实践技术不断在卫生经济领域得到应用。

2. 预测模型

预测模型可分为两大类:一类是用来预测未来环境变化的,称为环境预测;另一类是对系统的预测,称为系统性预测。

(1) 环境预测。对于一个医疗部门来说,预测未来医疗服务的需求量是极为重要的。常见的预测方法有三类:① 移动平均值和指数加权移动平均值法,一般用于短期预测。② 回归分析及计量经济学模型,可以作为现有服务项目的市场,医疗服务计划与设备计划的中短期预测。③ 德尔菲法、历史比较法及技术寿命过程分析法,可用于提供新产品和服务项目,为开拓新市场做出长期预测。

(2) 系统性预测。包括静态系统性预测和动态系统性预测。

① 静态系统中的预测模型由变量与参数两部分组成,并且要用逻辑关系来表达变量与参数之间的因果关系。一个好的模型是不断发展完善的,使得它能够提高对客观事物的预测能力,同时也能不断提高管理人员的洞察力。

② 动态系统模型可以用来分析系统在整个时期内的动向以及系统内诸变量之间的关系。马尔可夫链、排队论模型和蒙特卡罗模拟都是预测不确定后果系统的重要方法。预测急救系统是一个成功的例子,模拟法是研究急救系统的理想工具,急救系统的服务需求量、需要救护者的性质及地点、救护车能否叫到、交通问题、医院位置及涉及系统的相互关联的参数,对决策变量都有很大影响。决策变量本身也是很复杂的,涉及部署方法、响应时间、系统成本和其他因素。由于模型分析中考虑了概率分布形成的风险因素,所以可通过大量的模拟试验来确定系统性能的预期测量值,从而做出长远的预期决策。

3. 决策评价模型

若给定了一个备选方案,决策评价模型就能预测出选用该方案的结果,而这种结果可能会被许多无法控制的环境因素支配。例如,备选方案是对某一种疾病做好有效预防措施或不做任何准备,可是我们不知道这种疾病是否流行。如果疾病流行,有预防措施准备,当然结果是令人满意的;如果疾病不流行,则会造成浪费。假如我们能够估计到该病流行的概率,就可建立一个评价模型来分析这个问题。建立评价模型的基础就是决策理论,它对于卫生经济学研究和卫生管理实践都是非常有用的。

第四节　卫生经济学的研究意义

一、适应向社会主义市场经济转轨的需要

根据中国 2010 年国民经济和社会发展远景目标的要求,我国的经济体制将从传统的计划经济体制向社会主义市场经济体制转变。我国的卫生事业是政府实行一定福利政策的社会公益事业,卫生事业的规模和发展必须与国民经济和社会发

展相协调,也必须与经济体制的转轨相适应。卫生事业的发展由传统的依赖国家税收、增加卫生事业经费的投入转变为广泛动员社会各方面筹集卫生事业的资金,发展多种筹资方式,如增加个人自付费用、各种形式的社区筹资,发展社会保险和各种补充保险,推行强制性的个人医疗储蓄账户等。

经济转轨时期,卫生服务的筹资渠道发生了改变,由单纯的国家预算拨款转变为由国家和企业的公共筹资与私人筹资相结合的投入方式。卫生服务的提供方面也发生了深刻的变化,医疗机构除了以国家、集体为主外,还有其他社会力量办医和个体开业。

在日益竞争的医疗服务市场中,医疗机构如何降低成本和提高效率,为群众提供优质的医疗服务,是医疗机构能否生存和发展的关键。医疗服务市场已从过去供方为主导转向以需方为主导的局面。医院在社会主义市场经济的大环境下,在医疗保险制度改革的推动下,如何促进和满足医院服务人群的医疗需求,需要卫生经济学的理论和实践来指导。如果一个地区总医疗供给量已超过总的医疗需求量的话,医院的规模就应该重新进行调整或兼并部分医院。

二、适应卫生改革和发展的需要

卫生经济学研究的重点是卫生费用的筹措、配置和利用。卫生改革通过卫生系统的组织管理和服务体制的改革达到优化筹集、配置和利用卫生资源的目的。如何建立医疗保障制度,如何解决卫生筹资问题,如何实施区域卫生规划,如何加强卫生机构的微观经济管理,如何提出卫生经济政策,无一不需要卫生经济学的基本理论指导。

卫生资源是稀缺的,要使有限的卫生资源发挥最大的社会效益和经济效益,就要选择成本最低、效果或效益最好的卫生服务项目来投资。这是政府在卫生改革过程中,向人民提供基本卫生服务的理论根据。

一方面,如何使有限的卫生资源能够合理配置,使需求者能够达到公平可及的程度,而不受经济、地理、时间、文化条件的约束。另一方面,要使有限的卫生资源发挥最大的产出,还需要提高它的利用效率,尽可能降低管理成本,加快周转速度,提高技术效率,合理地分配资源,提高配置效率。卫生经济学的公平与效率兼顾的原则也是卫生改革政策的一个重要的指导思想。

卫生经济学理论研究与应用对卫生改革与发展、卫生政策、卫生计划的制订与实施都发挥了重要的作用。卫生经济学的理论研究有力地促进了思想解放与观念更新,卫生经济学理论的应用研究为卫生政策和计划的制订与实施、考核与评价提供了理论基础和方法学的指导。经过多年的努力,一批受过卫生经济学教育或培训、注重卫生经济学研究的卫生管理干部在各级卫生行政岗位上,对卫生改革与发展、卫生政策与计划的制订、实施与评价发挥了决策与参谋作用。卫生经济学理论的研究与普及为卫生事业的发展创造了良好的内部和外部环境。许多卫生经济理论研究的成果,已成为各级政府和卫生行政主管部门决策的依据,有的已为中共中央和国务院起草关于卫生改革与发展的决定提供了参考依据,有的已转化为卫生改革与发展的具体政策。这些都为我国卫生事业的发展注入了新的生机和活力。

我们要正确处理好卫生事业发展与有限卫生资源之间的矛盾。卫生资源的配置不仅指扩大规模外延发展,还指提高效率内涵发展,从有限的卫生资源角度来看,首先应该节约资源的消耗,降低成本和费用,提高使用的效率,将现有卫生资源的存量利用好,在边际效益仍有增长的情况下再考虑投入新的增量资源。其次要加强区域卫生规划,发展社区卫生服务,强化卫生行政部门对全社会卫生资源的宏观调控,是保证充分利用有限的卫生资源的重要手段。

三、扩大内需,拉动经济增长的需要

卫生产业是我国当前最重要的公共投资(消费)和私人投资(消费)领域之一,也是扩大内需的一个新亮点。卫生总费用的支出结构,也在由"以公费支出为主"朝着"以社会支出与居民支出为主"的方向转变。据统计,1990 年的卫生总费用中,政府卫生支出比重占 25%,社会卫生支出比重占 37.9%,居民卫生支出比重占 37.1%。到 2019 年,政府卫生支出比重占 26.7%,社会支出的比重占 44.9%,而居民卫生支出占 28.4%,人均卫生费用支出为 4656.7 元,卫生总费用占 GDP 的百分比为 6.6%。从长远来看,大力发展卫生产业,扩展医疗服务、卫生保健市场,不仅可以扩大健康消费与卫生投资,而且可以更好地促进相关产业发展和社会经济持续增长。

四、提高健康素质和生命质量的需要

从卫生经济学观点来看,经济发展是卫生发展的基础,而卫生的可持续发展又依赖于人类发展(human development)的结果,发展卫生事业是一种健康投资(health investment)。将卫生费用用于购买设备或人力资源以提供卫生服务,促进健康的过程就是投资的过程。因为将资金投入到卫生部门中来,就不可能再投入到其他经济部门,从而形成机会成本。因为不同部门产出的效益是不一样的,增加了卫生部门的资金投入,就会减少对国防或其他经济部门资金的投入。

在教育或卫生方面的投入可以提高健康素质,增加人们的技能和能力,因此在教育和卫生方面的投入可以认为是增加人力资本(human capital)、促进了人类的发展。近年来,世界银行提出了生活质量指数(PQLY),联合国计划开发署提出了人类发展指数(HDI)。前者将期望寿命、婴儿死亡率及成人识字率综合起来反映一个地区人群的生活质量;后者则以人均国内生产总值、期望寿命和成人识字、教育程度综合反映人类的发展水平。两者均直接或间接地反映经济、教育和卫生方面的发展对人类生命质量的影响。

中共中央、国务院颁布了一系列卫生经济政策:要求各级政府对卫生事业投入的增长幅度不低于财政支出增长幅度;政府举办的各类卫生机构的基本建设及大型设备的购置、维修等支出列入建设和投资计划;预防保健机构的人员和基本业务经费由财政预算安排;增加对卫生事业的专项拨款。这些经济政策都是为了加大对健康的投资。

 思考题

(1) 什么是卫生经济学?

(2) 卫生经济学的产生与发展经历了怎样的过程?

(3) 卫生经济学研究的主要内容是什么?

(4) 卫生经济学有哪些重要意义?

第二章　卫生服务需求

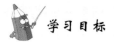 学习目标

（1）掌握卫生服务的需求与需要，卫生服务需求弹性的概念，卫生服务需求特点以及影响卫生服务的因素。

（2）熟悉健康需求、卫生服务需求弹性的计算与分析方法及其应用。

（3）了解卫生服务需求理论。

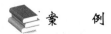 案　　例

王某在山东济南做装修工人，挣了一些钱。四口之家原本的日子过得非常简单、幸福，王某外出打工贴补家用，妻子在家照顾孩子，女儿和儿子都在上学，听话懂事。然而，让人始料未及的是，在 2016 年底王某被检查出肠癌，做手术要花费近 5 万元。"两个孩子还在上学，家里又没积蓄，唉！"一听要花大钱，夫妻俩不由得悲从中来。好在王某有新农合保险，医疗费用可以报销，在亲戚朋友、邻里乡亲的帮助和支持下，夫妻俩渡过了难关。做完手术，王某恢复得很快，一家人悬着的心终于放下。但出院后，面对着一贫如洗的家，两个还在上学的孩子，生活的担子一下子压在夫妻俩羸弱的肩上。就在他们一筹莫展之时，党的扶贫政策如春风一般，为王某的家庭带来了希望。村两委及时帮助他们申请了各种帮扶措施，产业扶贫、教育扶贫、大病救助、低保、小额贷款、代缴新农合……这些政策像一双双大手，撑起了压在王某一家身上的重担。

——案例来源：2019 年 11 月 1 日人民网安徽频道

第一节　卫生服务需求概述

一、卫生服务需求与需要

1. 健康需求

健康是人类的基本需求之一,是人进行生产和消费等一切活动的前提和基础,健康既反映了生命的质量,也影响着生命的状态。世界卫生组织将健康定义为身体上、精神上和社会适应上的完好状态,而不仅仅是没有疾病或者身体不虚弱,所以健康需求(demand for health)可以定义为人们在实现效用最大化过程中对包括身体、精神和社会适应上完好状态的需求。为了保持和提高健康水平,人们不仅需要衣、食、住、行等,还需要卫生服务,所以衍生出卫生服务需求。

健康是一种人力资本,健康需求又不同于一般人力资本需求。首先,消费者购买卫生服务的目的并不是需要卫生服务本身,而是需要健康,所以人们对卫生服务的需求是间接的。其次,卫生服务是消费者用于生产健康的投入要素,人们不仅可以通过消费卫生服务来改善健康状态,而且可以通过运用自己的时间和其他要素投入来主动地提高健康水平。再次,健康这种人力资本,可以存在于多个时期,也会贬值,在研究健康需求时,应该考虑不同时期的健康转换以及年龄对健康需求的影响。最后,健康不仅是一种消费品,还是一种投资品。作为消费品,健康可以产生直接效用;作为投资品,可以增加健康天数,以便用于工作或闲暇消费。

2. 卫生服务需要

每个人都有获得医疗或预防保健服务以摆脱疾病、增进健康的主观愿望。卫生服务消费者往往会根据自身的实际健康状况对是否需要卫生服务做出主观判断和要求。卫生服务需要(health service need)是指从消费者的健康状况出发,在不考虑实际支付能力的情况下,由医学专业人员分析判断消费者是否应该获得卫生服务及获得卫生服务的合理数量。人们可以对自己是否健康、是否患病、是否需要就医或接受卫生服务做出主观判断,即自我认识到的需要。这种认识与判断程度在研究卫生服务需求与供给时具有重要的意义。它反映患者对卫生服务的消费动机和意愿以及消费倾向。人们对自身健康状况的判断,有一定的不确定性和主观性,但能在一定程度上反映对卫生服务的需要。

广义的卫生服务需要主要包括由消费者个体认识到的需要和由医学专家判断的需要。两者有时是一致的,如表2-1中的A和D;有时是不一致的,如表2-1中的B和C。其中,D表示个体无卫生服务需要,因而不需要获得卫生服务;A表示个体有卫生服务需要,因而有必要得到卫生服务;C表示个体认为有健康问题,需要获得卫生服务,但医学专家认为没有卫生服务的需要,这主要是由于个体怀疑自己有病或存在无需进行医疗服务的极小的健康问题;B表示个体实际存在健康问题,尚未被个体所认知,但从医学的角度来看个体需要得到医疗卫生服务。实际上,消费者是否有卫生服务需要应以医学专家的判断为准。

表2-1 个体与医学专家对卫生服务需要的确定

医学专家	个体	
	有卫生服务需要	无卫生服务需要
有卫生服务需要	A	B
无卫生服务需要	C	D

3. 卫生服务需求

人们生活必需的物品可分为商品和服务,即有形物品和无形物品。以是否进行经济活动为标准来划分又可将各种物品分为自由品和经济品两大类。经济学家把数量富有、不需要花费任何代价就能自由取得的物品叫自由品;对数量稀缺、需要通过劳动或其他代价才能取得的物品,则称之为经济品。在市场经济情况下,经济品都有价格,不同经济品的价格水平有所不同。在经济学中把人们在一定时期、一定价格条件下愿意并能购买的商品或服务的数量叫作需求。需求的形成有两个充分必要条件:一是人们有购买愿望;二是购买者有支付的能力。

卫生服务也是人类赖以生存的一类特殊商品(服务),人们为了获取这种商品(服务)同样需要付出代价。卫生服务需求(health service demand)同样存在两个充分必要条件,即购买愿望和支付能力,两者缺一不可;也就是说,卫生服务需求是指卫生服务消费者在一定时期、一定价格水平下,愿意且有能力购买的卫生服务及其数量。如果消费者只有购买卫生服务的愿望而没有支付的能力;或者虽然有购买力而没有购买的欲望,都不能产生有效的卫生服务需求,从而不能在卫生服务市场上发生实际的购买行为。

卫生服务需要与卫生服务需求是两个紧密关联,但又完全不同的概念。卫生服务需要与需求之间的关系可以用图2-1表示。Ⅰ区代表的是消费者愿意并且能够购买,从专业角度也认为有必要提供的卫生服务,这部分构成了卫生服务利用的主体。Ⅱ区代表的是需求者没有愿望或没有购买能力,但从专业角度认为有必要提供的卫生服务,这部分是潜在的需求。如果需求者没有获得这部分卫生服务,则对他们的健康状况不利,因此,需通过各种手段将这部分需要转换成为需求,成为卫生服务利用的一部分。Ⅲ区代表的是没有需要的需求,这部分需求常与需要卫生服务的人群竞争有限的卫生服务资源,导致卫生资源浪费与缺乏,因此,应尽量限制这部分过度的卫生服务需求。

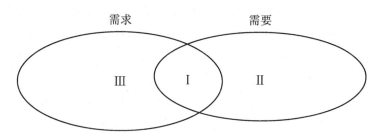

需求　　　　　　　　　　需要

Ⅲ　　Ⅰ　　Ⅱ

图 2-1　需要与需求之间的关系示意图

二、卫生服务需求的特点

(一) 消费者信息的缺乏

不论在商品市场上,还是在服务市场上,通常情况下,消费者都可以根据自己的知识和意愿购买商品或服务,这种消费是有目的、有针对性地消费。然而,在卫生服务市场,由于卫生服务的专业性和复杂性,消费者缺乏医学知识和信息,很难对卫生服务数量和质量事先做出正确判断,因此在选择卫生服务时往往带有盲目性。首先,消费者很难判断自己是否患病及患何种疾病,无法确定自己需要何种服务以及服务的数量。其次,为了减少疾病对健康的危害,消费者需要及时获得卫生服务,通常没有时间估计卫生服务的效果和比较卫生服务的价格。从这种意义上来说,卫生服务供需双方的信息存在明显的不对称性,消费者没有足够的信息来做出自己的消费选择。

(二) 卫生服务需求的被动性

由于消费者缺乏卫生服务的知识,因此他们能察觉到的卫生服务需求总是有限的。患者只有经过医生检查,在医生认可后才能真正有效地使用卫生服务。虽然消费者的就医愿望是主动的,但其接受何种服务主要是由医生决定的,接受的检查和治疗方案大多在医生的安排下进行,所以对消费者来说是在明显的被动状态下利用卫生服务。因此,卫生服务是一种受医生判断影响而需求量随之变化的特殊行业。患者之所以受医生支配,不仅仅是缺少医学知识,而是当消费者因病到卫生机构就诊时往往带有求助的心理。由于医生可以帮助患者解除病痛,因此两者之间的关系存在着救助与被救助的关系,卫生服务需求者与供给者之间并不存在平等的交换关系。

(三) 卫生服务利用的效益外在性

卫生服务的利用不同于其他普通物品或服务的消费。消费者在市场购买一般物品并消费这种物品后,这种物品给消费者带来的好处或效益只有消费者本人能享受到,卫生服务的消费则有所不同。例如,传染病防治。当易感人群接种疫苗或者是传染病患者治愈后,就等于切断了传染病的传播途径,根除了传染源,那么受益者就不单纯是接受服务的个别人,而是与之有接触的人群,也就是说卫生服务的利用在消费者之外取得了正效益,即体现了卫生服务利用效益的外在性。在这种情况下,如果消费者自身没有意识到疾病的严重性或没有支付能力,导致其缺乏对卫生服务的需求时,政府或社会就有责任采取一定的措施,确保这些患者得到必要的卫生服务,以保护其他人的健康。

(四) 卫生服务需求的不确定性

如果说卫生服务需求能够由人群的患病率或就诊率来反映,那么就可以对某一人群的卫生服务需求水平进行预测。但要想预测出某一个人将要患病和需要利用卫生服务非常困难。个人发生病伤是个偶发事件,而且由于个体的差异,即使病症相同的人,其所需要的卫生服务和产生的效果也会有所不同,所以卫生服务需求存在着不确定性。

(五) 卫生服务费用支付的多源性

疾病不仅会给人们带来身体上的痛苦,还会给家庭和社会带来不同程度的经济负担。为了保障全民健康、减轻疾病对个体带来的经济风险,使所有人都享有基本的健康保障权利。社会各经济主体都对卫生服务领域进行投入,医疗保险、社会救助、政府和企业的介入,使社会财富部分地转移给卫生服务的消费者,改变了消费者对卫生服务的购买力和对卫生服务价格的敏感度,从而改变了卫生服务消费者的消费行为,满足其对卫生服务的需求。卫生服务需求的数量和质量也随之发生改变。

正是由于卫生服务需求的特殊性,使得卫生服务领域里的经济活动更为复杂,政府和企业在卫生服务领域里的作用更为重要,卫生经济学才能作为有别于一般经济学的分支得以独立地存在和发展。

第二节　卫生服务需求理论

一、卫生服务需求分析理论

（一）卫生服务需求曲线

卫生服务需求者在使用或消费卫生服务时都是在一定的价格水平下进行的。在其他条件不变的情况下，需求量随着价格的上升而减少，随着价格的下降而增加，需求量与价格之间存在着反方向变动关系，这就是经济学的需求定理。

如果用曲线的形式描述需求量与价格的关系，这条曲线就称为需求曲线。由图 2-2 可知，需求曲线 D 是一条自左上方向右下方倾斜的曲线。如果用函数的形式来表达上述需求量与价格之间一一对应的关系，其函数表达式为

$$Q_h = f(P_h)$$

式中，P_h 表示卫生服务的价格；Q_h 表示卫生服务的数量。

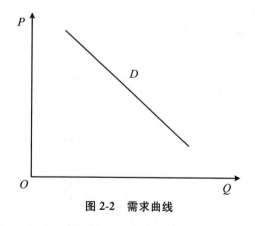

图 2-2　需求曲线

（二）需求量的变化和需求的变化

卫生服务需求受很多因素的影响，包括卫生服务价格、消费者收入、相关商品价格、消费者预期及消费者偏好等。当其他因素不变时，价格的变动所引起的需求数量的变动是在同一条需求曲线上的变动，这种变动称为需求量的变动。在图形上，这种变动表现为价格-需求数量组合点沿需求曲线的滑动。在图 2-3 中，需求曲线 D_1 上的 a 点到其他点的变动就是需求量的变动。例如，政策制定者通过向烟

草商增加烟草税,烟草商再通过提高香烟价格将负担转嫁给消费者,使得对价格敏感的青少年人群香烟消费量减少。

当卫生服务本身价格不变时,其他因素的变动所引起的需求数量的变动称为需求的变动。在图形上,这种变动表现为整个需求曲线的移动。在图 2-3 中,D_1 是原始曲线,其他因素的变动将引起 D_1 向左、右移动分别形成 D_3、D_2 曲线,在同一价格上,D_2 需求量增加,D_3 需求量减少。例如,通过健康教育,人们改变了不良的生活方式,吸烟的人数大幅下降,实现在既定价格下香烟需求量的减少。

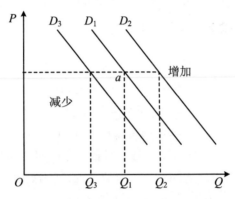

图 2-3　需求曲线的移动与需求量变动

二、卫生服务需求弹性理论

(一)需求弹性与弹性系数

需求弹性(elasticity of demand)是指影响需求因素的变动而引起需求量变动的幅度。它表示一变量对另一变量变动的反应程度。一般用弹性系数来表示需求弹性的大小。弹性系数是衡量因变量的相对变化对自变量的相对变化灵敏程度的指标,弹性系数的计算公式为

$$弹性系数 = \frac{因变量的相对变动}{自变量的相对变动}$$

弹性系数是一个纯数,本身可以不受分子、分母计量单位的影响而存在,是两个百分数的比率,所以不同商品(服务)的弹性系数可以直接进行比较。

弹性可分为弧弹性和点弹性两种。弧弹性是衡量自变量发生较大程度变动时,因变量的变动程度指标。若自变量的变化量趋于无穷小,则弹性就等于因变量的无穷小的变动率与自变量的无穷小的变动率之比,其比例称之为点弹性。

需求弹性可分为需求的价格弹性、收入弹性和交叉弹性,分别说明需求量变动与价格、收入和相关商品(服务)价格变动之间的关系。其中最重要的是需求的价

格弹性,所以一般说的需求弹性就是指需求的价格弹性。

(二)卫生服务需求价格弹性

1. 卫生服务需求价格弹性概念

需求的价格弹性是指卫生服务需求量变动对价格变动的反应程度。若以卫生服务需求量变动率与价格变动率之比来表示,卫生服务需求价格弹性系数的公式为

$$\text{卫生服务需求价格弹性系数}(E_d) = -\frac{\text{需求量变动率}}{\text{价格变动率}}$$

式中,负号的含义表示价格与需求量的变动方向相反。价格上升,需求量下降;价格下降,需求量上升。

价格弹性反映的是变动率之间的关系,而不是绝对值之间的关系。例如,某医院门诊挂号费的价格上涨了 2 元钱,引起了市场上门诊服务的需求量减少了 10 万人次。这只能说明需求量与价格的关系成负相关,并不能说明需求弹性的大小。另外,初始值对弹性系数的影响较大。假如某项检查的价格为 10 元,增加 2 元就等于增加 20% 的价格;如果检查的价格是 100 元,增加了 2 元就等于增加 2% 的价格。

2. 卫生服务需求价格弹性种类

对于不同的物品(服务),需求弹性是不同的,经济学家根据弹性系数的大小,将需求弹性分为五类,表 2-2 以需求曲线的弧弹性为例,列出了需求弹性的五种类型及其特点。

表 2-2　需求弹性的种类及特点

种类	价格与需求量之间的关系	弹性系数	例子	需求曲线
富有弹性	需求变动率大于价格的变动率	>1	价格由 2→3,需求量由 50→20	
缺乏弹性	需求变动率小于价格的变动率	<1	价格由 2→3,需求量由 25→20	

续表

种类	价格与需求量之间的关系	弹性系数	例子	需求曲线
单位弹性	需求变动率等于价格的变动率	1	价格由 2→3,需求量由 20→30	
完全无弹性	价格的变动对需求量的变动无影响	0	价格变动,需求量不变	
完全有弹性	价格的微小变动引起需求量的无限变动	∞	价格微小变动,需求量无限变动	

从需求弧弹性的角度看,富有弹性的需求曲线相对比较平坦,缺乏弹性的需求曲线相对比较陡峭。但是,特别需要注意的是:尽管在经济学中,人们常常把富有弹性的需求曲线描绘成相对比较平坦的曲线,把缺乏弹性的需求曲线描绘成相对比较陡峭的曲线,而且当经济问题只涉及需求是富有弹性和缺乏弹性这两种情况时,这种描绘也常常是正确的。但是,需求曲线的斜率和弹性是两个不相同的概念。

由于卫生服务关系到人们的生命安危,绝大多数卫生经济学家证实医疗卫生行业的需求价格弹性低于其他行业服务的需求价格弹性,属于缺乏弹性类。当然,不同的卫生服务的需求弹性可以不同。涉及生死存亡的卫生服务,由于关系到生与死的抉择,这类卫生服务需求的价格弹性比较小,需求曲线也比较陡;对于一般性卫生服务,由于需求不十分紧迫,其需求的价格弹性比较大,需求曲线也比较平缓;预防和保健性卫生服务,一般需求弹性不大,但当价格下降到一定程度时,其需求会急剧增加,需求弹性也会增大。

3. 需求弹性与供给者总收益的关系

弹性的大小与供给者总收益有着密切的关系。供给者总收益等于价格乘以在该价格上消费者对物品(服务)的购买量。当价格下降时,供给者总收益是减少还是增加,取决于需求价格弹性的大小。这种变化有三种情况:① 当弹性系数>1时,即服务是富有弹性的,价格下降,则总收益增加,亦即需求量增加的幅度大于价格下降的幅度。反之,价格上升,则总收益减少。② 当弹性系数<1时,即服务是缺乏弹性的,价格的下降会导致总收入的下降,反之总收益将增加。③ 当弹性系数=1时,价格的变动对总收益无影响,亦即价格下降的百分比与需求量增加的百分比正好相抵。所以,了解需求价格弹性,有利于供给者预测价格变动对其总收入的影响。

4. 影响卫生服务需求价格弹性的因素

判断某种卫生服务需求弹性的大小,主要包括以下几个方面:

(1)卫生服务替代品的可获得性。如果消费者比较容易找到该卫生服务的替代性服务,那么消费者会选择价格相对较低的代替服务,即该卫生服务的需求弹性大,反之则需求弹性小。如内科比外科服务更容易找到替代性治疗措施,那么内科服务的需求弹性往往比外科服务的需求弹性大。

(2)卫生服务费用水平在消费者总预算支出中的比例大小。如果所占比例越大,消费者对该卫生服务的选择会更谨慎,对价格反应也更敏感,其需求弹性也越大,如CT检查费;反之,则需求弹性也越小,如挂号费。

(3)卫生服务的紧迫性和必需性。如果某项卫生服务关系到消费者的生死存亡,有明显的紧迫性和必需性,消费者的选择余地就越小,而且无论付出多少代价都想尽力获得其所需要的服务,消费者对该服务的需求不会受到价格的太大影响,则需求价格弹性越小,如急诊服务;相反,对于一些保健性卫生服务,需求不紧迫,需求量会受到价格的较大影响,需求价格弹性相对较大。

(4)卫生服务持续时间的长短。如果持续时间短,消费者很难在短时间内找到替代性卫生服务,其需求价格弹性小,如急诊服务;如果持续时间长,消费者会有更多时间寻找价格相对较低的替代性服务,则其需求价格弹性大,如慢性病的治疗。

(三)卫生服务需求收入弹性

所谓需求收入弹性,就是指需求量变动对于收入变动的反应程度,即需求量变化百分比对收入变化百分比的比率,需求收入弹性的公式为

$$需求收入弹性(E_1) = \frac{需求变动率}{收入变动率}$$

在物品(服务)价格不变的条件下,消费者收入的变化会引起需求量的变动。

在价格不变的条件下,收入的提高一般会引起需求的增加,因而需求收入弹性 $E_1 > 0$ 的这类物品(服务)称为正常物品(服务)。在这类物品(服务)中,一般把 $E_1 > 1$ 的物品(服务)称为奢侈品,如金银首饰;而把 $E_1 < 1$ 的物品(服务)称为必需品,如米、油、盐等。但是对某些劣等物品(服务)来说,可能随收入提高减少需求量,因而 $E_1 < 0$。

对卫生服务而言,不同收入水平的消费者的卫生服务需求的收入弹性有所不同。对收入较低的消费者,增加的收入被更多地用于购买满足消费者最基本的生产和生活所必需的物品上,对卫生服务投入的增加量往往低于收入的增加量,因此其收入弹性 <1;对收入较高的消费者,由于其基本的生产和生活所必需的物品已得到满足,因此他们可以将更多的收入用于购买更多的高质量的卫生服务,购买更多的非治疗性的保健服务,他们对卫生服务投入的增加量往往高于收入的增加量,因此其收入弹性 >1。

(四) 卫生服务需求交叉弹性

所谓需求交叉弹性是指一种物品或服务(H)的需求量对另一种物品或服务(X)价格变动的反应程度。卫生服务需求的交叉弹性系数(E_{HX})的计算公式为

$$E_{HX} = \frac{H \text{ 需求量变动率}}{X \text{ 价格变动率}}$$

卫生服务需求的交叉弹性是由于各种卫生服务之间存在着替代性或互补性所引起的,经济学家将两种物品(服务)之间的关系分为替代和互补两种。替代物品(服务)是那些可以通过相互替代来满足消费者同种需求的物品(服务)。例如,对维生素 A 缺乏症患者,他有两种办法来解决问题,一种是去医院开些维生素 A 药品,另一种是多食用一些富含维生素 A 的食品。这两种物品(服务)互为替代品。互补物品(服务)是指某些物品(服务)必须共同使用才能满足消费者的需求。例如,注射器与注射液,这两种物品(服务)必须同时使用才能完成注射服务。具有替代关系的服务,$E_{HX} > 0$。具有互补关系的服务,$E_{HX} < 0$。有时,某些卫生服务价格的变化对另一种服务的需求量不发生影响,这些服务被称为独立物品(服务),$E_{HX} = 0$。

三、卫生服务消费者行为理论

(一)效用分析

效用(utility)是用于衡量人们在消费某种商品或服务时所感受到的心理满足程度的一个指标。卫生保健作为服务形式的商品(服务)同样给人带来效用。例如,患者生病后到卫生机构就诊,经过医生的诊治后痊愈了,这就是一种效用。卫生服务给消费者带来的效用如何衡量呢? 这里介绍两种常用的效用衡量方法。

1. 基数效用分析法

基数效用分析法也称边际效用分析法。这种方法假设卫生服务作为一种商品对一个人的效用可以用基数测量。如 1、2、3、4 等,并且每个人都能说出某种服务对自己的效用大小。在一定时间内人们消费卫生服务的总满足程度之和称为总效用。如果用 TU 表示总效用,Q 表示卫生服务消费量,则

$$TU = f(Q)$$

假设卫生服务消费量及带来的相应总效用如表 2-3 所示。

表 2-3 总效用与边际效用表

卫生服务消费量 Q(次数)	总效用 TU	边际效用 MU
0	0	0
1	12	12
2	18	6
3	21	3
4	22	1
5	22	0
6	20	−2
7	16	−4

卫生服务数量 Q 增加时,总效用 TU 也随之增加;当卫生服务消费增加到一定程度时,总效用 TU 达到最大值;若再增加卫生服务消费量,总效用 TU 反而下降。图 2-4 中的总效用曲线可以用来表示这种关系。

从表 2-3 中卫生服务消费量增长幅度与总效用变动幅度看,两者是不同步的,这里就引入一个边际效用的概念。边际效用是指卫生服务消费量增加(或减少)所引起的总效用的增加(减少)量。当卫生服务消费量为 0 时,未引起总效用改变,此

时,边际效用 MU 为 0。

以此类推可见表 2-3 中的第 3 列数据,从计算出的边际效用数值来看呈递减趋势。即每增加一个单位的消费,其相应增加的总效用 ΔTU 比前一个消费单位增量所引起的总效用增量 ΔTU 要小,这就是经济学边际效用递减规律。该规律可以用边际效用曲线来表示,如图 2-5 所示。

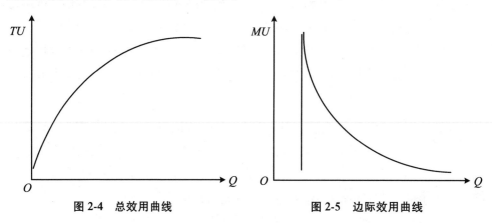

图 2-4　总效用曲线　　　　　　　　　图 2-5　边际效用曲线

由于边际效用为负值时表示负效用,任何人使用卫生服务都不会希望带来负效用,所以边际效用为负值仅是理论值。实际工作中很少出现负效用,因而上述边际效用曲线仅表示出效用≥0 的一段。

2. 序数效用分析法

序数效用分析法又称消费者无差异曲线分析法。上述效用分析有一个缺陷:效用作为心理上的满足程度,极难衡量。任何一个人在消费某种商品(包括卫生服务)时都很难求出某单位消费量会对自己产生多大效用值。因此,在比较不同消费者使用某种物品(服务)带来的效用时,很难以此为共同的衡量标准。为了解决这个问题,经济学家采用了序数效用分析法,也称为消费者无差异曲线分析。使用这种方法时,不需要对不同服务的效用进行衡量,而用序数(第一,第二,第三……)来表示满足程度的高低与顺序。

假设把消费者所有消费物品(服务)分为两类,一类是卫生服务 H,另一类是非卫生服务物品 X;在收入水平相同的情况下,让消费者选择这两类物品(服务) H 与 X,列出消费者对两种物品(服务)购买的不同组合,而每一组合给消费者带来的总效用是相同的。

表 2-4 中,A、B、C、D、E 五种组合表示对消费具有相同总效用的消费组合。我们把两种物品(服务)的组合情况用曲线表达出来,就是某一收入水平下,两种物品(服务)的消费者无差异曲线,见图 2-6 和图 2-7。

表 2-4　*H*、*X* 两类物品(或服务)的无差异表

组合	*H* 商品	*X* 商品	*H* 对 *X* 的边际替代率
A	1	15	
B	2	11	4
C	3	8	3
D	4	6	2
E	5	5	1

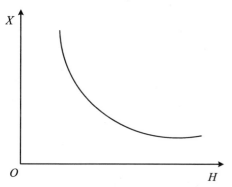

图 2-6　某消费者的一条无差异曲线

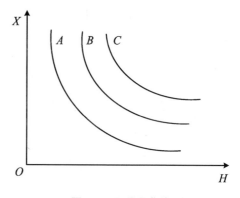

图 2-7　无差异曲线

无差异曲线的特征如下：

(1) 无差异曲线是一条向右下方倾斜的曲线。其斜率为负值,表明在收入与价格既定的条件下,为了获得同样的满足程度,增加一种物品(服务),就必须减少另一种物品(服务),两种物品不能同时增加或减少。

(2) 无差异曲线是一条凸向原点的曲线。这一点要用边际替代率来说明。消费物品(服务)的边际替代率是消费者要保持相同满足程度时,增加一种物品(服务)数量与必须放弃的另一种物品(服务)数量之比,用 $MRShx$ 表示。公式为

$$MRShx = \frac{\Delta H}{\Delta X}$$

边际替代率呈递减规律。这一规律说明连续增加某一种物品(服务)时,消费者所愿意牺牲的另一种物品(服务)的数量是递减的。边际替代率实际上就是无差异曲线的斜率,斜率逐渐减小,形成了一条凸向原点的曲线。

(3) 无差异曲线分析假设消费者可以有无数条无差异曲线,不同的曲线代表不同的满足程度,离原点越远,满足程度越高;反之,则满足程度越低。

(4) 在同一曲线图上,任意两条无差异曲线不能相交,否则与上述特征相矛盾。

（二）消费可能线（预算线）

消费可能线是指在收入与物品（服务）的价格既定的条件下，消费者所能够买到的各种物品（服务）数量的最大组合。

假设卫生服务的价格为 P_h，非卫生服务物品的价格为 P_x，我们用 M 表示总收入，那么，如果消费者把全部收入都用于购买 X 物品，他可以购买 $M/P_x = X_1$ 量的 X 物品，如果全部用于购买卫生服务，则可以购买 $X/P_h = H_1$ 量的 H 服务。在图 2-8 中，将 X_1 与 H_1 连成一线，这就是一条消费可能线。

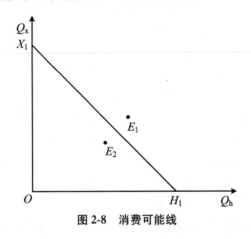

图 2-8　消费可能线

在这条消费可能线上的任何一点，消费者购买两种物品（服务）的价格总和都等于其总收入。如在消费线右侧任意一点 E_1 都会超出消费者的收入水平，而消费者可能线左侧任意一点 E_2 的实际支出水平则低于总收入水平。

（三）消费者均衡

无差异曲线表示消费者的消费愿望，消费者预算线表示消费可能性。如将两者放在一个图中，就可以确定预算内哪个购买组合才能给消费者带来最大的效用。

在图 2-9 中，X_1H_1 为消费可能线。I_0、I_1、I_2 分别为三条无差异曲线，表示不同的满足程度，即效用水平。其中，E_0 点为 I_0 与 H_1X_1 切点。

从图 2-9 中可以看出，E_0 点是最佳点，在这一点上，消费者用现有收入，在现行价格水平下，可以获得最大满足，除了这一点，其他点都不是最理想水平。比如有 E_1、E_2 两点，在 E_2 这点，物品（服务）组合虽然获得的满足程度与 E_0 点相同，但该点超出了现有收入水平，显然这种组合达不到最大效用；再看 E_1 点在 I_2 上，而 I_2 在 I_0 的下方，即满足程度不如 E_0。因此，只有 E_0 点是最理想的，可达到最大效用，我们也称这点为消费者均衡点。

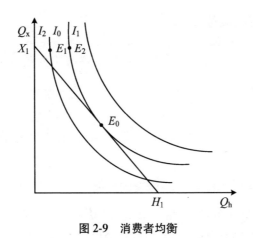

图 2-9 消费者均衡

第三节 卫生服务需求的影响因素

一、卫生服务需求的经济影响因素

根据传统经济学消费者理论,卫生服务需求受到卫生服务价格、消费者收入、个人主观偏好、相关卫生物品(服务)价格、对未来物品(服务)供应情况的预期以及医疗保障制度的影响。

1. 卫生服务价格

如前所述,卫生服务需求受卫生服务价格的影响。价格越高,需求量越少;价格越低,需求量越多。

2. 消费者收入

当消费者收入水平改变时,其购买能力就会改变,这将会影响到消费者对卫生服务的需求。收入越高,消费者对卫生服务的购买力越强,对卫生服务需求也越多;反之,收入越低,消费者对卫生服务的购买力越弱,对卫生服务需求也越少。

3. 个人主观偏好

消费者对各类卫生服务有各自的主观评价,如不同地区和不同年龄段的消费者对中医和西医服务的偏好就有所不同;同一种疾病,有的人认为西医治疗效果更好,而有人认为中医治疗更全面。当然,消费者的这种偏好也会随着时间发生变化。

4. 相关卫生物品(服务)价格

一般来说,卫生服务物品(服务)的需求量与其替代品价格成正向变动,如上述维生素 A 缺乏症患者,当富含维生素 A 食品价格升高,消费者会更多地使用维生素 A 药品,卫生服务物品(服务)消费就会增加。卫生服务需求与互补物品(服务)的价格成反向变动,互补物品(服务)价格上涨,人们对卫生服务的需求量就会减少。例如,注射器与注射液。作为注射液的互补品,注射器价格上涨,将会影响注射液的需求量。

5. 对未来卫生物品(服务)供应情况的预期

对未来卫生物品(服务)供应情况的预期也影响着现在的需求量。如果消费者预计到今后的医疗费用有可能上升,他们将会增加对现在的卫生服务需求。例如,在我国开展"个人账户加大病统筹"的医疗改革地区,由于消费者预计今后将要自付更多的医疗费用,因此在改革之前他们会增加对卫生服务的消费,把该治的和能治的病都先治了,从而增加了对现在的卫生服务需求量。

6. 医疗保障制度

不同医疗保障制度影响患者的支付能力,从而影响其对卫生服务的需求。如果在人们不需要自付医疗费用的制度下,这部分人的需求就等于需要;而需要自费的患者受支付能力的影响,可能出现有病不治的情况,这部分人的需要就无法转变为需求。

二、卫生服务需求的非经济影响因素

1. 社会因素

在影响卫生服务需求的因素中,人口社会文化因素包括许多方面,如人口数量、人口年龄构成、性别、婚姻状况、受教育年限、住房条件等。

(1)人口数量。从人口学角度考虑,在其他因素不变的情况下,人口的数量是决定卫生服务需求最重要的因素之一。人口数量的增加,必然导致卫生服务的利用增加。

(2)人口年龄构成。不同年龄人群对卫生服务的需求也不同,人口中老年人的构成比例增加会使卫生服务需求增加,这主要是因为老人患病频率以及患病种类与青壮年不同,老年人的患病率较高,慢性病较多,其卫生服务利用也相对较多。另外,人口构成中婴儿抗病能力低,对卫生服务利用也相对较多。因此,单纯从绝对人口数量变动来看,对卫生服务需求的影响是不够的。

(3)性别。性别对卫生服务需求的影响是不确定因素。从职业特点来看,有些危险性或有职业毒害的工作多由男性来从事,因此男性遭受生产性灾害和职业病的机会较多。但从女性的生理特点来看,养儿育女也会增加卫生服务需求,当然这主要是针对育龄女性来说的。从利用服务的年限来看,女性平均期望寿命又比男性长,在其他条件不变的情况下,女性潜在的卫生服务需求也较多。

(4)婚姻状况。婚姻状况对卫生服务需求有一定的影响。有配偶者的住院时间缩短,尤其当家庭病床能够代替住院的条件下,陪同去门诊治疗代替住院或需要在家疗养的人增多。而独身、鳏寡、离婚者比有配偶者的卫生服务需求多。另外这部分人群中的一部分人由于身心受过伤害,比有配偶者更易发生身心疾病,使得卫生服务的利用增加。

(5)受教育年限。受教育程度高低对卫生服务的需求存在影响。受过较多教育的人,其预防保健和早期诊疗的知识较多,因此会增加对卫生服务的需求;由于他们掌握了更多的预防保健知识,会更多地采用自我医疗,从而减少了对卫生机构卫生服务的利用。受教育较少的人,其预防保健和早期诊疗的知识较少,对一般卫生服务的需求也较少,可一旦他们有了健康问题则往往较严重,因此这些人对卫生机构卫生服务的利用也会更多。

(6)住房条件。消费者住房布局、结构、规模等条件对卫生服务需求也会产生影响。住房条件差,如在背光、通气性差、潮湿、阴冷等环境下居住,消费者易患佝偻病、哮喘等,也容易滋生传染病,这将导致卫生服务利用的增加。

2. 健康状况和健康观念

根据迈克·格罗斯曼的观点,卫生服务需求来自更基本的健康需求。他认为,消费者对健康的需求出于两个原因:① 健康是消费物品(服务),它可以使消费者感觉良好。② 健康是一种投资物品(服务),健康状态将决定消费者可以利用的时间量。生病天数的减少将增加用于工作和业余活动的时间,对于健康投资的报酬是生病天数减少的货币值。健康状态下降使消费者感到不适,对消费者来说也面临各种损失,不论金钱上还是精神上。因此,健康不佳的人需要利用卫生服务来增进健康,减少损失。

疾病的发生对个人来说是一种偶发事件。但是,从整个人群来看,疾病的发生很大程度上是可以预测的,同时有些疾病可以采取措施加以预防,比如一些传染病可以通过预防接种加以控制。然而,不论采取什么措施,许多疾病仍然不可避免。因此,人群中各种疾病的发病率或患病率比较高,必然有许多人的健康状况处于不佳状态,从而直接影响到卫生服务的需求量。

随着时代的进步和科学的发展,人们对健康有了更科学和更全面的认识,WHO对健康的定义认为健康不仅仅是没有疾病和衰弱的状态,而是身体、心理、道德和社会适应能力方面的完好状态。健康观念是指人们不仅能够通过定期体检对疾病进行早诊早治,还寻求心理咨询缓解工作和生活的压力,防止疾病的发生和发展。健康观念的转变也促使人们增加对卫生服务的需求。

3. 时间价值

在免费或基本免费的卫生服务体制下,对消费者来说,货币价格较低,而时间成本就可能在这种卫生服务中占较大比例。因为时间是有限的,疾病时间具有机会成本,应当被视为消费者的有限资源之一。当某种服务利用的时间成本占较大比例时,预测的需求价格弹性系数就会较小。

时间成本对卫生服务需求具有重要影响,这一发现具有三方面的政策意义:① 随着服务的货币价格减少,卫生服务需求将对时间成本更为敏感。如果提供的卫生服务量未能足够满足消费者的需求,其可能的配给方法就是把卫生服务分配给能够有时间候诊的人。低时间成本的人比高时间成本的人更有可能接受卫生服务。② 要想增加某些人口对卫生服务的利用,除了降低货币价格外,还要通过降低时间成本以增加他们对卫生服务的利用。如将诊所或医院设在更接近这些人群的地方以减少就诊往返时间;再如在诊所中多设诊室以减少他们的候诊时间。③ 在制订卫生服务体制时除了卫生服务收费价格,即货币价格外,还应把消费者的时间成本考虑进去。如医疗保险定点医院应选择离单位或家庭较近的医疗机构。

4. 卫生服务供给者

在非卫生服务市场中,具有不同知识程度的消费者可以挑选他们所希望的物品或服务,但是在卫生服务市场,患者对卫生服务的消费是由医生来决定的。医生在提供卫生服务时,不仅会考虑到患者的利益,同时也会考虑到自己的经济利益,因此,在一定的条件下可以诱导消费者更多地消费某种卫生服务,产生诱导需求的现象。医生不论从医院角度还是从个人收入角度来说,总希望在允许的范围内,尽可能为患者提供更多的价格高于成本的检查项目和药品,一方面可以增加收益,另一方面也可以避免一些误诊,防止不必要的医疗纠纷。这种行为可能增加了对患者有益的服务,但更多的是增加了不必要的卫生服务,不仅浪费了卫生资源,还有可能造成更严重的后果,如进行不必要的外科手术等。

思考题

（1）卫生服务需要和卫生服务需求的区别和联系有哪些？

（2）卫生服务需求的特点有哪些？

（3）影响卫生服务需求的主要因素有哪些？

第三章　卫生服务供给

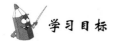 学习目标

(1) 掌握卫生服务供给的概念、特点和影响因素。

(2) 熟悉卫生服务供给曲线。

(3) 了解卫生服务供给者行为理论。

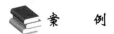 案　　例

　　作为"生命之伞"的心脏支架再次陷入"过度使用"及"敛财工具"质疑。据报道,我国冠心病介入诊疗全年超过 45 万例,使用支架约 68 万个。2009～2011 年,我国冠心病介入治疗病例平均每例次置入支架 1.59 个。报道还指出,通常出厂价几千元的心脏支架,售价却达到上万。在利益等复杂因素的驱动下,国内冠脉支架的置入有扩大化趋势。心脏支架的滥用,虽有技术和风险等考量因素,但也离不开暴利驱动。遏制心脏支架的"过度使用"和"不道德交易",既要理顺使用规范和定价机制,还要重拳打击医疗腐败,净化医疗环境。

——案例来源:2015 年 2 月 13 日人民网健康卫生频道

第一节　卫生服务供给概述

一、卫生服务供给的概念

在经济学中,一种商品或服务的供给是指商品或服务的提供者在一定时期内、一定价格水平下,愿意且能够提供的商品或服务的数量。根据定义,如果提供者对某种商品或服务有提供出售的愿望,而没有提供出售的能力,则不能形成有效供给;或者有出售商品或服务的能力,但没有出售的愿望,也构不成供给。因此,作为供给同样应具备两个条件:供给愿望和供给能力。

与一般性商品或服务相比,卫生服务是一种特殊的服务。尽管卫生服务的提供具有一定的特殊性,但也具有一般商品或服务所共有的特点。因而,卫生服务供给的定义与一般商品或服务相同,即卫生服务供给也应具备上述两个条件:一是有提供卫生服务的愿望,二是有提供卫生服务的能力。例如,某医生有提供手术服务的愿望,同时也具备提供手术服务的能力(如有一定的技术、手术条件和与其配合的其他医务人员),则该医生所提供的手术服务就是一种卫生服务供给。

二、卫生服务供给的特点

卫生服务是一种特殊的消费品,因而它既有一般服务所具有的特点,如提供服务的即时性,也有其自身所特有的特征,如无误性、供给者的主导性等。通常卫生服务供给具有以下几个特点:

(一)即时性

卫生服务的生产行为与消费行为是同时发生的,在生产和消费之间没有时间上的间隔。这决定了卫生服务既不能提前生产,也不能够储存,只能在需求者消费卫生服务的同时提供服务。因此,提供者提供卫生服务的过程,也是需求者消费卫生服务的过程。

(二)不确定性

由于卫生服务对象存在着个体差异,如患同一种类型疾病的同质患者,在临床症状、体征、生理生化指标等方面都有可能不同,再加上患者性别、年龄、健康状况、心理状况及生活环境的不同,疾病的表现更为复杂。因此,对同一类型的疾病,应根据患者的具体情况,采取不同的治疗方案或治疗手段,即使患者的病情及其他影响患病的因素基本相同,也应具体情况具体分析,提供服务时应因人而异。所以,卫生服务不能像一般商品那样进行批量生产。

(三)专业技术性

提供卫生服务需要有相关的专业知识和技术水平,只有受过专门医学教育或培训并获得行医资格的人,才能够提供某一类型的卫生服务。因此,卫生服务的供给受医学教育的规模、水平和效率的影响,也受到行医资格条件的限制,即在卫生领域存在着一定的进入障碍,因而卫生服务的供给量很难在短时期内有较大幅度的改变。卫生服务的专业性和技术性决定了对卫生人员的培养应有一定的预见性。卫生人员的培养数量过少,将会导致在较长时期内卫生服务的提供数量不足,医生或医疗机构的垄断性增加,服务的质量及效率均有所下降,居民的健康受到影响;相反,卫生人员的培养数量过多,则会在一定的时期内导致卫生服务的供给量大于需求量,从而使诱导需求的现象加重。

(四)垄断性

卫生服务的高度专业性和技术性是导致卫生服务提供具有垄断性的主要原因之一,即由于其他人不能够代替卫生服务的提供者提供卫生服务,因而卫生服务的提供者具有一定的特权。如果卫生服务的提供者在一个地区拥有特权,就会产生地区性垄断,这不仅会导致卫生服务提供的低质量及低效率,还导致卫生资源不能够得到有效的利用及卫生资源的不合理配置。

(五)准确性

卫生服务的供给涉及人的健康和生命,其最终目的是维护和增进人们的健康,因而对卫生服务提供的准确性和提供质量应有一个较高的要求。由于任何低质量及不适宜的服务都会给人的健康带来不良的影响,甚至危及生命,因而不允许提供这类服务。因此,要求卫生服务的供给首先应该准确无误,同时还应保证较高的质量。

(六)主导性

在第二章卫生服务需求中已经提到,卫生服务需求的特点之一是需求具有被动性,即卫生服务的需求者因为缺乏足够的信息而无法拥有主动地位,也不能够做出理性的选择。所以,在卫生服务利用的选择上,卫生服务的提供者是需求者的代理人,处于主导地位,因而卫生服务提供者的决策成为能否合理选择卫生服务项目的关键。如果多提供卫生服务可以增加利润或盈余,而卫生服务提供者又是利润或盈余提高的直接受益者,则他们就会在利益机制的驱动下,利用其自然的主导地位诱导消费者的需求,如多提供服务,提供高费用、高技术服务,甚至提供不必要的服务,从而导致卫生服务供给量和需求量的增加。

（七）外部性

卫生服务的消费具有外部经济效应。同样,卫生服务的提供也具有外部经济效应,即提供卫生服务对他人造成了影响,但这种影响并没有从货币或市场交易中反映出来,提供者所获得的经济利益与提供该项服务所带来的总经济利益是不相同的。卫生服务的外部经济效应包括两类:① 当卫生服务的提供者所采取的经济行为对他人产生了有利的影响,而自己却不能从中得到报酬时,便产生了卫生服务提供的正外部经济效应,即经济学中的生产的外部经济,如健康教育和消灭钉螺。② 当卫生服务的提供者所采取的经济行为对他人产生了不利的影响,使他人为此付出了代价,而又未给他人以补偿时,便产生了卫生服务提供的负外部经济效应,即经济学中的生产的外部不经济,如滥用抗生素。

具有外部性的卫生服务都会产生供给的低效率。在市场机制下往往成本低、效果好的卫生服务却没有人愿意提供,这样容易发生供给量的短缺。此时,政府的作用应当加强,对于那些私人经济收益小于社会经济效益的工作,只有通过政府的投入,才能有充足的供给量。

第二节　卫生服务供给理论

一、卫生服务供给分析理论

（一）卫生服务供给曲线

对于一般商品或服务来说,其供给量受到很多因素的影响,如商品或服务的价格、生产产品或提供服务的成本、相关商品或服务（替代品和互补品）的价格、预期价格等。因此,一种商品或服务的供给量是所有影响这种商品或服务供给量因素的函数。假定其他因素均不发生变化,仅考虑一种因素对商品或服务供给量的影响,即将一种商品或服务的供给量看作为该因素的函数,则供给函数可以表示为

$$Q_s = f(X)$$

式中,X 表示影响商品或服务供给量的因素;Q 表示商品或服务的供给量。该函数反映了在一定的时间内某因素与供给量之间的关系。

在影响供给量的诸多因素中,商品或服务的价格是影响供给量最重要的因素,它与供给量呈正向变化,即在其他因素不变的前提下,供给量随着价格的升高而增加,随着价格的降低而减少,这就是经济学中的供给定理或供给法则。供给者只有按照这种定理或法则提供产品或服务,才能够获得最大的利润。

价格与供给量之间的关系可用供给函数式 $Q_s = f(P)$ 来表示,其中 P 为商品或服务的价格,反映了价格与供给量之间对应的规律。这种关系可以是线性的,也可以是非线性的。

价格与供给量之间的关系还可以用表格与几何图形来表示。如图 3-1 所示,供给曲线是一条自左下方向右上方倾斜的曲线,横轴 Q_s 表示商品或服务的供给数量,纵轴 P 表示商品或服务的价格,它反映了在一定时期内不同价格水平下提供者愿意而且能够提供的商品或服务的数量。供给曲线可以是直线型,也可以是曲线型。

同一般商品或服务相比,价格对卫生服务供给量的影响相对较小。如果卫生服务的价格与供给量呈线性关系,则卫生服务的供给曲线如图 3-2 所示,是一条左端交于横坐标的直线,它描述了卫生服务供给数量与卫生服务价格之间的关系,反映了当卫生服务的价格处于某一水平时相应的供给量。

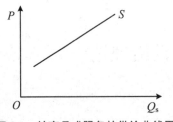 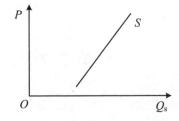

图 3-1 某商品或服务的供给曲线图　　图 3-2 卫生服务的供给曲线

（二）卫生服务供给曲线的移动

供给曲线的移动由供给数量的变动所致,供给数量的变动包括两种情况:供给量的变动和供给的变动,它们是两个不同的概念。

供给量的变动是指在其他条件不变的情况下,某商品或服务价格的变动引起该商品或服务供给数量的变动,表现为供给量在一条既定的供给曲线上的移动,如

在图 3-3 中的曲线 S_0 上，从 a 点到 b 点、c 点的变动。

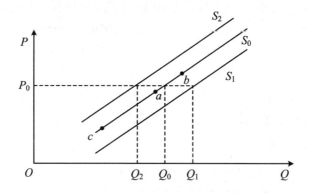

图 3-3　供给量的变动及供给曲线的变动

供给的变动是指在某商品或服务价格固定不变的前提下，其他因素（如生产成本、相关商品或服务的价格、预期价格等）变化所引起的该商品或服务供给数量的变动，表现为整个供给曲线的位置的变化，如图 3-3 中的 S_0 移动到 S_1，或移动到 S_2。供给曲线位置的变化，反映了在每一个既定价格水平下供给数量的增加或减少。当供给曲线从 S_0 平移到 S_1 时，表示供给数量的增加，如技术进步可以使生产成本降低，而成本的降低意味着利润的提高，因而产品的提供者愿意在同样的价格水平下提供更多的产品，即在既定价格水平下，供给量由曲线 S_0 上的 Q_0 增加到曲线 S_1 上的 Q_1；反之，当供给曲线从 S_0 平移到 S_2 时，表示供给数量的减少，即在既定价格水平下，供给量由曲线 S_0 上的 Q_0 减少到 S_2 上的 Q_2。

二、卫生服务供给者行为理论

（一）生产函数

生产过程就是从生产要素的投入到产品的产出的过程。在市场经济学中，生产要素一般被划分为劳动、资源、资本和供给者才能四种类型。其中，劳动是指人类在生产过程中提供的体力和智力的总和；资源不仅包括土地，还包括自然界一切可以开发和利用的物质资源；资本具有两种表现：实物形态和货币形态，前者称为资本品，如房屋、仪器、原材料等，后者称为货币资本；供给者才能是指供给者组织管理生产活动的能力，即使各种要素按照一定的方式组合起来，在生产中发挥出所应发挥的功能。

卫生服务的提供是一种特殊的生产过程。卫生服务的投入包括医生、护士和其他卫生人员等劳动力的投入，土地、房屋、设备、仪器和资金等资源和资本的投入,以及反映供给才能的组织管理技术。卫生服务供给的产出是为改善居民健康而提供的各种卫生服务,包括医疗服务、预防保健服务和康复服务等。在卫生服务的多种投入要素中,房屋、大型仪器和设备等在短时期内无法进行数量的调整,称为不变投入;而医生人数、护士人数、药品和材料等在短期内可以进行数量的调整,称为可变投入。

在生产过程中,生产要素的投入量和产品的产出量之间存在着一定的关系,这种关系可以用生产函数来表示。

1. 生产函数的概念

生产函数表示在一定时期内、在技术条件不变的情况下,生产要素的投入数量与能生产的产品或所能提供服务的最大产量之间的关系,它反映了某种商品或服务投入与产出的内在联系。例如,一所医院的设备、流动资金、雇用的医生及其他人员、租用土地等,构成了医疗服务供给的生产要素投入,而产出是这些投入所能提供的最大服务量,生产函数则描述了它们之间的关系。

假定 $X_1, X_2, \cdots, X_n$ 为生产过程中 n 种生产要素的投入量,Q 表示最大产出,则生产函数可表示为

$$Q = f(X_1, X_2, \cdots, X_n)$$

式中,Q 表示在既定生产技术水平下生产要素的组合$(X_1, X_2, \cdots, X_n)$,每一时期所能生产的最大产量。如果假设生产中只使用劳动(L)和资本(K)这两种生产要素,则生产函数可表示为

$$Q = f(L, K)$$

需要注意的是,任何生产函数都是以一定时期内的生产技术水平作为前提条件的,在既定技术水平上生产要素的最优组合是一定的。如果生产技术水平发生改变,原有生产函数也会随之改变,形成新的生产函数,即形成新的生产要素投入量与产出的关系。

2. 柯布-道格拉斯生产函数

柯布-道格拉斯生产函数(Cobb-Douglas production function)是由数学家柯布(Cobb)和经济学家道格拉斯(Douglas)于 20 世纪 30 年代初提出来的。该生产函数形式简单,但具有了经济学研究中所需要的良好性质,因此,该函数是经济分析中常用的一种生产函数。柯布-道格拉斯生产函数的一般形式为

$$Q = AL^\alpha K^\beta \quad (0 < \alpha < 1, 0 < \beta < 1)$$

式中,Q 代表产量;L 和 K 代表劳动和资本的投入量;A、α 和 β 为三个参数。α 和 β 的经济含义是:当 $\alpha + \beta = 1$ 时,α 和 β 分别表示劳动和资本在生产过程中的相对重要性,即由劳动和资本所带来的产出量分别在总产出量中所占的比重。通常劳动

力对产出量的贡献大于资本。了解各类生产要素对产出量的贡献,可以为今后确定资金的投入方向(劳动力或资本)提供依据。

利用 α、β 之和可以判断卫生机构的规模报酬情况,以反映在其他条件不变的情况下,卫生机构内部各种生产要素按相同比例变化引起卫生服务产出量的变化,然后决定是继续对卫生机构增加投入还是减少投入。规模报酬的变化情况可分为以下三类:

(1) 当 $\alpha + \beta > 1$ 时,规模报酬递增。此时卫生服务产出量的增加幅度大于对卫生机构增加投入使其规模扩大的幅度。例如,卫生人力和资金增加 100%,卫生服务产出量的增加大于 100%。规模报酬递增的主要原因是卫生机构扩大投入规模可以带来生产效率的提高。因而,在这种情况下可继续增加对卫生机构的投入。

(2) 当 $\alpha + \beta = 1$ 时,规模报酬不变。此时卫生服务产出量的增加幅度等于卫生机构规模扩大的幅度。例如,卫生人力和资金增加 100%,卫生服务产出量也增加 100%。说明在现有技术水平下卫生机构的生产效率已达到最高。

(3) 当 $\alpha + \beta < 1$ 时,规模报酬递减。此时卫生服务产出量的增加幅度小于对卫生机构增加投入使其规模扩大的幅度。例如,卫生人力和资金增加 100%,卫生服务产出量的增加小于 100%。规模报酬递减的主要原因是卫生机构规模过大,使得提供卫生服务的各个方面难以协调,运转不良,从而降低了生产效率。在这种情况下不应再继续增加对卫生机构的投入。

3. 一种可变投入的生产函数

一种可变投入的生产函数是在生产既定产品时,保持技术条件不变、固定投入(通常是资本)一定时,一种可变投入(通常是劳动)与可能生产的最大产量间的关系。总产量、平均产量和边际产量的关系,以及它们在组织卫生服务生产时的意义是研究的重点。

总产量(total product, TP)是指与一定的可变要素劳动的投入量相对应的最大产量。

平均产量(average product, AP)是指平均每一单位的可变要素劳动的投入量所生产的产量。当生产者使用的劳动量为 L 时,总产量为 TP,此时劳动的平均产量可表示为

$$AP = \frac{TP}{L}$$

边际产量(marginal product, MP)是指增加一单位可变要素劳动投入量所增加的产量。如果用 ΔL 表示可变要素——劳动的一个单位增加量,用 ΔTP 表示产量的增加量,则增加的这一单位劳动的边际产量可表示为

$$MP = \frac{\Delta TP}{\Delta L}$$

总产量、平均产量、边际产量的曲线特征和曲线之间的关系如图 3-4 所示。

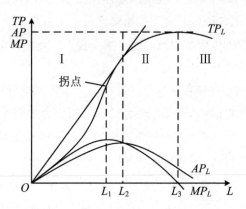

图 3-4 一种可变投入的生产函数的产量曲线

各产量曲线的特征决定于边际收益递减规律。边际收益递减规律是在技术水平及其他生产要素投入量固定不变的条件下,随着某种可变要素投入的增加,边际产量最初可能是递增的,但最终呈现出递减状态。边际收益递减规律决定了总产量、平均产量和边际产量曲线无论最大值点出现在什么位置,最终都会随产量的增加呈现下降的趋势。

根据总产量、平均产量与边际产量的关系,把图 3-4 分为三个区域。

Ⅰ区域:劳动力从零增加到平均产量最大点的阶段。在这一阶段,平均产量一直在增加,边际产量大于平均产量。说明在这一阶段,相对于不变的资本投入来讲,劳动力投入不足,增加的劳动力数量会使资本得到充分利用,从而增加总产量。

Ⅱ区域:劳动力从平均产量最大增加到总产量最大的阶段。在这一阶段,平均产量开始下降,边际产量递减,但边际产量仍然大于零,即增加劳动力投入仍可使总产量增加,但增加的比率是递减的。在劳动力增加到特定点时,总产量可以达到最大。

Ⅲ区域:劳动力增加到边际产量为零以后的阶段。在这一阶段,边际产量为负数,总产量绝对减少。此时再增加劳动力的投入会使总产量减少。因为这时的不变生产要素已经得到充分利用,再增加可变生产要素只会降低生产效率,减少总产量。

上述对于总产量线,平均产量线和边际产量线间关系的分析可以帮助我们在实际组织卫生服务生产时,确定一种生产要素的合理投入问题。

4. 两种可变投入的生产函数

在现实社会中,一种可变投入的生产函数只是一种情况,很多产品的生产需要有两种以上的可变投入。两种可变投入的生产函数表示在技术条件不变的情况下,一定时期内各种生产要素的组合与产品或劳务的最大产出之间的数量关系。两种可变投入的生产比一种可变投入的生产函数更为复杂,其产量不是一个变量的函数,而是两个变量的函数。

假定生产者在生产过程中使用两种投入(X_1 和 X_2)来生产一种产品(Q)。则两种可变投入的生产函数可表示为

$$Q = f(X_1, X_2)$$

式中,产量 Q 是这两种可变投入的函数,它随着可变投入 X_1 和 X_2 的变化而变化。

如果在生产过程中使用的两种可变投入是劳动和资本,那么,两种可变投入的生产函数就是劳动和资本的函数,表示产量随劳动和资本的变化而变化。按照两种可变投入的生产函数,生产者可以对两种可变投入进行各种不同的组合,由这种不同的组合获得不同的产量。采用上述方法,通过表 3-1 可找到两种可变投入(医生和病床)的各种组合所提供的产量(医疗服务数量)。

表 3-1　某所医院两种可变投入的生产函数表

医生数(人)	医院病床(张)			
	1	2	3	4
1	5	11	18	24
2	14	30	50	72
3	22	60	80	99
4	29	80	115	125
5	34	84	140	145

这个生产函数表可显示每一种生产要素的边际产量,也可找到任何一种投入每增加一个单位所增加的产量,即增加一个单位的生产要素所得到的医疗服务数量。该表还印证了两种投入的生产函数边际产品递减规律,当一个可变投入量改变而其他投入量固定不变时(假定生产函数表中的资本不变),仅改变劳动这一投入要素,就会出现劳动的边际产品递减。例如,当病床保持在 4 张时,如果医生数量从 4 人增加到 5 人,则边际医疗服务人次将由 26 人次减少到 20 人次。

在有两种可变生产投入的情况下,如果要分析一种投入的边际产量,就必须使另一种投入的数量保持不变。例如,当医生为 4 人,病床的使用量由 1 张增加到 2 张时,病床的边际产量为 1 张床提供 51 人次医疗服务;当使用 2 张病床,医生数量由 3 人增加到 4 人,劳动(医生)的边际产量为 1 名医生提供 20 人次的医疗服务。如果用总医疗服务量除以使用的医生或病床数量,可以算出劳动(医生)或资本(病床)的平均产量。

在表 3.1 中,还呈现了不同的可变投入的组合生产同一产量的结果。例如,80

个医疗服务人次的提供既可以通过使用 4 名医生、2 张病床来获得，也可以通过使用 3 名医生、3 张病床来获得。通常，这种生产函数表只包括高效率的投入组合，而生产既定产量的许多低效率的投入组合并没有完全包括进来。

（二）生产要素的最优组合

1. 等产量线

等产量线是指在技术水平不变的条件下，生产同一产量的两种生产要素投入量的各种不同组合的轨迹。例如，在表 3-2 中，两种可变投入（医生与其他卫生人员）可以进行多种组合，得到相同的服务量 $Q_0 = 400$（人/天），即在技术条件不变的情况下，提供 400 人/天的服务量，可以选择 a、b、c 和 d 等各种要素投入组合。将这些点连成一条曲线，即为等产量线（图 3-4），表示两种生产要素的不同组合给生产者带来同等的产量。等产量线的作用与需求者行为理论中的无差异曲线相同。

表 3-2　医生与其他卫生人员不同组合的等服务量

组合方式	医生数 X_1	其他卫生人员数 X_2	服务量
A	10	60	400
B	20	40	400
C	30	30	400
D	40	20	400

在同一坐标平面上可以有无数条等产量线，如图 3-5 中的 Q_0、Q_1 和 Q_2，但不同的等产量线所代表的产量是不相同的，等产量线越远离原点，表示产量越大；反之，则表示产量越小，即 $Q_1 > Q_0 > Q_2$。

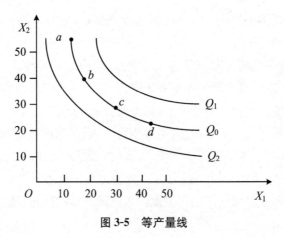

图 3-5　等产量线

等产量线具有以下特点：

（1）曲线向右下方倾斜,斜率为负值。这表示增加一种投入(如医生人数),须减少另 种投入(如其他卫生人员数),或者说减少一定数量投入所带来的损失须通过增加另一种投入来弥补。

（2）曲线凸向原点,斜率递减。这是由边际技术替代率决定的,等产量线的斜率就是边际技术替代率。表示当医生很少时,增加少量的医生,就可以减少很多的其他卫生人员的投入,如医生人数从 10 增加到 20,就可以减少其他卫生人员 20 人;但当医生人数较多时,即使再增加很多医生,也只能减少很少量的其他卫生人员,如医生人数从 30 增加到 40,只能够减少 10 名其他卫生人员。这种现象是由于边际收益递减规律所致,我们将其称为边际技术替代率递减规律,即当一种投入不断增加时,它所能替代的另一种投入的数量就会越来越少。这将给我们从卫生服务供给中选择不同投入组合提供重要参考。

2. 等成本线

等成本线是指在既定成本和生产要素价格的条件下,生产者所购买的两种生产要素的各种不同组合的轨迹。例如,某所医院每天支付人员工资 900 元,医生的工资(X_1)为 30 元/天,其他卫生人员的工资(X_2)为 20 元/天,如果全部聘用医生,可聘 30 人(图 3-6 中的 A 点),如果全部聘用其他卫生人员,则可聘 45 人(图 3-6 中的 B 点),连接 AB,即为等成本线。等成本线在横轴上的截距表示全部成本可购买到的 X_1 的数量,在纵轴上的截距表示全部成本可购买到的 X_2 的数量,直线上的各点表示可买到 X_1 和 X_2 的不同组合。

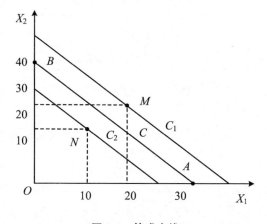

图 3-6 等成本线

在同一坐标平面上,可以有无数条等成本线,如 C、C_1 和 C_2,但不同的等成本线所代表的成本是不相同的,离原点越远,表示购买要素的投入越大;反之,则越小。

　　在等成本线上的点,是既定成本购买 X_1 和 X_2 两种投入的各种最大组合。在等成本线 AB 右侧,如 M 点,要聘用 20 名医生和 25 名其他卫生人员,需 $30 \times 20 + 20 \times 25 = 1100$ 元,而医院只有 900 元,因而是无法实现的。在等成本线 AB 左侧,如 N 点,要聘用 10 名医生和 15 名其他卫生人员,需 $30 \times 10 + 20 \times 15 = 600$ 元,虽然可以实现,但不是购买 X_1 和 X_2 的最大组合。因此,只有在 AB 线上,才是既定成本购买 X_1 和 X_2 的最大组合。

3. 生产要素的最优组合

　　生产者为取得最大利润,必然会以最小的成本生产最大的产量。由于投入是可以互相替代的,所以产量一定时,要使成本最小,则应使投入组合具有最低成本,成本一定时,要使产量最大,则应使投入组合具有最大的产量。无论是前者还是后者,投入组合都是在等产量线和等成本线切点上的组合(如图 3-7 所示),E 点即为最优生产要素组合。它能使生产者以最小的成本获得最大的产量,从而获得最大的利润。

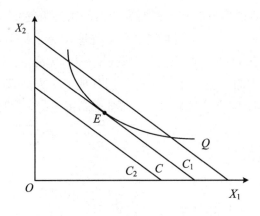

图 3-7　生产要素的最佳组合

　　生产要素的最优组合原则是:两要素的边际产量之比等于两要素的价格之比,即可实现在既定成本条件下产量最大化,或在既定产量条件下成本最小化。它表示生产者可以通过对两要素投入量的不断调整,使得最后一单位的货币成本无论用于购买哪一种生产要素所获得的边际产量相等。

三、卫生服务诱导需求理论

　　诱导需求理论(induced demand theory)在 20 世纪 70 年代首先由美国斯坦福大学的 Tuchs 教授和加拿大 Evans 教授研究提出。该理论认为,卫生服务市场有需方被动和供方垄断的特殊性。供方医生对卫生服务的利用具有决定作用,能左右消费者的选择。在这种患者对医学知识缺乏,而医生具有自身经济利益的服务中,医生既是顾问又是服务提供者,因此可以创造额外需求,即供方创造需求(supply creates demand)。于是出现一种现象:如果增加某一地区的医生数量,无论是医生服务的价格,还是提供服务的数量都会随之增加。

从经济学角度分析,传统经济理论认为,当商品市场中的需求量与供给量相等时的价格为均衡价格,如图 3-8 所示。需求曲线 D 与供给曲线 S 的交点为均衡点 E,相对应的价格 P 为均衡价格。在其他条件不变的情况下,当供给增加时,供给曲线由 S 右移至 S',同时其均衡点由 E 下降到 E',而均衡价格由 P 下降到 P'。因此,供给量的增加导致商品价格下降和需求量增加。但是在卫生服务市场上,由于消费者(患者)缺乏诊断和治疗的知识,而医生对卫生服务的提供具有决定权,当供给量(如医生数量)增加时,供给曲线由 S 右移至 S',如图 3-9 所示。作为提供者的医生面临的问题是价格的下降和收入的减少。医生为了维持收入,利用其在卫生服务市场上的垄断性,通过向患者推荐额外的服务,创造新的需求,从而使需求曲线由 D 右移至 D',结果其经济收入得以维持,甚至有所提高,而需求量亦随供给量而增加。

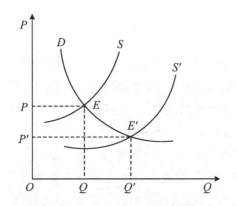

图 3-8　传统经济理论均衡价格变动

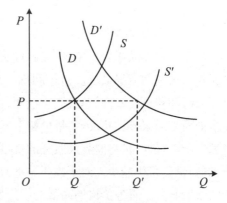

图 3-9　诱导需求理论示意图

卫生服务中的诱导需求有两种结果:一是提供有益的服务。例如,患者初诊后,医生建议一周后复诊,以判断其治疗效果是否满意。二是如果严格要求医生服务,有些额外服务可能是不必要的,同时也可能带来严重后果。患者也许能够判断一些额外就诊是否能提供给他好处,但是极少患者能够判断外科手术是否必要。因此,不必要的外科手术是诱导需求导致的最为严重的后果。诱导需求终将导致卫生服务利用不公平和低效率。

第三节　卫生服务供给的影响因素

一、卫生服务供给的经济影响因素

1. 社会经济发展水平

卫生服务供给的数量、质量、类型、方式等均与社会经济发展水平密切相关,受到社会经济发展水平的影响与制约。一方面,社会经济因素可以直接对卫生服务的供给产生影响,例如,如果社会经济发展水平较低,则意味着没有足够的财力支持卫生资源投入的增加,所以,以卫生资源为基础的卫生服务的提供也就难以在数量上和质量上有所提高;另一方面,社会经济因素也可以通过人口数、人口结构、居民收入水平、受教育程度、就业状况、生活条件等来影响居民对卫生服务的需求,进而对卫生服务供给产生间接影响。

2. 卫生服务价格

对于一般商品或服务来说,商品或服务的价格是决定供给量的主要因素,尤其是对于追求利润的提供者。由于利润＝总收入－总成本,而总收入＝价格×供给量,因此,随着价格升高,总收入也会增加,导致利润的增加,这将促使提供者提供更多的商品或服务。相反,如果价格下降,总收入减少,利润也会减少,供给量就会降低。所以,供给量与商品或服务的价格呈同方向变化,价格越高,供给量越多;价格越低,供给量则越少。对于提供某些具有较高固定成本的服务,如 CT 等大型仪器的诊治服务。服务价格的高低对供给量会产生较大的影响。当服务的价格较高时,在利益机制的驱动下,这类服务的供给者将尽可能多地提供该项服务,以获得更多的利润或盈余。这是因为随着服务量的不断增加,单位服务的固定成本将不断降低,服务量越大,单位服务的固定成本就会越小,这样可以使由于价格低于成本所带来的亏损逐渐减少,最终所提供服务的收入能够弥补成本,甚至高于成本。因此,通常供给者会尽量多提供这类服务。随着我国卫生事业发展进入新常态,人民群众日益增长的医疗卫生服务需求与供给系统不充分、不平衡的矛盾日益显现。因此,医疗卫生供给侧改革是当前我国深化医疗卫生体制改革的一项重要内容。

3. 卫生服务提供者动机

如果卫生服务提供者提供卫生服务的目的是为了追求利润的最大化,如营利性医疗机构,他们所提供的卫生服务的数量必然会受到服务价格的影响,即卫生服务的供给量随着服务价格的改变而改变。还有一类卫生服务的提供者,提供卫生服务的目的不是为了获得最大的利润,而是为了救死扶伤,以获取社会效益,如慈善基金开办的非营利性医疗机构,他们将尽可能多地提供居民所需要的卫生服务,而不论服务价格的高低,即卫生服务的供给量并不一定随着价格的升高而增加,也不一定随价格的降低而减少,而是取决于卫生服务提供者提供卫生服务的目的和居民对卫生服务的需求,但是这类卫生服务供给者所提供服务的数量在一定程度上也会受服务价格的影响。

4. 卫生服务成本

在卫生服务提供价格不变的条件下,降低卫生服务的成本将使收入及利润或盈余增加,从而促使卫生服务的提供者提供更多的服务;反之,如果成本提高,而价格不变,将会使利润或盈余减少,甚至为负值,则卫生服务的提供者不愿意提供这类服务,导致供给量降低。

卫生服务成本的高低主要取决于生产要素的价格和技术进步。当生产要素的价格升高时,生产成本就会增加,供给量也就随之降低。例如,某种药品的价格升高,但如果国家对这种药品的价格进行控制,则医疗机构因利润或盈余减少甚至毫无利润或盈余可言而不愿意出售这种药品,所以这种药品的供给量就会下降。技术进步意味着生产率的提高,从而使单位服务的成本降低,若服务的价格不变,则提供单位服务的利润或盈余就会增加,服务供给量也随之提高。

5. 卫生服务需求水平

卫生服务的供给量应根据需求量来确定。如果没有对卫生服务的需求,也就谈不上卫生服务的供给,如果卫生服务的需求量很低,即使能提供很大数量的卫生服务,也没有人来利用和消费。因此,卫生服务供给的数量和结构应与人们对卫生服务的需求数量和结构相匹配,这样才能够达到供需平衡,否则,供非所需将会使卫生资源的利用效率降低,而供不应求又会使需求难以得到满足,影响居民的健康。例如,在居民中健康者、高危者和患小病小伤者占了绝大多数,因而对卫生服务需求量最大的是社区卫生保健服务。而随着生活水平的提高和个人可支配收入的增加,人们开始追求高等舒适的就医环境和高质量的医疗水平,于是一些高档医疗保健中心、高端 VIP 病房等卫生服务项目应运而生。

6. 医疗保障制度

医疗保障制度对卫生服务的供给量也会产生较大的影响。一方面,通过对医疗服务的提供方采取不同的支付方式对医疗服务的供给产生直接的影响;另一方面,又通过对医疗服务的需求方采取各种费用分担形式来影响需求方,从而对医疗服务的供给产生间接影响。

对医疗服务供给方的支付方式包括按服务项目付费、按平均定额付费、按病种付费、按服务点数付费及总额预付等方式,不同的支付方式可在不同的程度上对医疗服务供给者的行为产生影响,从而影响到医疗服务的供给量。例如,采取按服务项目付费的支付方式就会促使提供者多提供服务,提供可以带来较高利润或盈余的服务,如提供大型仪器设备的诊疗服务和高档药品服务。但如果采取按人头付费的支付方式,则提供者就会尽可能减少不必要的医疗服务的提供,并尽可能提供基本的医疗服务,同时多提供预防保健服务,以减少人们对医疗服务的利用。此外,在医疗保障制度的实施过程中还采取了一些其他约束供方行为的措施,如增加需求者对提供者的选择性,促进提供者之间的竞争,并减少提供不必要或低质量的服务,还有针对医疗机构采取分解处方、分解住院等方面问题的行政措施,也在很大程度上影响到卫生服务的供给量。

对医疗服务需求方所采用的费用分担方式包括设立起付线、对医疗费用进行共付、建立封顶线等,目的是通过利益机制使医疗服务的需求方自觉地约束自己的行为,减少对医疗服务的过度利用,从而可以对卫生服务的供给量产生间接的影响。

二、卫生服务供给的非经济影响因素

1. 卫生资源

卫生资源包括卫生机构、卫生人员和设备等,它们是提供卫生服务的主体。如果其他条件不变,卫生服务的提供量则依赖于卫生机构的数量和类型、卫生机构的卫生人员和设备的数量及种类、卫生人员的质量、人与物质要素的结构匹配程度、卫生机构的经营方针、管理水平等,那些影响卫生资源数量、质量及配置的因素也会影响卫生服务的提供。例如,严格限制进入医疗行业的条件,即医生们应在取得执业医师资格证书后才能够从事医疗行业的工作,这样做可以有效限制卫生服务的提供数量。

在诸多卫生资源要素中,卫生人力资源是影响卫生服务提供量的关键因素。实际上是否应该提供卫生服务很大程度上是由医生决定的,因为医生认为需要提供则是实现卫生服务供给的前提条件;而且卫生服务的需求弹性较小,信息不对称。如果医生的决定对患者有利,则卫生服务的提供相对合理,但有时医生出于对自己经济利益的考虑,往往向患者提供不必要的卫生服务,使卫生服务的一部分提供变为不合理的供给,增加了不必要的供给量。在卫生人员及其他要素不变的前提下,卫生服务的物质要素(主要包括仪器设备、卫生材料和药品)对卫生服务的供给量也产生较大的影响,特别是医学和相关学科的发展,各种新的仪器设备、药品和材料不断涌现,并广泛应用于医疗服务,增强了卫生服务的供给能力,即卫生服务的供给量随着物质要素量的增加而增加。此外,在卫生资源总量既定的情况下,政府的卫生资源配置政策会直接影响卫生服务的供给数量和质量。

2. 卫生服务的技术水平

卫生服务的技术水平是医学科学知识的应用能力,它影响到卫生服务提供的质与量,尤其是提供的质量。例如,医疗技术水平的提高,有利于创造新的治疗方法,治疗那些在过去的医疗技术水平下治疗不了的疾病,也有助于发现在过去的医疗技术水平下不能够发现的疾病。因此,在某种程度上可以说医疗技术水平的提高,不仅使医疗服务的质量有所提高,也使医疗服务的提供数量得到增加。另一方面,医疗技术水平的提高还可以提高对疾病的诊疗效率,从而使卫生资源能够得到更有效的利用,加大了医疗服务供给量增加的可能性。

3. 卫生服务方式和管理水平

在卫生服务市场中,不同的经营服务方式直接影响着服务的数量和质量,从而影响产品(服务)的市场占有率。卫生服务需求的特点决定了卫生服务经营活动方式必须由被动服务转变为及时、快捷、灵活、多样、方便、准确和高效的"以患者为中心"的主动服务。这种转变不仅需要卫生服务人员的积极参与,更需要卫生管理者的组织和策划。管理人员的计划、组织、控制、协调工作做得越好,其人、财、物使用效率就会越高,从而更有效地提高卫生服务的供给效率。

 思考题

(1) 卫生服务供给的概念和特点是什么?

(2) 什么是卫生服务供方诱导需求理论?

(3) 影响卫生服务供给的主要因素有哪些?

第四章 卫生服务市场

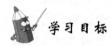 学习目标

(1) 掌握卫生服务市场特点和市场失灵的原因,政府干预的方式和政府干预失灵。

(2) 熟悉市场、市场机制及其发挥作用的条件。

(3) 了解市场机制及政府干预在卫生服务领域中的作用。

 案 例

2017 年 11 月 15 日,澎湃新闻报道"白血病患儿遭遇廉价国产药短缺、进口药一瓶超千元",引起社会广泛关注。

巯嘌呤片主要用于治疗急性非淋巴细胞白血病、慢性粒细胞白血病、急性淋巴细胞白血病、恶性葡萄胎等,属于国家基药品种。目前来说,巯嘌呤是儿童白血病治疗(尤其是维持期)的骨干药物,但是多名白血病患儿家长称,2015 年前后,巯嘌呤片缺药问题陆续在全国各地出现。巯嘌呤每年全国临床用量约 300 万片(总价约 300 万元),临床用量小,利润不高,生产供应不充分。国内有巯嘌呤原料药批准文号的生产企业 3 家,但仅一家实际在产;制剂生产企业 6 家,但仅 2 家企业近两年实际在产。2016 年下半年,在产的一家企业因原料药价格上涨过快,导致采购困难而停产;2017 年上半年,在产的另一家企业因 GMP 认证停产,导致巯嘌呤的供应出现较大程度短缺。

2017 年 11 月 20 日,国务院总理李克强对此做出批示,要求有关部门要"将心比心""特事特办""切实加大国产廉价药生产供应保障力度"。国家卫生和计划生育委员会(现为国家卫生健康委员会)还下发了《关于切实做好临床短缺药品巯嘌呤采购配送工作的通知》,要求各地高度重视,抓紧协调组织

做好巯嘌呤的采购配送工作,及时配送,确保供应。用不上救命药巯嘌呤的白血病儿童应该很快就能摆脱困境。

——案例来源:2017 年 11 月 21 日搜狐网

第一节　卫生服务市场概述

一、市场与市场机制

(一) 市场

市场(market)有狭义和广义之分。狭义的市场是指有形市场,即商品交换的场所,买卖双方在固定的场所进行交易,商场、集市等都属于此类市场。广义的市场是指商品交换关系的总和,包括有形市场和无形市场。所谓无形市场是指没有固定的交易场所,靠广告、中间商以及其他交易形式,寻找货源或买主,沟通买卖双方,促进成交,如某些技术市场、房地产市场等都是无形市场。由于社会分工的存在决定了各生产经营者之间相互交换产品的必要性,而生产资料及产品分属于不同的所有者则决定了必须采取在市场进行商品买卖的交换形式。所以,只要有上述条件存在,商品经济关系必须通过市场,借助于市场机制的调节才能得到实现。因此,市场是商品经济关系得以实现的必然途径和基本形式,是商品经济的必然产物。

市场的基本要素有五种:商品交换的场所,商品交换的媒介——货币,市场需求和供给,以价格为核心的各种市场信号以及作为市场活动主体的商品提供者和消费者。① 商品交换的场所是指商品交换的地点和区域。② 商品交换的媒介——货币是指买卖双方得以实现交易的媒介手段。③ 市场需求是指商品或劳务的消费者在一定价格水平上对商品及劳务有支付意愿和支付能力的需求量;市场供给是指在一定时间内商品的生产者在一定价格水平上,愿意向市场上提供的商品的数量。④ 以价格为核心的各种市场信号是指市场自身运转的信息系统。内容上包括商品的价格,以及各种生产要素商品(资本、劳动力、技术等)的价格信号。⑤ 市场活动主体的商品提供者和消费者是指他们从自身利益出发,依据市场各种信号在经营、投资和消费上采取供求行为的当事人。

（二）市场机制

市场机制（market mechanism）是在商品经济条件下，社会经济运行和资源配置的基础性调节机制；是市场上的各种要素相互作用、相互制约所构成的经济运行的内在机理；是商品经济的普遍规律即价值规律的具体表现和作用形式。在一般商品市场的经济运行中，消费者和生产者是基本参与者。消费者和生产者通过产品市场和要素市场相互作用，而价格和利润是要素市场中调节货币和资源流动、产品市场中调节货币和产品流动的信号。市场机制的供求价格机制、利益驱动机制及竞争机制的作用，决定了经济运行中生产什么、如何生产、为谁生产的问题，也影响资源的配置效率及生产者的生产效率。

供求价格机制即供求状况的变化会引起价格水平变动，而变动了的价格水平通过对市场主体行为的影响，反过来又会使供求状况发生变化。在供求价格机制的作用过程中，各市场主体之间围绕着一定的价格水平展开竞争，使供求趋于平衡，劳动生产率及经济活动效率不断提高，各种社会资源的配置趋于优化。

竞争机制是市场机制的重要组成部分。竞争有两种类型，即生产同种商品的各生产者的部门内竞争以及生产不同商品的各生产者部门之间的竞争。除此之外，还存在着供给者和需求者之间的竞争。若市场状态是供大于求，需方在竞争中居于主动地位，即所谓买方市场；若市场状态是供小于求，供方在竞争中居于主动地位，消费者选择余地小，即所谓卖方市场。总之，市场竞争机制是市场实现社会资源优化功能的重要杠杆。

二、卫生服务市场及特性

（一）卫生服务市场

卫生服务市场（health service market）是指卫生服务产品按照商品交换的原则，由卫生服务的生产者提供给卫生服务消费者的一种商品交换关系的总和。卫生服务领域具备市场的五大基本要素：商品交换的场所，商品交换的媒介——货币，市场需求和供给，以价格为核心的各种市场信号以及作为市场活动主体的商品提供者和消费者。首先，卫生服务市场是卫生服务商品生产和商品交换的场所，即发生卫生服务的地点和区域；其次，卫生服务市场是卫生服务提供者把卫生服务作为特定的商品并以货币为媒介，提供给消费者的商品买卖交易活动；第三，卫生服务市场是全社会经济体系的一部分，同整个市场体系的运行有着密不可分的联系。

我国的卫生服务市场是社会主义商品市场的重要组成部分,大致分类如下:

按卫生产业职能,可分为卫生防疫服务市场、预防保健服务市场、医疗和康复服务市场、医教和科研服务市场四类。卫生防疫和预防保健服务市场的职能主要是对人类生态环境、自然灾害等进行监控和调节,对严重危害健康的各种地方病、传染病进行预防和防疫,主要以福利性卫生消费形式为全体公民提供服务,同时也为消费者提供公益性健康保健服务。医疗康复服务市场为消费者提供公益性的治疗、保健、康复、护理、整形及美容等卫生服务,同时也为部分特殊消费者提供福利性卫生服务,并对危害严重的传染病、流行病等疫情进行监控,以保障人们的健康。医教科研市场是培养卫生人才和进行医学科学研究的重要市场。

按地域区划,可分为农村卫生服务市场和城市卫生服务市场。我国幅员辽阔,人口众多,无论城市还是农村,都是一个相当庞大的市场。

按卫生消费层次,可分为基本型卫生服务市场和特殊型卫生服务市场。基本的卫生服务市场主要是为大多数的普通大众服务的;而特殊型卫生服务市场的消费者,则有以下三类人:一是少数先富起来的人,他们除了需要一般的卫生服务以外,还要求提供健康保健、美容等特殊的服务;二是社会上的优秀人才、专家和党政高级干部,他们的健康长寿是人类的宝贵财富;三是特殊病种的患者,需要专业技术极强的专家提供特殊服务。

(二) 卫生服务产品

1. 卫生服务产品的分类

卫生服务市场与一般商品市场一样,也具有可供买卖双方交换的产品。按照卫生服务的内容,可将卫生服务分为四类:预防服务、保健服务、康复服务和医疗服务。按照卫生服务的经济学特征,可将卫生服务产品分为:公共产品与个人产品。其中,公共产品可以分为纯公共产品和准公共产品;个人产品可分为必需品和特需品。

(1) 公共产品。公共产品的特征包括:① 效用的不可分性。公共产品是向整个社会同时提供的,具有共同受益或消费的特点。其效用为整个社会的成员所享有,既不能将其分割成若干部分,分别归属于某些个人或厂商,也不能按照谁付款谁受益的原则,限定为付款的个人或厂商享用。② 消费的非竞争性。即同一产品可供所有的人同时消费,任何人对这种产品的消费都不会导致其他人消费的减少。也就是说,当增加一个人消费该产品时,并不会导致边际成本的增加。③ 受益的非排他性。是指一个公共产品一旦被提供了,便会有众多的受益者,大家将共同消费这一产品,不可能将其中的任何人排斥在外。

从经济学的角度来看,公共产品大多具有较高的社会效益和经济效益。这类产品在卫生服务领域有许多,如空气污染的治理、水污染的治理、消灭钉螺等。以消灭钉螺为例,钉螺的消灭,将使所有的人都能享受到避免感染血吸虫的益处,一个人获得此效益并不影响其他人获益,而且无论其是否付费都能享受该服务的效益。

由于公共产品存在的非竞争性和非排他性,作为"经济人"的消费者都会试图"免费搭车"。在自由市场经济条件下,作为个人对这类公共产品的需求很小,供给者提供这类产品也不会获得理想的利润,因此就不会生产这类公共产品。结果在自由市场机制下,公共产品的市场会处于极端的萎缩状态,导致公共产品供给的短缺。

在卫生服务的产品中,有许多产品并不完全具备非竞争性和非排他性,但却存在一定的外部效应。外部效应是指一部分人对某种产品的消费可以对不消费这种产品的人发生间接的影响。如果这种影响是有益的就称作是正外部效应,如果这种影响是不利的就称为负外部效应。具有正外部效应的产品叫作准公共产品。例如,计划免疫接种。在一个社区范围内一部分人接种了麻疹疫苗,接种者患麻疹的可能性会大大减少,同时由于社区发病率的下降、传染源的减少,非接种者受到传染的机会也会减少,结果接种者受益,不接种者也受益,这类服务就称为准公共产品。具有外部效应的准公共产品的经济学特点是直接消费者对消费效益的估计要比社会效益小得多,它说明在自由市场机制下,由于个别消费者对消费效益的估计之和总小于总的实际效益,消费者对准公共产品的需求量总小于社会最佳需求量,所以社会对准公共产品的需求不足、供给也不足。

(2)个人产品。个人产品属于私人产品,具有排他性和竞争性,缺乏外部效应,即一旦产品被人消费,其他人将无法再消费该产品。个人产品可分为必需品和特需品。

必需品是指那些被社会认为是人人应该得到的卫生服务。这类服务具有以下特点:① 从经济学角度,这类服务的价格弹性比较小,也就是说,提高这类服务的价格,需求不显著减少;降低这类服务的价格,需求不显著增加。② 必需性卫生服务一般有显著的疗效,成本-效益好,如急症就诊、接生、阑尾炎手术等。

特需品是指那些被大多数人认为可有可无的卫生服务,根据人们的消费能力和偏好可自由选择。这类服务具有以下特点:① 服务的需求价格弹性大。卫生服务的价格变化会导致需求的明显变化。② 没有确切的治疗和防病效果,成本-效益差,如整形手术。

2. 卫生服务产品的特征

(1)卫生服务是以服务形态存在的劳动产品,其生产和消费具有时间和空间上同一性。这使它不能像其他商品那样通过运输、流通等环节易地销售,也不能储藏、保存。因而,其生产和消费受到地理范围的影响和限制,其市场范围受接受服务的方便程度的影响,如就诊的距离或就诊的可及性等。随着科学技术的发展,通过移动服务、远程服务等方式可以在一定程度上提高卫生服务优质资源的可及性。

(2)卫生服务的产品中有大量的产品为公共产品和准公共产品,而这类产品虽然具有较显著的社会效益和经济效益,但由于其具有的非排他性、非竞争性,导致在完全依靠市场机制调节时供给短缺。从这个意义上讲,市场机制在卫生领域中不能完全实现卫生资源的有效配置。

(3)卫生服务的最终产品是人们健康水平的改善。卫生服务关系到人的健康,因而在卫生服务领域,不仅要追求效率的提高,而且必须追求获得基本卫生服务的公平性、健康的公平性。而且由于卫生服务关系到人的健康,许多的卫生服务需求具有紧迫性,如危重疾病、急性伤害必须获得及时的处理和治疗,因而消费者的基本卫生服务需求对价格的敏感性较低。

(三)卫生服务市场的特点

卫生服务市场具备一般商品市场的共同特性,同时也具有与一般商品市场的差异性。

(1)卫生服务市场受地理位置的限制。卫生服务的生产和消费在时间和空间上具有同一性,即一边生产、一边消费,产品不能通过运输、流通等环节进行异地销售。从需方来看,卫生服务市场范围的大小是根据就医方便程度来确定的,即就诊距离或就诊的可及性。从供方角度来看,它是医疗机构的服务能力所能达到的供应范围。

(2)卫生服务市场经济主体特征。一般商品市场的经济主体是企业和家庭,而企业是以需求者和供给者的双重身份在市场上进行竞争的,卫生服务市场的经济主体是由医疗机构和家庭构成卖方和买方。随着医疗保险业的引进,医疗服务市场出现了第三个经济主体,即医疗保险机构,从而打破了传统的医疗服务市场中的医患双边关系而建立起三边关系。

(3)医疗服务市场具有垄断性。由于消费者缺乏医学知识而使医患间信息不对称,消费者主权不充分,因此在卫生服务市场中,医患之间不存在平等的商品交换关系,医疗服务市场被具有行医资格的个人或机构所垄断。

(4)垄断和诱导需求造成的服务低效率。在医疗服务市场中,由于存在供方垄断,供方有控制垄断和产量的能力。例如,医院为了追求利润的最大化,将提供的服务量定在边际成本与边际效益相等的水平上。在垄断市场上,均衡价格等于平均成本等于边际成本,但供方通过控制其服务量使市场价格大于均衡价格,从而造成资源利用的低效率。

另外,由于存在诱导需求,卫生服务市场价值规律遭到破坏。从短期看,卫生服务供给增加,不仅不会使价格降低,反而会引起价格上涨或价格不变;从长期看,将会刺激卫生服务规模的不合理膨胀,造成社会资源分配与利用的低效率。

(5) 卫生服务市场价格形成的特点。在一般商品市场上,价格通过市场经济主体的充分竞争形成。而在卫生服务市场上,由于卫生服务产品的特殊性与消费者的个体差异,使医疗服务价格只能通过有限的竞争形成,即在卖方竞争的基础上,同行议价,或由医疗保险机构作为消费者的代理人与医疗机构谈判定价,或由政府领导下的各类专业人员组成的机构协商定价。

(四) 卫生服务成本与效益的外部性

许多卫生服务产品生产与消费的成本和效益存在外部性特征。在卫生服务消费和生产过程中,除了对交易双方产生成本和效益外,对未直接参与交易的其他方也产生了负面或正面的影响,从全社会的观点看,这类产品通常表现为生产或消费的不足或过度,妨碍市场资源的最优配置。

(1) 需方的外部性。当某种产品或服务的边际社会效益偏离边际个人收益时,就产生了需方的外部性。正的需方外部性表现为边际社会收益大于边际个人收益,负的需方外部性表现为边际社会收益小于边际个人收益。

吸烟者导致周围人群被动吸烟。吸烟所带来的成本不仅仅是香烟交易过程中的成本,还有消费者自己吸烟对其身体的损害,同时还给被动吸烟者的身体健康带来危害,产生外在的成本,其社会成本大于吸烟者个人成本。这是一种负的需方外部性的体现。因此,一些国家通过提取香烟附加费(税),以此影响香烟供需双方生产和消费行为。药物滥用同样也是一种具有负的需方外部性的行为。

免疫接种是一种具有正的需方外部性产品。个体接受免疫接种服务,在防止疾病感染的同时,也要防止疾病从该个体传播给周围人群,以免收益出现外溢。

(2) 供方的外部性。当某种产品或服务生产的边际社会成本偏离边际个人成本时就产生了供方的外部性。正的供方外部性表现为边际社会成本小于边际个人成本,负的供方外部性表现为边际社会成本大于边际个人成本。

卫生服务领域同样存在供方外部性情况。在卫生保健服务提供的过程中会产生许多的医疗垃圾。例如,某些带有致病性微生物的注射器被丢弃在生活环境中,给公众带来感染疾病的危险。从医院的角度来看,直接将垃圾丢弃,医院的边际成本很低,但从公众的角度来看,直接丢弃医院的有害垃圾会使公众感染疾病的危险增加。此时,边际社会成本大于边际个人成本,而社会边际成本大于社会边际收益,市场出现过度生产的现象。

第二节　卫生服务市场机制的作用与市场失灵

一、市场机制在卫生服务领域中的作用

(一) 在卫生资源配置中的作用

市场机制最主要的功能是调节社会资源的配置状况,使之趋于合理和优化。市场机制调节资源配置的优势,在于它利用供求价格机制,使卫生服务的生产者通过卫生服务市场的需求信息,直接感受到市场变化,达到市场供求的均衡。如果在一定资源配置状态下,任何一方当事人经济福利的再增进必然使其他当事人的经济福利减少,这种状态的资源配置就实现了帕累托最优(Pareto optimal)或经济效率。而如果经济上可以在不减少某个人效用的前提下,通过改变资源的配置而提高其他人的效用,则这种资源配置状态称为"帕累托无效率"(Pareto inefficiency),这种改变称为帕累托改进(Pareto improvement)。从理论上而言,市场机制是实现帕累托最优的最好办法,但在实际应用中,由于各种原因,市场机制并不能自发地引导资源配置达到帕累托最优。尤其是在卫生服务领域,市场机制在调配资源时,完全根据需求配置资源,会造成资源在经济贫困地区的短缺、公共卫生服务产品供给的短缺,无法解决规模布局、总量控制等问题,从而导致不公平和效率低下问题。

(二) 在卫生机构经营管理中的作用

在卫生机构的经营与管理中引入竞争机制是利用市场作用最主要的措施。竞争机制是商品经济最重要的经济机制,它反映了竞争与供求关系、价格变动、资金和劳动力流动等市场活动之间的有机联系。竞争包括买者和卖者双方之间的竞争,也包括买者之间和卖者之间的竞争。

新一轮医改启动以来,随着医药体制改革的不断深入,卫生服务领域要通过竞争,打破行业垄断,抑制医药费用的不合理攀升,提高医疗机构的效率和质量,更好地满足人民群众多层次医疗卫生服务需求。因此,要进一步推行患者选择医疗保险定点医院、定点药店的政策,促进定点医疗机构之间、医生之间、药店之间的竞

争,促进服务态度的改善和服务质量的提高;要深化医疗机构内部运行机制的改革,调动医疗机构内在的动力和广大医务人员的积极性;各级各类医疗机构要按照精简、效能的原则,实行定编、定岗,公开岗位标准,实行双向选择,竞争上岗;积极探索和不断完善医疗机构的人事分配制度改革,进一步强化竞争格局,调动广大医务工作者的积极性和创造性。

此外,在医疗卫生服务领域中逐步提高社会办医比重,也有利于引入竞争机制,对医疗资源配置发挥鲶鱼效应和倒逼效应,使卫生资源配置更合理,系统运行更高效。加快发展社会办医不仅是深化医药卫生体制改革、促进健康服务业发展的重要组成部分,也是转变卫生发展方式、优化卫生资源配置的重要举措,有利于完善医疗服务体系,形成公立医疗机构和非公立医疗机构相互促进、共同发展的格局。

(三) 在卫生服务筹资中的作用

在采取免费或低收费提供卫生服务的国家都面临着三个基本问题:① 对高效率公共卫生项目投入不足。由于政府试图包揽一切,而政府的财力又极其有限,资金需要同实际投入之间有相当大的短缺。② 资源的浪费。由于服务是免费的,人们倾向于更多地利用服务和药物就会造成基层床位与医生的利用不足,而大医院看病难的矛盾突出,这些都会造成资源的浪费,影响卫生资源的使用效率。③ 资源分配不公平。尽管理论上讲是提供免费的服务,但不公平的现象依然严重,高收入者往往比低收入者更能够从低收费中获得好处。

卫生筹资中利用市场机制就意味着将个人付费作为筹集卫生资金的手段之一。首先,通过个人付费的方式可以筹措到更多的资金,加强医院的成本回收能力,政府可以将资金重点投入到高效率的公共物品和准公共物品以及必须消费品的卫生服务中去。其次,通过个人付费的方式可以减少人们过高的不必要的需求和药物的浪费,同时用大医院价格高于基层医院价格的办法分流患者,提高卫生资源的使用效率。

为了提高效率、增进公平,对不同的服务、服务对象以及服务提供者应区别对待。表4-1列出了对卫生服务筹资原则的建议。从表中可以看出,在提高效率方面,除公共产品和准公共产品应采用公共筹资的方式外,其余类型的卫生服务均可以不同程度地采用个人付费的方式筹集卫生资金。在增加公平性方面,对高收入者和有保险者采用较高收费政策,对低收入者和无保险者采用低收费政策。

表 4-1　对卫生服务筹资原则的建议

服务、服务对象、服务提供者	免费	计划价		市场价	目的和作用	
		低收费	高收费		公平	效率
公共产品性服务	△					△
准公共产品性服务	△	△				△
必需性卫生服务		△	△		△	△
特需性卫生服务			△	△		△
基本卫生服务		△			△	△
对高收入者			△		△	
对低收入者					△	
对有保险者			△		△	
对无保险者					△	

二、卫生服务市场失灵

我国的卫生服务市场是客观存在的,其不可能游离于社会主义市场经济之外,是社会主义市场经济的一部分。而市场经济学认为,市场机制虽然是经济活动中的重要调节机制,但市场机制不是万能的,也不能解决一切经济问题。卫生服务市场的特点决定了市场机制在卫生领域发挥作用的同时也容易出现市场失灵(market failure)的现象。

卫生服务市场失灵主要反映在以下几个方面:

(一)信息不对称影响卫生资源配置和使用

市场经济的有效运行靠的是价格的调节。然而,价格调节最重要的一个前提就是完全信息,即生产者和消费者均拥有做出正确决策所需要的全部信息。市场经济行为主体的独立性和分散性的特点,使之不能在任何时候、任何情况下都能获得充分和全面的信息,这将导致市场活动的盲目性。而在卫生服务领域存在几个方面的信息不对称:患者和供方,患者和筹资机构,供方和筹资机构,患者和管制者,筹资机构和管制者,供方和管制者,不同卫生服务机构间。这些信息的不对称,造成市场作用的失灵。

1. 卫生服务提供者与需求者间的信息不对称

由于卫生服务的需求者对于卫生服务信息的缺乏,导致供需双方在卫生服务利用的过程中出现信息的不对称。信息的不对称会引起机会主义和道德损害。如卫生服务的提供者有机会利用其在信息上的优势,出于自身经济利益的考虑提供过度的、不合理的服务。市场失灵意味着资源配置没有达到最优的经济效率,表明卫生服务提供系统没有能力提供需求者所需要的服务,没有根据社区的偏好分配资源。因而,政府需对卫生服务的提供者的权利和活动实行管制。

2. 卫生服务需求者与卫生服务筹资机构之间的信息不对称

卫生服务需求者与卫生服务筹资机构之间存在的信息不对称,一方面带来消费者的道德损害,另一方面带来逆向选择。在卫生服务需求者与筹资者间,需求者比筹资者更了解自己的健康状况。患者对疾病治疗的不确定性,导致保险方具有风险去支付患者的超常费用,如果被保险人——卫生服务需求者,面对完全的消费补偿,而消费水平又不受任何限制时,就会发生消费者道德损害。如果消费者可以选择不同的受益计划,健康状况差的消费者(保险机构可能无法判断)可能会选择综合性的保险计划,致使这些私人保险合同的保险金增加;同样的,健康状况好的投保人可能会放弃这些保险计划。

3. 卫生服务提供者与管制者之间的信息不对称

由于个体发病的不确定性、疾病治疗的方案有很大的差异,导致医疗保健需求和供给的不确定性,而且卫生服务的供给结果也由于个体的差异存在不确定性,卫生干预的效果也是不确定的,个体因疾病所伴随的负担也同样存在不确定性。同时,由于卫生服务需求与供给在时间和空间上的同一性等特点,导致卫生服务提供者容易提供过度的、不合理的服务。这些因素导致卫生服务的提供者和管制者间存在信息的不对称,这种不对称影响管制的效率和效果。

(二)市场机制调节难以解决外部效应问题

外部效应是指经济主体的活动所产生的影响不表现在它自身的成本或效益上,却会给其他经济实体带来好处或坏处。例如,传染病的防治不仅有益于患者个人,而且有益于患者的家属、单位乃至整个社会,所以疾病的防治是对整个社会的健康投资。这就是卫生保健正的外部效应或公益性外部效应。还有公害性的外部效应,比如大气污染、吸毒、吸烟与被动吸烟等。社会为了获得大的经济利益,应该鼓励公益性的外部效应,限制或制止负的外部效应,但靠市场机制难以达到上述目的。

(三)垄断带来低效率和技术进步受限

竞争是市场经济中的动力机制。竞争是有条件的,一般来说竞争是在同一市场中的同类产品或可替代产品之间展开的。市场竞争的一个显著特点就是优胜劣汰。劣者在竞争过程中不断被淘汰,而优者在竞争过程中则不断壮大。由于市场垄断的出现,减弱了竞争的程度,使竞争的作用下降。当企业活力依赖于垄断地位时,竞争与技术进步就会受到抑制。垄断的存在会大大降低市场配置资源的效率,使整个经济处于低效率之中。如前所述,在卫生服务领域由于供需双方信息的不对称,卫生服务关系人的健康,甚至生命,因而卫生服务的需求者总是处于被动的地位,供方处于主导的地位,造成供需双方的不平等竞争,形成垄断;另外,卫生服务领域的法律限制、技术权威都会导致卫生服务领域垄断的存在。卫生领域中垄断的存在,影响市场机制在卫生服务领域作用的发挥,出现"市场失灵",导致资源配置及资源使用效率低下、技术进步受限,也将带来卫生资源可得性及卫生服务质量等方面的问题。

(四) 市场调节带来不公平的问题

市场机制遵循的是资本与效率原则。资本与效率的原则又存在着"马太效应"。从市场机制自身作用看,这属于正常的经济现象,资本拥有的越多,在竞争中越有利,效率提高的可能性也越大,收入与财富积累增加会使缺少资本的人更趋于贫困,造成了收入与财富分配的差距。如果我们只强调效率而忽视平等,将会影响社会的安定;反之,如果只强调平等而忽视效率,就会限制经济的增长,导致普遍的贫穷。可以说在资源的配置与收入分配上,平等与效率是一个两难的选择、难解的矛盾。市场竞争天然有利于强者,不利于弱者,其结果必然是两极分化,带来收入分配的不公平。

1979 年,《阿拉木图宣言》中提出"人人享有健康的权利",每个人都有获得基本的卫生服务的权利。然而,没有管制的卫生服务市场,是以支付能力和支付意愿为基础来配置资源的。由于人们的收入水平、支付能力的差异,导致卫生服务的利用、健康水平等方面的不公平性,尤其是贫困人口、脆弱人群的基本卫生服务的需要难以得到保障。

(五) 市场机制不能解决宏观总量的平衡问题

自从凯恩斯的理论被提出之后,现代经济学家普遍认为,我们没有理由证明仅仅通过自由市场机制的自动反应就可以实现总需求与总供给的均衡。在卫生领域也是如此,不能指望依靠市场机制就能实现卫生资源的拥有量与卫生服务的总需求之间的总体均衡。这个总体均衡只有依靠政府制订区域卫生规划、由政府主管部门实现全行业系统管理来加以实现。

（六）市场机制不能解决卫生可持续发展的问题

市场机制的调节是自发性的、事后的调节。而在卫生服务领域,存在各种卫生问题,需要按照一定的计划逐步解决。所以,政府必须继续承担中长期卫生计划的任务,只不过这个计划的实现主要不是靠指令性计划,而是通过信息预报、项目预算、行业管理、立法控制、价格引导,实现指导性的区域卫生规划。

综上所述,正确认识市场的功能及失灵,是正确理解市场机制的前提,在卫生保健领域,市场失灵是大量的、普遍的,在许多情况下是无法克服的。因此,只能适当地引入市场机制,利用它来调动医务工作者的积极性,作为政府宏观调控的补充,决不能盲目地鼓吹市场化。

第三节　卫生服务市场的政府作用与政府干预失灵

由于市场机制本身的缺陷及卫生服务市场的特征,卫生服务市场也存在失灵。当卫生服务市场出现失灵时,卫生服务领域不能单独依靠市场机制的作用,必须加强政府的干预,发挥政府的作用。

一、政府在卫生服务市场中的作用

政府对医疗卫生服务市场行为的基本作用就是调控。中国目前处在社会主义初级阶段,卫生事业是国家实行一定福利政策的公益性事业,政府对卫生服务市场必须是一种以市场调节为基础的宏观调控。这种调控是通过设置卫生机构、制定卫生政策、改革卫生体制、宏观调控杠杆、卫生监督执法和评价等方面来保护和利用卫生资源的,目的是改善卫生经济环境,促进卫生事业发展。

1. 保护和利用卫生资源

卫生资源的配置一方面表现为卫生资源的利用,另一方面表现为对卫生资源的保护。卫生资源的配置有两种基本方式:计划配置和市场配置。中国在改革开放前的几十年里,对卫生资源主要实行计划配置。计划配置的优点是可以人为地、能动地集中主要的卫生资源,用于重点卫生项目和目标的建设,从而实现卫生资源的最大化利用。随着中国经济体制从计划走向市场,卫生资源的配置也正在逐步向市场化转变。但是,由于中国卫生服务市场是一个不完全的或者说是特殊的市场,因此在实行市场配置卫生资源的过程中,并不是完全排斥计划。因为市场配置在资源利用和保护过程中只能起一种基础性作用,而不是完全性调节的作用。这种差异是市场配置的局限性造成的,由于这种局限性会导致市场失灵,因而需要政府干预。

2. 改善经济环境

制定卫生政策是政府最基本的职能之一。卫生服务市场环境是一种有缺陷、不完善的环境,特别是医疗卫生服务市场供方在技术上占主导、处于垄断地位,供求弹性比较小,往往出现诱导需求等不良现象。这样,在医疗卫生服务市场上,仅靠市场的调节,最大限度地满足人们医疗卫生保健需求的社会主义发展目标是无法实现的。政府治理卫生服务市场经济环境的过程,是制定卫生经济政策的过程。通过卫生经济政策的制定和实施,影响和改善卫生服务市场环境,是政府调控卫生服务市场的一种基本行为方式。同卫生服务相适应的经济环境只有在政府管理和监督之后,才能真正成熟和完善起来,才能使卫生事业沿着正确的方向健康发展。

3. 激励供给者的积极性

长期以来,政府对卫生事业是既"办"又"管",并且管了许多管不了又管不好的事,致使许多医疗卫生机构仍处于等、靠、要、看的状态,卫生服务的经营者和生产者的积极性没有充分发挥出来。随着经济体制改革的深化,政府对卫生事业由既"办"又"管"转为专"管"。政府对卫生服务市场的干预或调控是建立健康的医疗卫生服务市场的必要条件和充分条件,具体表现为:多层次、多形式、多渠道办医的形成。医疗卫生机构内部经营激励机制的实行,释放了医疗卫生单位的供给能力,基本上满足了人们对医疗卫生服务多样性、高质量的需求。

4. 规划治理医疗卫生服务市场

对于市场经济而言,它有能力改变旧的卫生服务经济结构,但没有充分的能力独立构建一个完善的新的社会主义卫生服务经济结构。由于市场的这种局限性,它在构建新的卫生服务经济结构时,往往发生两种偏向:一是"不及",二是"过当"。所谓"不及",是指适应卫生服务市场经济体制需要而产生的卫生经济结构,并不能完全适应卫生服务市场经济发展的需要,在很多情况下,旧的经济结构还要顽固地发挥作用。所谓"过当",是指新的卫生经济结构使市场机制成为配置卫生经济资源的基础机制,同时又形成了一种自由放任的局面。如近几年出现的高、精、尖的医疗仪器大战,医疗卫生服务过程中出现的"大处方"、重复检查以及社会上出现的乱办医等现象就是证明。对于卫生服务市场发展中可能出现的这两种倾向,特别需要通过政府来进行纠偏,宏观杠杆、卫生监管等就是政府在调控卫生服务市场时最得力的工具。

二、卫生服务市场政府干预的方式

政府对市场进行干预和调控,就是为了克服市场失灵,弥补市场机制的缺陷或不足。在卫生服务领域中,政府干预的手段分为规划手段、经济手段、行政手段和法律手段。

规划手段是政府在一定的区域范围内,根据经济发展、人口数量与结构、自然环境、卫生需求等因素,确定区域内卫生发展的目标、模式、规模和速度,统筹规划和合理配置卫生资源,力求通过符合成本-效益的干预措施和协调发展战略,改善和提高区域内的卫生综合服务能力,向全体人民提供公平、有效的卫生服务。制定区域卫生规划是政府对卫生事业发展实行宏观调控的重要手段,它对实现卫生资源的合理配置和提高卫生资源的利用效率具有重要意义。区域卫生规划是当今国际社会先进的卫生发展管理思想和模式。

政府运用经济杠杆去指导、影响卫生机构的市场行为及与经济利益相关的各种规定、准则和措施。在市场经济条件下,各卫生机构的业务行为都在一定程度上表现为经济利益关系,政府要利用经济杠杆去引导它们处理好社会效益和经济效益的关系,调动各方面的积极性、主动性和责任感,使卫生机构的经营活动更符合社会目标。在卫生服务领域中,经济手段主要包括两个方面的基本内容:一是卫生服务价格。政府通过合理规定价格水平和严格实行价格监督来进行管理。二是政府投资。政府投资可以分为两大类:① 直接投资。政府以一定的方式对卫生机构进行财政补贴,以保证卫生服务价格保持在较低的水平上。这一部分投资也应逐步增加,并改善投资结构,实行择优扶持。② 间接投资。政府对卫生机构实行免税政策,这实际上是政府对卫生机构的一种间接投资,是国民经济收入再分配的一种形式。

行政手段是按照卫生服务市场发展的客观要求,保证国家从宏观上对卫生服务市场实行有效的调控,保证各卫生服务机构的经营顺利进行,促使卫生服务市场有序运行,避免卫生资源的浪费。新中国成立以来,我国已基本上建立了一套比较完善的卫生行政管理制度,并在卫生行政管理中发挥了重要作用。但是,这些制度大部分是在计划体制下建立起来的,已不适应当前的卫生服务市场的要求。为此,建立一套完善的、具有较强操作性的、适应市场经济要求的卫生行政管理制度就显得非常重要。

法律手段是运用法律、法规、政策等去规范卫生服务市场的运行和卫生服务机构的市场行为,以实现政府对卫生服务市场的宏观调控。法律手段的核心内容是依法调整国家、卫生机构及从业人员和患者之间的物质利益关系。它通过各种法律、法规来支持、纠正或否定各种卫生服务行为,引导和控制市场运行。市场经济是一种严格的法制经济,它要求市场的运行必须以法律为基础,不允许任何凌驾于法律之上的个人行为,以维护正常的市场秩序和公平的竞争环境。中国要建立有序竞争的卫生服务市场,就要真正做到依法管理。

政府对卫生服务市场失灵的具体干预形式主要包括价格管制、供给能力控制、投资审核、反托拉斯、购买卫生服务等。

三、政府干预失灵

政府干预失灵是政府在为弥补卫生服务市场失灵而对经济、社会生活进行干预的过程中,由于政府行为自身的局限性和其他客观因素的制约而产生的新的缺陷,进而无法使社会卫生资源配置效率达到最佳的情景。政府干预失灵主要表现在以下两个方面:一方面表现为政府的无效干预,即政府宏观调控的范围和力度不足,不能够弥补"市场失灵"和"公益失灵",也不能维持市场机制和公益机制正常运行的合理需要。另一方面则表现为政府的过度干预,即政府干预的范围和力度超过了弥补"市场失灵"和"公益失灵"的正常需要,或干预的方向不对路,形式选择失当。

(一)政府干预失灵的原因

1. 政府决策能力问题

市场决策是以私人物品为对象,并通过竞争性的经济市场来实现;而政府决策则是以公共物品为对象,并通过政府来实现。在政府决策过程中,存在许多困难和障碍,从而导致政府决策的失误。具体来说,导致政府决策失误的主要原因有:

(1)信息的有限性。影响政府决策能力最主要的是信息。在市场经济活动中,信息总是不充分而且时常发生扭曲。至于说买方和卖方的信息都十分灵通,对于市场状况完全了解,只是一种理论假定。在政府干预卫生服务市场时,也会遇到同样的问题。政府对于卫生服务市场的管理需要大量而又准确的经济信息,而信息来源于微观的卫生服务单位。为此,政府及相关卫生服务部门在收集信息时要支付大量的费用,即便如此,所收到的信息也未必就是真实有用的。在约束机制失衡的情况下,基层单位就会根据需要,任意地扩大或缩小这些数字。由于经济信息的扭曲和失真,再加上一些信息传送渠道不畅等因素,致使政府的各种计划、各种政策如空中楼阁,这就加大了政府干预卫生服务市场的随意性和无理性。政府的决策需要有充分准确的信息作为决策的科学依据。然而,由于卫生服务系统和卫生服务市场的复杂性,政府也很难充分掌握所需要的各种信息,因而政府有时需要不断修改自己的决策甚至否定过去的做法。

（2）公共决策的局限性。在卫生服务市场中，所谓的公共决策是国家或政府部门为卫生服务市场中的公共物品的生产与供应，为干预卫生服务行为而做出的决策。政府主要是通过政府决策（即制定和实施公共政策和卫生政策）的方式去弥补市场的缺陷，因此政府失效通常表现为政府决策的失效，它包含以下三个方面：① 政府决策没有达到预期的社会公共卫生目标。② 政府决策虽然达到了预期的社会公共卫生目标，但成本（包括直接成本和机会成本）大于收益。③ 政府决策虽然达到了预期的社会公共卫生目标，而且收益也大于成本，但带来了严重的负面效应。

与市场决策相比，公共决策是一个更复杂的过程，存在着种种困难、障碍和制约因素，使得政府难以制定并执行好的或合理的公共政策，导致公共政策失效。这非但不能起到补充市场机制的作用，反而加剧了市场失灵，带来更大的资源浪费，甚至引发社会灾难，这是市场缺陷及政府失败的一个基本表现。

（3）政府的公信力不强。这使得公共政策执行效率降低。公信力是公共政策的基础和灵魂，政府公信力在复杂多变和充满风险的市场环境中是一种确定性的力量，有助于降低风险、降低交易成本、提高效率。政府公信力受到置疑有客观方面原因，许多政府行动的后果极为复杂、难以预测和控制，弥补市场缺陷的措施本身可能产生无法预料的副作用，使公共政策受到怀疑，如理性预期导致的干预政策失效，甚至帮倒忙。政策的制定、实施和产生效果的过程，实际上是一个博弈的过程。市场主体会对政策进行理性预期，并对可能损害自身利益的政策采取防范措施，即上有政策、下有对策，使公共政策效率降低或落空。但政府公信力降低更主要是由主观因素造成的，如朝令夕改、寻租、与民争利、缺乏民主、不依法行政以及为民众提供公共物品能力和效率低下，使得公共政策得不到民众信任，妨碍公众与政府的合作效率，增加整个社会的交易成本，导致政府公共政策效率低下。

2. 决策实施过程的不确定性

决策过程不确定性的原因在于其他人或市场对于卫生行业产出做如何反应是不确定的。产出不确定性主要是由于我们的知识和信息不完全而产生的。例如，大部分人对于卫生行业的知识和信息是缺乏和不充分的。从理论上说，要是能获得自然状态的完全信息，并且能在短时间内处理这些信息，我们就可以做出正确判断，完全消除这类不确定性。但事实上，我们永远也不可能掌握完全的市场信息及相关知识。因此，这种不确定性是永远存在的。

即使政府能够做出正确的决策，但在决策的具体实施过程中，也经常会受到各种因素的干扰而无法达到预期的目的。其主要原因在于：

（1）决策方式本身的缺陷。在现代市场经济中，随着交换范围的扩大、生产复杂程度的加深和信息传送环节的增多，许多瞬息即变的信息在传送的过程中就已经失去了意义，因此政府据此而做出的经济决策就必然滞后于变化中的经济现实。

（2）庞大的政府机构难以协调。政府的权力机构对于经济结构的变化缺乏弹性。政府对于经济活动的干预取决于所要干预的客观经济形势。由于行政机构和权力机构对于经济结构的变化敏感性差、缺乏弹性，它往往滞后于现实经济的变化，不能对症下药，没有针对性和适应性，因而政府干预失灵便常常发生。

（3）干预对象复杂多变。这使得政府难以采取针对性的措施，即使政府所获得的信息是齐备且真实的，决策也是科学的，但在各项政策计划的具体实施过程中，人们也会从自身的利益出发，以做出合乎理性的预期。每当政府的一项经济政策和干预措施出台以后，经济活动主体就会根据以往的经验和所得到的信息做出积极的或消极的反应，人们首先考虑的是自身利益，并据此对其行为做出理性的调整。正是由于政府的政策受到经济活动主体的理性预期，往往使科学的决策也会在实际中收效甚微，达不到预先设想的效果，除非是突如其来的政策变动。由此可见，经济主体的理性预期也是政府干预失灵的重要原因之一。

（4）政府官员的利益和监督等问题。政府官员也是一个利益个体，在他们进行经济决策时，也有追求自身利益的动机，因而使决策的公正性受到影响。另外，社会上总有一些人，他们采取各种手段，诸如游说、买通政府官员等，使政府的政策制定朝着有利于他们的方向倾斜，从而促使政府用行政命令的方式建立各种各样的、可以被一部分人据为己有的"租金"，而且还存在着多种层次的"寻租"行为。

3. 政府官僚主义和低效率

官僚主义的产生和发展导致的低效率是众所周知的，政府的过度膨胀和低效率是难以避免的，原因有以下几点：

（1）政府官员追求政府规模的最大化。政府官员的名誉、地位、权力和酬金往往与其所在的政府机构的规模大小成正比。而作为经济人的政府官员为了提高自己的社会地位和知名度、拥有更大的权力、获得更高的酬金，会设法扩大政府机构，争取更多的职能和预算。政府官员及政府本身的利益使政府自身具有不断扩张和膨胀的本性。公共选择理论认为，官僚机构和立法部门都追求预算的最大化，他们与利益集团结成"铁三角"，导致政府预算有不断扩大的趋势。庞大的不断膨胀的政府机构层次繁多、冗员太多、人浮于事，导致公共产品供给的低效率。随着社会对公共产品日益增长的需求，极易导致政府干预职能的扩展和强化及其机构和人员的增加。

（2）政府官员的行为不受产权的约束。由于私有产权的约束，私人的消费或投资决策要受到预算线的限制。但是对于政府官员来说,这样的产权约束不存在,政府消费或投资的额度几乎不受限制。

(3) 政府官员的行为不受利润的支配。公共物品的成本和收益难以测定,政府官员不能将利润据为己有,他们的收益与政府的预算成正比,而不是与工作效率成正比。所以政府官员通常追求政府规模最大化,以此增加自己的升迁机会,扩大自己的势力范围。追求利润最大化、成本最小化和高效率显然不是政府官员的目标。公共部门缺乏追求利润的动机。公共物品的成本与收益难以测定,政府活动以实现政策、按质按量提供公共物品为目的。公共部门关心的是产出的数量和质量,他们不在乎投入的多少,其成本软约束,没有追求利润的动机,目标也不是利润最大化。有了利润,官员也不能占为己有,反正是"拿大家的钱,为大家办事",在提供一定公共物品的前提下,就会不顾成本大小,盲目扩展公共开支,追求机构及人员规模的最大化,势力范围和升迁机会的最大化,借助公共目标通过政府机构的扩展来扩大自己的公共权力。提供公共物品的公共部门常有超额生产公共物品的内在倾向,而公共物品的过剩是以社会资源的浪费为代价的。

(4) 政府机构的高度垄断性。政府是各种公共卫生资源的垄断供给者,缺乏竞争。政府机构可以利用自身的垄断地位,隐瞒有关公共卫生资源的实际成本,这样可能会导致政府机构的过度膨胀和预算规模的不合理扩大,并造成公共卫生资源的提供率和使用效率低下。由于缺乏竞争对手,就可能导致政府部门过分投资,由此造成越来越大的预算规模和财政赤字,成为政府干预的昂贵成本。当政策运行的直接成本和机会成本大于政策实施所带给社会的收益时,就会导致政策失效。此外,政府干预越多,官员就越有机会追求自身利益。这在一定程度上使得政府部门对公共卫生资源的供给超出社会卫生资源最优配置所需数量,结果造成政府的过度干预,导致资源浪费呈上升趋势。

(5) 缺乏对政府官员的有效监督。在现代政府管理体制中,尤其是在委托代理制度中,由于监督者行使监督职能的信息是由被监督者提供的,作为监督者的公民往往成了被监督者,受到政府官员的操纵,而政府官员的地位可以使他们制定某些有利于自身利益、却不利于公共利益的政策,缺乏对政府、官员进行严格和科学的制约、监督、考核机制。从理论上讲,政府、官员必须服从民众的监督以保证政府部门运行的效率,切实为民众服务。但在现实中,这种监督因为多重委托代理制度的缺陷和信息的不完备而使效力有限,甚至无效。因为选民所了解的信息是由被监督者提供的,监督者对被监督者的工作知之甚少,结果监督者可能受被监督者操纵,从而使被监督者实现自身利益最大化的政策得以实施。

(6) 公共机构的低效率。由于缺乏竞争和追求利润的动机,利润的作用变得非常虚幻,以至于在公共机构就会产生低效率。垄断使得公众的群体效应失去作用,即使公共机构在低效率操作下运转也能生存下去,因为政府垄断公共物品的供应,消费者就不可能通过选择另外的供应者以表示不满,只能预期一种新制度的安排与供给。

4. 政府决策行为偏移

政策执行是政策过程的中介环节,是将政策目标转化为政策现实的唯一途径。一般认为政府是无私的,其代表的是全社会的利益,但是政府中的政策制定者只是少数人,他们在决策时代表的是自己所在利益集团的利益。即使通过选举产生的政策制定者,也往往服务于特定的利益集团,他们制定政策(卫生政策)的目标并不是“利他”,而是更多的“选票”和自身的利益。

在中国,地方政府在行政层级中处于承上启下的地位,它的执行情况如何直接关系到基层社会的利益分配格局,关系到县域社会乃至整个国家经济、社会的全面健康和快速协调发展。然而目前,中国部分地方政府在执行上级政策的过程中,由于自身治理结构、权力运行方式等存在的不足,在地方利益的驱使下,出现了“自行立法”,变相执行政策;隐瞒政策信息,神秘执行政策;逃避矛盾,消极执行政策;曲解政策原意,盲目执行政策等问题,导致政策目标难以甚至无法实现。这严重影响了政府的权威,削弱了政策在基层的调控力。因此,政府的决策行为常常因为这些利益集团的影响而发生偏移,比如说,在地区内占有重要地位的医院对当地卫生行政部门的影响。

5. 分配的不公平

人类追求自身经济利益的行为大体可分为两类:一类是生产性的、可以增进社会福利的活动,即寻利活动,如生产、研究、开发活动以及在正常市场条件下的公平交易活动等。寻利活动寻求的是社会新增的经济福利,其本身对整个社会有益,因为它能够创造社会财富。另一类是非生产性的、不会增加甚至还会减少社会福利的活动,即寻租活动,如行贿、游说等,是个人或利益集团为了自身经济利益对政府或政府官员施加各种影响的活动。寻租活动本身不能增加社会财富的总量,但能引起社会财富的转移、重新分配以及资源的非生产性消耗。

政府干预的目的之一是克服市场分配的不公平性,然而政府干预本身也可能产生权力集中与资源配置上的不公平。这是因为任何一种政府干预,都是把一部分人的权力强加到其他人头上,总是有意地将权力或者资源交给一些人。由于权力或资源的分配不公,不可避免地会出现“寻租”现象,造成卫生资源配置的扭曲,阻碍了更有效的卫生服务的提供方式,并耗费社会经济等资源,造成社会福利损失,从而导致经济资源转移,造成政府失灵。

（二）政府干预失灵的调整

1. 确立政府干预原则

为了减轻或避免政府失效,必须确定政府干预或调控经济的宗旨。对此,可以借鉴世界银行在1991年以政府和市场关系为主题的世界发展报告中提出的所谓"友善于市场的发展战略"。这一战略提出:"经济理论和实际经济都表明,干预只有在对市场能产生'友善'作用的情况下才可能是有益的。"而对市场"友善"的干预应遵循三个原则:① 不进行主动干预,除非干预能产生更明显的良好效果,否则就让市场自行运转。② 把干预持续地置于国际和国内市场的制约之下,确保干预不致造成相关价格的过度扭曲,如果市场显示出干预有误,则应取消干预。③ 公开干预,使干预简单明了,把干预置于制度的规范约束下,而不是由某些个人、官员的好恶或判断来左右。美国奥巴马政府的医疗改革法案也为中国确立政府干预原则提供了宝贵经验。

在中国新医改的伊始,《中共中央国务院关于深化医药卫生体制改革的意见》明确指出新医改的原则:坚持以人为本,把维护人民健康权益放在第一位;坚持立足国情,建立中国特色医药卫生体制;坚持公平与效率统一,政府主导与发挥市场机制作用相结合;坚持统筹兼顾,把完善制度体系与解决当前突出问题结合起来。

2. 引入竞争,打破垄断

在政府各个官僚部门之间引入竞争,既可以提高政府提供物品和服务的效率和质量,又可以控制政府机构和预算规模的扩大。20世纪90年代以来,美国陆续将一部分政府内部的环保、卫生、保安等工作出租给私营部门管理;英国甚至设立了一座私人监狱来从事犯人的监管和改造工作。

中国经过50多年特别是近20多年改革开放的奋斗,从根本上结束了短缺经济时代,在中国目前公众服务需求增加而政府资源投入有限的矛盾状态下,国家不会再像过去那样把各行政部门的活动范围规定得死死的,只要打破公共物品生产的垄断,在政府机构内部建立起竞争机制,就可以消除政府低效率的最大障碍。例如,可以设置两个或两个以上的机构来提供相同的公共物品或服务,并在这些机构之间展开竞争而增进效率(城市供水系统、公交系统就可以采用这种办法)。又如,可以把某些公共物品的生产(如政府投资的高速公路)承包给私人生产者。还有,当一个国家大、人口多、事务多时,可以在不同地区设立相同的机构展开竞争,也就是说,要加强地方政府之间的竞争。

3. 加强政府法治、规则及监督制度建设,使政府行为法治化

公共选择理论强调立宪改革,注重宪法、法律、规则的建设,尤其是公共决策规

则的改革。过去我们的着重点是放在道德高尚的领导者的培养和选择上,出了问题就把责任推给当事人,完全忽略当事人所接受的规则是否有效。现在,我们的着眼点应放在规则上,放在各种法律规范的制定和完善上。若此,道德高尚的官员可以如鱼得水,道德低下者亦无机可乘。因此,我们在大力加强社会主义法制建设的过程中,尤其要注意把行政决策行为、执行行为、监督行为纳入到法制化的轨道中去,并通过制订各种科学严密的行政规则、市场规则、社会规则来保证政府行为的合法化和高效率。

首先,通过立法来建立政府政策制定的规则和约束制度,使政府方案更合理,减少或避免公共决策的失误。其次,通过立法来严格划定政府活动的范围,使政府只能采取合理和适度的方式来干预调节经济。政府干预经济的活动方式,决不能简单地替代或否定市场机制的作用,而是要尽可能地发挥市场机制的作用,并要始终保持与市场机制作用相一致的原则。即使是政府干预方式合理,其干预调节也要有一个合适的度,这样才能达到矫正预期的目标。最后,通过立法对政府在财政预算及公共支出方面加以约束,建立平衡预算、税制选择、税收支出的限制措施来约束政府的财政预算及公共支出方面的特权,以规范政府的行为,抑制政府的扩张。

4. 建立有效的事前事后监督与约束机制

保障卫生服务市场政府干预的有效性,建立积极有效的监督机制是十分必要的。从外部看,社会监督与约束包括公众监督与约束、新闻媒介、舆论的监督与约束以及社会组织的监督与约束,譬如充分培育和发展民间协会、中介等社会团体组织。从内部看,主要是政府机构由上至下的纵向监督与约束和同级机构之间的横向监督与约束,如食品药品监督管理局等部门。实现有效的监督与约束,一个重要前提是确定政府投入产出效率标准。投入由政府预算表现,政府的非市场行为使产出度量很困难。因此,最有效的方式是对政府预算进行监督与约束,通过遏制政府预算增长,防止政府机构膨胀扩张,以及由此造成的低效率。

思考题

(1) 卫生服务市场的特征是什么?

(2) 卫生服务产品中的公共产品为什么不能依靠市场提供?

(3) 为什么在卫生服务市场中会出现市场失灵现象?

(4) 在卫生服务市场中,政府干预方式有哪些?

第五章　卫生资源及其配置

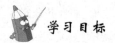 学习目标

（1）掌握卫生资源的概念、特点和内容，以及卫生资源配置的概念、原则。

（2）熟悉卫生资源配置的方式、测算方法及卫生资源优化配置评价的指标与方法。

（3）了解卫生资源配置的必要性。

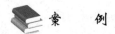 案　　例

经过长期发展，我国已经建立了由医院、基层医疗卫生机构、专业公共卫生机构等组成的覆盖城乡的医疗卫生服务体系。截至 2013 年年底，我国有医疗卫生机构 97.44 万个，其中医院 2.47 万个，基层医疗卫生机构 91.54 万个，专业公共卫生机构 3.12 万个；卫生人员 979 万名，其中卫生技术人员 721 万名；床位 618 万张。每千常住人口拥有医疗卫生机构床位 4.55 张、执业（助理）医师 2.06 名、注册护士 2.05 名。2004～2013 年，全国医疗卫生机构总诊疗人次由每年 39.91 亿增加到 73.14 亿，年均增长 6.96%，住院人数由每年 6657 万人增加到 1.91 亿人，年均增长 12.42%。

但是，医疗卫生资源总量不足、质量不高、结构与布局不合理、服务体系碎片化、部分公立医院单体规模不合理扩张等问题依然突出。

为此，国务院办公厅印发《全国医疗卫生服务体系规划纲要（2015—2020年）》，该纲要指出，优化医疗卫生资源配置，构建与国民经济和社会发展水平相适应、与居民健康需求相匹配、体系完整、分工明确、功能互补、密切协作的整合型医疗卫生服务体系，为实现 2020 年基本建立覆盖城乡居民的基本医疗卫生制度和持续提升人民健康水平奠定坚实的医疗卫生资源基础。2020 年

全国医疗卫生服务体系资源要素配置的主要指标见表 5-1。

表 5-1　全国医疗卫生服务体系资源要素配置的主要指标

主要指标	2020 年目标	2013 年现状	指标性质
每千常住人口医疗卫生机构床位数(张)	6	4.55	指导性
医院	4.8	3.56	指导性
公立医院	3.3	3.04	指导性
其中,省办及以上医院	0.45	0.39	指导性
市办医院	0.9	0.79	指导性
县办医院	1.8	1.26	指导性
其他公立医院	0.15	0.60	指导性
社会办医院	1.5	0.52	指导性
基层医疗卫生机构	1.2	0.99	指导性
每千常住人口执业(助理)医师数(人)	2.5	2.06	指导性
每千常住人口注册护士数(人)	3.14	2.05	指导性
每千常住人口公共卫生人员数(人)	0.83	0.61	指导性
每万常住人口全科医生数(人)	2	1.07	约束性
医护比	1:1.25	1:1	指导性
市办及以上医院床护比	1:0.6	1:0.45	指导性
县办综合性医院适宜床位规模(张)	500	—	指导性
市办综合性医院适宜床位规模(张)	800	—	指导性
省办及以上综合性医院适宜床位规模(张)	1000	—	指导性

　注:省办包括省、自治区、直辖市举办;市办包括地级市、地区、州、盟举办;县办包括县、县级市、市辖区、旗举办,下同。

第一节　卫生资源概述

一、卫生资源的概念

经济学中的资源是指为了创造物质财富而投入于生产活动中的一切生产要素。从卫生领域看,卫生资源(health resource)是指提供各种卫生服务所使用的社会经济资源,是人类开展卫生服务活动的基础,包括硬资源和软资源。卫生硬资源泛指卫生人力、物力、财力等有形资源;卫生软资源是指卫生信息和技术、卫生政策及卫生法规等无形资源。

卫生资源的概念有广义和狭义之分,广义的卫生资源是指人类开展一切卫生保健活动所使用的社会资源;狭义的卫生资源是指在一定时期内,一定经济社会条件下,社会在提供卫生服务过程中所占用或消耗的各种社会资源的总称,包括卫生人力资源、物力资源、财力资源、信息和技术资源等。

卫生资源包括存量和增量两个部分,存量是指原有的卫生资源总量;增量是指将要增加的卫生资源总量,如当年计划投入的卫生经费等。

二、卫生资源的特点

卫生资源具有以下三个主要特点:

1. 有限性

有限性是指卫生资源是一种稀缺资源,任何国家的资源数量无论多大,其卫生资源总是有限的,社会可提供的卫生资源与人民群众对卫生保健实际需要之间总有一定的差距。

2. 选择性

选择性是指卫生资源有各种不同的用途,在使用任何卫生资源时都应该考虑机会成本问题,要让有限的卫生资源发挥最大的效益。

3. 多样性

卫生资源的多样性特点,不仅表现为卫生资源内容和形式的多样性,如卫生人力资源、物力资源、财力资源等;也表现为卫生资源运用范围的多样性,如医疗、预防、卫生科技与教育等方面。

三、卫生资源的内容

卫生资源可分为卫生人力资源、卫生物力资源、卫生财力资源和卫生信息资源等。其中,卫生人力资源是卫生资源中最重要的,是保障人民健康和促进社会生产最基本、最重要的资源。

(一)卫生人力资源

一般而言,人力资源是指能够推动国民经济和社会发展、具有智力劳动和体力劳动能力的人们的总和。人力资源是生产活动中最活跃的因素,也是一切资源中最重要的,拥有其他资源所没有的素质、协调能力、融合能力、判断能力和想象能力。由于人力资源的重要性和特殊性,它被经济学家称为第一资源。

卫生人力资源是指在一定时间和一定区域范围内存在于卫生行业内部的具有一定专业技能的各类卫生工作者(劳动者)数量和质量的总和。简而言之,是指受过专业医学教育和职业培训,以提高人们健康水平和延长寿命为目标,在卫生部门和单位提供卫生服务或与之相关工作的人员,包括专业技术、管理和工勤三类人员。卫生人力资源的内涵应包括从事卫生服务的工作者(劳动者)的体质、智力、知识、经验和技能等方面的内容。

卫生人力资源作为卫生资源中最重要的资源,具有不同于其他资源的显著特点。主要表现为以下几点:

1. 卫生人力资源具有不可剥夺性

卫生人力资源同其他人力资源一样都属于人类自身所有。尽管卫生人力资源在提供卫生服务的过程中,被其雇主所使用,但人力资源的终极所有权仍归劳动者自身所有。

2. 卫生人力资源具有很强的专业性与技术性

卫生人力资源需要有相关的医学专业知识和技术能力,只有受过专门的医学教育或培训并取得行医资格的人才能成为相应的卫生人力资源,具有提供服务的资格,这种专业性的特殊规定是保证医疗安全的必要措施。卫生人力资源是针对卫生行业内部而言的,卫生人力资源的状况和使用方式必须受到卫生行业特殊性的限制和影响。

3. 卫生人力资源的培养周期长

卫生服务工作者必须经过多年的理论学习和连续不断的实践经验的积累,才能以体质、智力、知识、经验和技能等方面的内容体现其资源质量。卫生行业的特殊性和卫生服务的专业性决定了卫生人力资源的培养周期比较长,培养和管理过程比较复杂。

4. 卫生人力资源的服务与科技发展结合紧密

卫生人力资源在提供卫生服务的过程中,往往要将自身的专业知识同先进的科学仪器和设备结合起来使用。随着科学技术的迅猛发展,先进仪器和设备在卫生工作者提供卫生服务过程中的辅助作用越来越重要。

5. 卫生人力资源是一种知识密集型的人力资源

卫生行业是一个知识密集型领域,因此,卫生人力资源属于知识密集型资源。卫生人力资源是有感情、有思维和有创造力的资源,从事着劳动密集型的工作,在工作中他们将科学知识运用于卫生服务活动中,承担着治疗和护理患者、为患者减轻疼痛和减少痛苦、预防疾病和降低风险的责任和义务。

(二)卫生物力资源

卫生物力资源是卫生服务生产赖以进行的各种物质资料的总称,主要体现在卫生部门的房屋建筑、仪器设备以及药品、卫生材料等方面。

卫生物力资源包括自然资源和物质资料两大类,自然资源经过人类开发或加工后,就转换成物质资料。从自然资源看,卫生物力资源包括药物资源等;从物质资料看,卫生物力资源可以按其在卫生服务生产过程中的作用分为六大类:房屋建筑物、医疗设备仪器、药品、材料、低值易耗品、其他卫生物力资源。

(三)卫生财力资源

卫生财力资源是指国家、社会和个人在一定时期内,为达到防病治病、提高人民健康水平,在卫生保健领域所投入的经济资源;也可以说是以货币形式表现的、在一定时期内卫生部门可以动用的卫生资金。

卫生资金是卫生资源的货币表现,卫生资源以货币形式流入卫生领域,在卫生领域中通过各种形式的卫生服务,实现其消耗和补偿,从而使货币资金流出卫生领域。货币在卫生领域的流入与流出形成了卫生资金运动,表现为卫生资金的循环与周转。

从图 5-1 可以看出,卫生资金循环是货币从时间序列上依次经历资金的筹集、分配、使用与补偿这样一个连续不断的运动过程。卫生资金循环周而复始的进行,形成卫生资金周转。

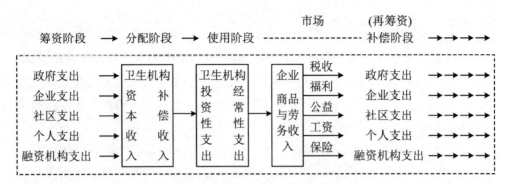

图 5-1　卫生领域资金的循环过程

（四）卫生信息资源

卫生信息资源是反映卫生服务活动特征性及其发展变化情况的各种信息、数据和统计资料的总称。卫生保健活动不断产生卫生信息，并且通过这些信息的收集、传递、处理和反馈，反映和沟通卫生系统各方面情况的变化，借以管理卫生事业，实现各环节之间的联系，是卫生管理中的重要资源。

按照信息的机能及其特征，卫生信息可分为医院信息、预防保健信息、疾病监测信息、卫生经济信息、医院财务信息、卫生管理信息、门诊信息和住院信息等。

第二节　卫生资源配置概述

一、卫生资源配置的概念

（一）卫生资源配置

卫生资源配置是指一个国家或地区的卫生资源在不同卫生行业（部门）内分配和转移（或流动）。

卫生资源配置包括两层含义：一是卫生资源的分配，其特点是卫生资源的增量配置，又称为初配置，是指对将要增加的卫生资源进行分配。二是卫生资源的转移（或流动），其特点是卫生资源的存量配置，又称为再分配，是指通过对原有卫生资源的重新分配改变分配不合理的现状，以达到优化的目的。

（二）卫生资源优化配置

卫生资源优化配置是指在一定时空范围内，区域内全部卫生资源在总量、结构与分布上，与居民的健康需要和卫生服务需求相适应；卫生资源公平且有效率地在不同的领域、地区、部门、项目、人群中分配，从而实现卫生资源的社会效益和经济效益最大化。

卫生资源优化配置有两层含义：一是实现卫生服务的供需平衡，即区域内卫生服务总供给与人民群众卫生服务的总需求达到动态平衡。二是实现卫生资源配置功能和效益最大化，即在卫生服务供需平衡的基础上，对区域内卫生资源进行组合与分配，把有限的卫生资源配置到最需要、最能发挥效率的地方，以达到用最少的投入，获得最大的社会效益和经济效益（即成本-效益最大化）。其中，满足区域人群的健康需要和卫生服务需求是基础，合理分配卫生资源使之产生最佳的功能和效益是目标。

二、卫生资源配置的必要性

（一）卫生资源配置的必要性

经济学研究"选择"，而产生选择问题的根源是资源稀缺。相对于人民群众的健康需要，一个国家或地区的卫生资源总是有限的。卫生资源配置的公平性直接关系到人民群众的健康权益和卫生利益，通过改善和优化卫生资源配置结构，着力缩小城乡、区域和群体间的差距，可推动卫生事业的均衡发展，促进城乡之间经济社会的均衡发展。

（二）卫生资源配置面临的主要问题

1. 城乡卫生资源配置失衡

一般而言，合理的卫生资源配置呈现"正三角"形态，即卫生资源更多地流向人口多和卫生资源需求量大的农村基层地区。然而，目前我国卫生资源配置却呈现"倒三角"形态。从卫生服务供给看，我国的医疗卫生资源80％在城市，而农村仅占20％，城市的医疗卫生资源80％又集中在大医院，能级分布的这种"倒三角"现象一直没有扭转。这种资源分布的不协调、不平衡，导致出现高能级诱导型服务模式，很多农民和社区居民有病都去城市大医院看病，城市大医院承担了大量的基本医疗服务，高端服务的高收费造成老百姓看病难、看病贵的问题突出。最终，城市大医院发展很快，人力资源聚集，设备配置超高端化，呈现明显的极化效应；基层卫生资源闲置,医疗机构萎缩,人才缺乏,设备匮乏,呈现明显的"空壳化"。2015年,城市每千人口医疗卫生机构床位数为8.27张,农村每千人口医疗卫生机构床位数仅为3.71张(表5-2);城市每千人口卫生技术人员数为10.2人,而农村相应指标仅为3.9人(表5-3)。

表5-2 2015年每千人口医疗卫生机构床位数

地区	医疗卫生机构床位数(张)			每千人口医疗卫生机构床位数(张)		
	合计	城市	农村	合计	城市	农村
总计	7015214	3418194	3597020	5.11	8.27	3.71
东部	2760004	1600235	1159769	4.85	8.14	3.61
中部	2235259	1001435	1233824	5.19	8.82	3.52
西部	2019951	816524	1203427	5.44	7.91	4.06

资料来源:《2016中国卫生和计划生育统计年鉴》。

表5-3 2015年每千人口卫生技术人员数

地区	卫生技术人员			执业(助理)医师			其中,执业医师			注册护士		
	合计	城市	农村	合计	城市	农村	合计	城市	农村	合计	城市	农村
总计	5.8	10.2	3.9	2.2	3.7	1.6	1.8	3.5	1.1	2.4	4.6	1.4
东部	6.2	11.0	4.2	2.4	4.1	1.7	2.0	3.8	1.3	2.5	4.8	1.5
中部	5.4	9.6	3.6	2.1	3.4	1.5	1.7	3.2	1.0	2.2	4.5	1.3
西部	5.8	9.4	4.0	2.1	3.3	1.5	1.7	3.1	1.0	2.3	4.2	1.4

资料来源:《2016中国卫生和计划生育统计年鉴》。

2. 卫生资源配置的区域失衡

在区域配置上,一些地区(尤其是大、中城市)医疗机构设置重叠,职能交叉,自成体系,难以形成区域内资源的合力优势;一些地区盲目发展,资源过剩和浪费的问题突出。东部地区逐年加大对卫生的投入,而中西部地区受地方财力所限,投入严重不足,医疗卫生机构设备更新缓慢、人才"孔雀东南飞",特别是西部边远地区,自然条件差,人口密度小,造成卫生服务半径大,卫生服务的可及性下降,同样的医疗卫生资源所达到的可及性远落后于其他地区,而且质量不高、服务能力不足。2015年,每千人口医疗卫生机构床位数最高的省份是新疆,为6.37张,最低的是广东,为4.02张;每千人口卫生技术人员数最高的省份是北京,为10.40人,最低的是西藏,仅为4.40人。投入和机构、人员配置上的差距不利于地区间卫生资源的平衡和卫生服务能力的均等化,影响人人享有基本卫生服务目标的实现。

3. 卫生资源配置的结构失衡

卫生资源布局结构不合理,影响医疗卫生服务提供的公平与效率。我国最新的卫生工作方针是"以基层为重点,以改革创新为动力,预防为主,中西医并重,将健康融入所有政策,人民共建共享",目前,卫生资源的配置结构不平衡、不合理,基层医疗卫生机构服务能力不足,利用效率不高;中西医发展不协调,中医药(含民族医药)特色优势尚未得到充分发挥;公共卫生服务体系发展相对滞后。公立医疗机构所占比重过大,床位占比近90%。资源要素之间配置结构失衡,医护比仅为1∶1,护士配备严重不足;专科医院发展相对较慢,儿科、精神卫生、康复、老年护理等领域服务能力较为薄弱。

(4)卫生资源配置的供需失衡。随着经济社会的发展和人民群众生活质量的提高以及医药卫生体制改革的不断深化推进,人民群众对医疗卫生服务需求日益增长,相比经济社会发展和人民群众日益增长的服务需求,医疗卫生资源总量相对不足,质量有待提高,存在供需失衡。2016年,我国每千人口执业(助理)医师数、注册护士数、医疗卫生机构床位数分别为2.31人、2.54人、5.37张,相对较低。2016年末,卫生技术人员中,本科及以上学历者占比仅为32.2%;高级(主任及副主任级)技术职务(聘)者占比仅为7.6%。

三、卫生资源配置的原则

(一)卫生资源配置与国民经济和社会发展相适应的原则

医药卫生事业关系亿万人民的健康,关系千家万户的幸福,是重大民生问题。新中国成立以来,特别是改革开放以来,我国医药卫生事业取得了显著成就。然而,当前我国医药卫生事业发展水平与人民群众健康需求及经济社会协调发展要求不适应的矛盾还比较突出,城乡和区域医疗卫生事业发展不平衡,资源配置不合理等问题明显,人民群众反映强烈。随着经济社会发展和人民生活水平的提高,群众对医药卫生服务将会产生更高的要求;同时,工业化、城镇化、人口老龄化、疾病谱变化、生态环境及生活方式变化等,也给维护和促进健康带来一系列新的挑战,医疗卫生资源供给约束与卫生需求不断增长之间的矛盾将持续存在,健康领域发展与经济社会发展的协调性有待增强,需要从国家战略层面统筹解决关系健康的重大和长远问题。

《中共中央国务院关于深化医药卫生体制改革的意见》中指出:"深化医药卫生体制改革,加快医药卫生事业发展,适应人民群众日益增长的医药卫生需求,不断提高人民群众健康素质,是贯彻落实科学发展观、促进经济社会全面协调可持续发展的必然要求,是维护社会公平正义、提高人民生活质量的重要举措,是全面建设小康社会和构建社会主义和谐社会的一项重大任务。"构建和谐社会,要求卫生事业改革与发展必须从国情、省情实际出发,卫生资源配置标准必须与时俱进、因地制宜,卫生资源与人民群众健康需求与经济社会发展要求和谐配置。国务院办公厅《全国医疗卫生服务体系规划纲要(2015—2020 年)》明确提出"优化医疗卫生资源配置,构建与国民经济和社会发展水平相适应、与居民健康需求相匹配、体系完整、分工明确、功能互补、密切协作的整合型医疗卫生服务体系,为实现 2020 年基本建立覆盖城乡居民的基本医疗卫生制度和人民健康水平持续提升奠定坚实的医疗卫生资源基础"的规划目标。

(二) 公平与效率统一的原则

《全国医疗卫生服务体系规划纲要(2015—2020 年)》提出:"坚持公平与效率统一。优先保障基本医疗卫生服务的可及性,促进公平公正。同时,注重医疗卫生资源配置与使用的科学性与协调性,提高效率,降低成本,实现公平与效率的统一。"

公平和效率是卫生资源合理配置的基本出发点和归宿,公平主要代表卫生资源的分布,效率主要代表卫生资源的功能。卫生资源配置的公平原则是指在卫生资源有限的条件下,在满足基本卫生服务需要的基础上,使得社会中每个人都能有相同的机会受益;主要体现在卫生服务产品的提供在不同区域、不同群体和不同阶层的合理化、均衡化。卫生资源配置的效率原则是指在卫生资源配置的过程中,以有限的卫生资源达到最大的产出为目标。

卫生资源配置的公平性和效率是卫生事业可持续发展必须要解决的两个关键问题。在卫生资源配置过程中,只有实现公平与效率的统一,才能将有限的资源进行合理的分配、有效的布局,实现卫生服务的供需平衡,发挥卫生资源最佳的利用效率,达到优化配置卫生资源的目的。

(三) 兼顾全局与重点倾斜原则

深化医药卫生体制改革是加快医药卫生事业发展的战略选择,是实现人民共享改革发展成果的重要途径,是广大人民群众的迫切愿望,其目标是实现人人享有基本医疗卫生服务。

生命健康权是公民最根本的人身权利,是公民首要的权利,是公民享受其他权利的基础。党的十八大报告明确提出"健康是促进人全面发展的必然要求"。

我国人口多,人均收入水平低,城乡、区域差距大,长期处于社会主义初级阶段。城乡和区域医疗卫生事业发展不平衡,资源配置不合理。城乡配置上,医疗卫生资源过多地集中在城市,农村卫生基础薄弱;资源投入上,重医疗发展、轻公共卫生和中医药发展及重城市、轻农村的问题仍然突出,公共卫生和农村、社区医疗卫生工作比较薄弱,影响医疗卫生服务提供的公平与效率。人人享有健康是社会和谐发展的重要标志,也是建设小康社会的重要内容。在卫生资源配置时,要坚持预防为主、以农村为重点、中西医并重的方针,对城乡卫生资源合理统筹、优化配置,新增卫生资源重点投向农村和社区卫生等薄弱环节,促进全面发展。

(四) 成本-效益原则

成本-效益原则是指对卫生资源优化配置,追求以最小的成本来获得最大的经济效益和社会效益。卫生资源是一种稀缺资源,也是有限的资源,在卫生资源配置过程中(在需要和公平的前提下),要重视和提高卫生服务(或卫生资源)的利用效果和效益,追求卫生服务效果效益最大化,这是卫生资源优化配置的核心和目标,也是社会主义市场经济的要求。

四、卫生资源配置的方式

(一) 计划配置方式

计划配置是较高层次的配置,又称为宏观配置或二级配置,是以政府的指令性计划和行政手段为主对卫生资源进行配置的方式,主要表现为政府统一分配卫生资源,统一安排卫生机构、发展规模、服务项目、收费标准等。计划配置是卫生资源配置的重要手段,行政、经济和法律三种手段并用,在社会主义市场经济体制下,行政手段逐步弱化,经济和法律手段进一步强化。

计划配置方式以政府的宏观调控为主,以人群卫生服务需要为导向,从全局和整体利益出发来规划卫生事业发展规模和配置卫生资源,较好地体现了卫生事业的整体性和公平性,但同时也存在一些突出的问题和弊端,如供求失衡现象相当明显,资源闲置与浪费现象严重,卫生服务利用效率低下等。

(二) 市场配置方式

市场配置是基础配置,又称为微观配置或一级配置,是指按市场需求并通过市场机制对卫生资源在不同领域、不同地区、不同部门和不同机构间进行配置的方式。它从市场的实际出发,以居民的卫生服务需求为导向,运用供求机制、竞争机制和价格机制对卫生资源进行配置,把有限的卫生资源配置到效率高的领域,满足人们多方面、多层次的需求,较好地体现了效率原则。

理论和实践都证明,市场配置资源是最有效率的形式。这一理论观点不仅适用于其他领域,同样适用医疗卫生领域。遵循市场规律,发挥市场在配置医疗卫生资源中的决定性作用,可以调动全社会力量,解放医疗卫生生产力,满足不断增长的医疗服务需求。与此同时,由于完全竞争市场运行结果本身存在缺陷性以及医疗卫生服务市场的特殊性,市场配置卫生资源势必会存在市场失灵,可能会导致卫生资源供需总量失衡、结构不平衡,不能有效解决卫生资源配置的公平性和可及性问题。因此,在卫生资源优化配置过程中,必须充分发挥政府职能,弥补市场机制的不足。

(三)计划和市场相结合的资源配置方式

计划与市场机制相结合的资源配置方式,又称为复合配置,是指计划配置与市场配置有机结合,共同发挥作用的卫生资源配置方式。

在卫生资源配置过程中,计划配置和市场配置各有利弊。卫生资源配置的实践表明,单一的计划配置或市场配置都不利于卫生资源合理有效的配置和卫生事业的发展,必须将计划配置和市场配置有机结合起来,取长补短,才能实现卫生资源的优化配置和促进卫生事业的发展。

党的十八届三中全会通过的《中共中央关于全面深化改革若干重大问题的决定》提出了一个重大理论观点:"使市场在资源配置中起决定性作用。"《中共中央国务院关于深化医药卫生体制改革的意见》提出:"要坚持公平与效率统一,政府主导与发挥市场机制作用相结合。"强化政府在基本医疗卫生制度中的责任,加强政府在制度、规划、筹资、服务、监管等方面的职责,维护公共医疗卫生的公益性,促进公平公正。同时,注重发挥市场机制作用,动员社会力量参与,促进有序竞争机制的形成,提高医疗卫生运行效率、服务水平和质量,满足人民群众多层次、多样化的医疗卫生需求。

(四)利用区域卫生规划配置卫生资源的方式

区域卫生规划是指在一个特定的区域范围内,根据其经济发展、人口结构、地理环境、卫生与疾病状况、不同人群需求等多方面因素,确定区域卫生发展方向、发展模式与发展目标,合理配置卫生资源,合理布局不同层次、不同功能、不同规模的卫生机构,使卫生总供给与总需求基本平衡,形成区域卫生的整体发展。

区域卫生规划是政府合理、有效地配置稀缺社会资源,对区域内卫生资源配置做出"选择",通过规划方式,运用计划机制和市场机制进行卫生资源配置的一种方式,是区域内国民经济和社会发展规划的组成部分。实施区域卫生规划是政府对卫生事业发展进行宏观调控的重要手段,它以保护和增进区域内全体居民的健康为目的,以满足区域内全体居民的基本卫生服务需求为目标,对医疗机构、人员、床位、设备、经费等卫生资源进行统筹规划、合理配置,以改善和提高卫生综合服务能力和资源利用效率,努力满足人民群众的健康需求。

《中共中央国务院关于深化医药卫生体制改革的意见》要求:"强化区域卫生规划。省级人民政府制定卫生资源配置标准,组织编制区域卫生规划和医疗机构设置规划,明确医疗机构的数量、规模、布局和功能。科学制定乡镇卫生院(村卫生室)、社区卫生服务中心(站)等基层医疗卫生机构和各级医院建设与设备配置标准。充分利用和优化配置现有医疗卫生资源,对不符合规划要求的医疗机构要逐步进行整合,严格控制大型医疗设备配置,鼓励共建共享,提高医疗卫生资源利用效率。新增卫生资源必须符合区域卫生规划,重点投向农村和社区等卫生资源薄弱地区。加强区域卫生规划与城乡规划、土地利用总体规划等的衔接。建立区域卫生规划和资源配置监督评价机制。"

第三节　卫生资源配置与测算

卫生资源配置主要包括卫生机构配置、医院床位配置、卫生人力资源配置、卫生设备配置等。卫生资源的合理配置是制定医疗机构设置规划的基础和核心,机构、床位、人员是反映医疗资源的主要指标。其中,病床数是连接机构和人员的关键指标,是反映医疗服务提供能力的核心指标。

国务院办公厅印发的《全国医疗卫生服务体系规划纲要(2015—2020 年)》要求:"优化医疗卫生资源配置,构建与国民经济和社会发展水平相适应、与居民健康需求相匹配、体系完整、分工明确、功能互补、密切协作的整合型医疗卫生服务体系。要在不同的属地层级实行资源梯度配置。地市级及以下的基本医疗服务和公共卫生资源按照常住人口规模和服务半径合理布局;省部级及以上的,分区域统筹考虑,重点布局。"

卫生资源配置的基本方法包括世界卫生组织推荐的健康需要法、健康需求法、服务目标法、卫生人力/人口比值法。除此之外,常用的还有灰色模型法、医院规划模式法、多元线性回归法、专家咨询法、时间序列计算法等。每种方法应用的对象和范围都各有不同。在实际研究中,根据具体的目的、时间、对象、范围,采用适当的方法,有时需要结合两种以上的方法才能完成所需要的研究。

一、卫生机构配置

医疗卫生服务体系主要包括医院、基层医疗卫生机构和专业公共卫生机构等(图 5-2)。医院分为公立医院和社会办医院。其中,公立医院分为政府办医院(根据功能定位主要划分为省办医院、市办医院、县办医院、部门办医院)和其他公立医院(主要包括军队医院、国有和集体企事业单位等举办的医院)。县级以下为基层医疗卫生机构,分为公立和社会办两类。专业公共卫生机构分为政府办专业公共卫生机构和其他专业公共卫生机构(主要包括国有和集体企事业单位等举办的专业公共卫生机构)。根据属地层级的不同,政府办专业公共卫生机构划分为省办、市办、县办及部门办四类。

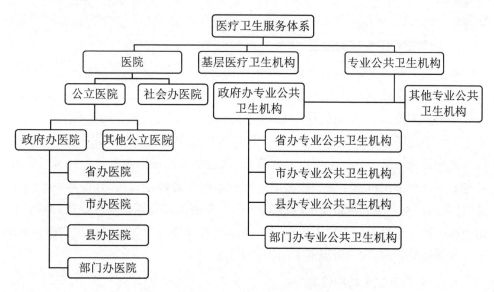

图 5-2　医疗卫生服务体系

原卫生部发布的《医疗机构设置规划指导原则(2009 版)》要求各地以设区的市为基本卫生区域进行规划,包括省、市两级卫生行政部门分别制定的本省和本市行政区域内的医疗机构设置规划;规划应当以该区域内居民的实际医疗服务需求为依据,以合理配置利用医疗卫生资源、公平地向全体居民提供高质量的基本医疗服务为目的进行设置。各级卫生行政部门要依据《医疗机构设置规划指导原则(2009 版)》设置卫生区域内的各级各类医疗机构,引导医疗资源合理配置,避免医疗卫生资源重复配置、盲目扩大规模,逐步缩小城乡差别、地区差别,充分合理利用医疗资源,满足区域内居民的日益增长的医疗服务需求。

国务院办公厅印发的《全国医疗卫生服务体系规划纲要（2015—2020年）》要求，以健康需求和解决人民群众主要健康问题为导向，以调整布局结构、提升能级为主线，适度有序发展，强化薄弱环节，科学合理确定各级各类医疗卫生机构的数量、规模及布局。

1. 医院设置

各级各类公立医院的规划设置要根据地域实际，综合考虑城镇化、人口分布、地理交通环境、疾病谱等因素合理布局。合理控制公立综合性医院的数量和规模，对于需求量大的专科医疗服务，可以根据具体情况设立相应的专科医院。社会办医院是医疗卫生服务体系不可或缺的重要组成部分，是满足人民群众多层次、多元化医疗服务需求的有效途径。社会办医院可以提供基本医疗服务，与公立医院形成有序竞争；可以提供高端服务，满足非基本需求；还可以提供康复、老年护理等紧缺服务，对公立医院形成补充。

2. 基层医疗卫生机构设置

乡镇卫生院、社区卫生服务中心按照乡镇、街道办事处行政区划或一定服务人口进行设置。全面提升乡镇卫生院服务能力和水平，综合考虑城镇化、地理位置、人口聚集程度等因素，可以选择1/3左右的乡镇卫生院提升服务能力和水平，建设中心乡镇卫生院。有条件的中心乡镇卫生院可以建设成为县办医院分院。城市地区一级和部分二级公立医院可以根据需要，通过结构和功能改造转为社区卫生服务中心。合理确定村卫生室和社区卫生服务站的配置数量和布局，根据乡镇卫生院、社区卫生服务中心覆盖情况以及服务半径、服务人口等因素合理设置。原则上每个行政村应当设置一个村卫生室。个体诊所等其他基层医疗卫生机构的设置，不受规划布局限制，实行市场调节的管理方式。

3. 专业公共卫生机构设置

要按照辖区常住人口数、服务范围、工作量等因素合理设置。加强区域公共卫生服务资源整合，鼓励组建综合性公共卫生服务中心，10万人口以下的县级行政区域原则上只设一所公共卫生服务机构。专业公共卫生机构实行按行政区划，分级设置，县级及以上每个行政区划内同类专业公共卫生机构原则上只设一所。县级以下由社区卫生服务中心（站）、乡镇卫生院（妇幼保健计划生育服务站）和村卫生室、计划生育服务室承担相关工作。

二、医院床位配置

医院床位配置方法有服务目标法、供需平衡法、健康需要法、数学模型法等，这里主要介绍前三种方法。

1. 服务目标法

服务目标法是先根据现有统计数据求出基年标准床位数,然后再考虑人口自然增长率和医疗服务需求潜在增长等因素,对目标年床位数进行预测,具体公式如下

$$基年标准床位数 = \sum \frac{各级医院年实际占用病床日数}{365 \text{ 天}} \tag{5-1}$$

$$预测年床位数 = 基年标准床位数 \times (1 + 年人口自然增长率)^n$$
$$\times 年潜在需求增长率^n \tag{5-2}$$

$$年潜在需求增长率 = 1 + 年人均收入增长率 \times 医疗服务需求弹性系数 \tag{5-3}$$

例如,采用服务目标法对某省 2020 年床位数进行预测。首先,根据现有数据求出 2015 年该省标准床位数,假设为 267405 张,全省人口自然增长率按 7‰ 和 8‰ 计算,结果取平均值,5 年后人口为当前的 1.038 倍。年人均收入增长率扣除物价上涨因素后按 10% 计算,医疗服务需求弹性系数按城乡加权后为 0.22,年潜在需求增长率为

$$1 + 10\% \times 0.22 = 1.022$$

则 5 年后该省床位数为

$$267405 \times 1.038 \times 1.022^5 = 309472(张)$$

该方法的关键是对测算过程中的有关参数(如人口自然增长率和潜在需求增长率)做出准确的预测。具体使用中需要参考当地近年来的床位使用率的变化情况,以 85%～93% 的标准床位利用率为理想值。如果距此标准较远,也可以选取其他高于目前水平的床位利用率。

2. 供需平衡法

依据供需平衡法,床位需要量的计算公式为

$$床位需要量 = \frac{人口数 \times 年住院率 \times 平均住院天数}{365 \times 标准床位利用率} \tag{5-4}$$

式中,标准床位利用率根据医院等级的不同,可以按 90%、80%、70%、60% 等计算。

该方法不仅考虑了床位总量,而且考虑了资源的配置结构和利用效率,是目前应用比较广泛的一种方法。具体使用中需要考虑潜在住院需求的转化问题。

3. 健康需要法

依据健康需要法,床位需要量的计算公式为

$$床位需要量 = 住院病床数 + \frac{人口数 \times 应住院未住院率 \times 平均住院天数}{365 \times 标准床位利用率} \tag{5-5}$$

或

$$床位需要量 = \frac{人口数 \times 年需要住院率 \times 平均住院天数}{年平均床位开放日数} \quad (5\text{-}6)$$

式中,标准床位利用率根据医院等级的不同,可以按 90%、80%、70%、60% 等计算。

该方法由于没有考虑患者因支付能力、时间等原因实际上并没有住院治疗的情况,其测算的结果可能比居民的实际需求数要高,导致医院床位资源的闲置。

由于各类行政区域情况复杂,如何按不同的社会经济、卫生资源、资源利用、疾病与健康状况等对行政区域进行分类,对各类区域制订相应的配置标准,目前尚无规范的方法。《全国医疗卫生服务体系规划纲要(2015—2020 年)》要求分区域制定床位配置原则。根据各省份经济、社会、人口、卫生等方面的实际状况,考虑各地资源差异,在现有基础上,按照鼓励发展、平稳发展、控制发展等策略对各省份区别制定床位发展目标。要求根据常住人口规模合理配置公立医院床位规模,重在控制床位的过快增长。各地应结合当地实际情况,参考以下指标研究制定本地区公立医院床位层级设置:每千常住人口公立医院床位数 3.3 张(含妇幼保健院床位)。其中,县办医院床位数 1.8 张,市办医院床位数 0.9 张,省办及以上医院床位数 0.45 张,国有和集体企事业单位等举办的其他公立医院床位数调减至 0.15 张。实行分类指导,每千常住人口公立医院床位数超过 3.3 张的,原则上不再扩大公立医院规模,鼓励有条件的地区对过多的存量资源进行优化调整。对医疗卫生服务资源短缺、社会资本投入不足的地区和领域,政府要加大投入,满足群众基本医疗卫生服务需求。中医类医院床位数可以按照每千常住人口 0.55 张配置。同时,可以按照 15% 的公立医院床位比例设置公立专科医院。

三、卫生人力资源配置

国内外卫生人力资源配置方法有 100 多种,常用的方法主要有卫生人力/人口比值法、健康需要法、健康需求法、医院规划模式法、服务目标法、趋势外推法、灰色模型法等。其中,卫生人力/人口比值法、健康需要法、健康需求法和服务目标法是WHO 推荐使用的 4 种经典卫生人力资源配置方法。

1. 卫生人力/人口比值法

依据卫生人力/人口比值法,未来卫生人力需要量的计算公式为

$$未来卫生人力需要量 = \frac{目标年卫生人力}{人口比} \times 目标年人口数 \quad (5\text{-}7)$$

卫生人力/人口比值法既可用于卫生人力需要量预测,又可用于预测人力供应

量,且简便易行。只要掌握了预测人口数及卫生人力/人口比值数,就可计算出目标年度卫生人力数。对于目标年度的卫生人力/人口比值数的预测,可以参考其他国家经验,也可以根据本国正在采用的行之有效的卫生人力/人口比值,或结合历史资料使用特尔菲法或趋势外推法等获得。

例如,根据《全国医疗卫生服务体系规划纲要(2015—2020年)》,2020年每万常住人口全科医生数配置目标为2人,预计到2020年我国人口规模将超过14亿人,需要全科医生数量为

$$2 \times 140000 = 280000(人)$$

此方法信息需要量较少、成本低,主要用于那些结构简单、卫生服务需求相对稳定的指标,如床位配置、人力资源配置和大型医疗设备配置等。

2. 健康需要法

依据健康需要法,某类卫生技术人员需要量的计算公式为

$$某类卫生技术人员需要量 = P \times I \times N \times \frac{T}{S} \tag{5-8}$$

式中,P 为接受服务的(规划)人口数;I 为平均每人每年预期的发病或患病次数;N 为平均每年需要提供给每名服务对象的服务次数;T 为平均完成一次服务所需要的时间;S 为每名卫生技术人员每年直接参与卫生服务的总时间。

健康需要包括个人认识到的健康需要和卫生专业技术人员根据流行病学研究与健康普查判定的健康需要。人群由于健康的缺乏产生健康需要,可通过对人群健康状况的测量来反映人们的健康需要水平。反映人群健康状况的指标有很多,包括死亡指标、残疾指标、疾病指标、营养及生长发育指标、心理指标、人口指标等,目前最常用的是死亡指标和残疾指标。常用的反映医疗需要量的疾病指标有:两周患病率、慢性病患病率、人均年患病天数、人均年休工天数、人均年卧床天数、人均年休学天数等,这些指标反映了疾病患病水平及严重程度;反映医疗需要类型的疾病床位与构成指标有两周患病疾病构成、慢性病构成等。

健康需要法是以人群健康以及生物学需要为出发点,将居民对卫生服务的客观需要量转化为卫生资源需要量,从而实现对目标年卫生资源需要量预测的一种方法。该方法的优点是不用考虑社会经济等因素对接受服务的制约,符合医学伦理学的原则,是一种理想的卫生人力需求模式;缺点是没有考虑病人实际获得多少医疗服务,而是考虑病人需要多少医疗服务,其结果往往高于实际数,通常作为卫生资源预测的最高标准。专业人员预测卫生人力需要量往往建立在理想条件的基础上,即在资源不受制约的条件下做出判断,往往与实际情况有很大差距,因此计算出的卫生人力需要量只能是粗略的估计。

3. 健康需求法

依据健康需求法,某类卫生技术人员需求量的计算公式为

$$某类卫生技术人员需求量 = P \times I \times D \times \frac{T}{S} \tag{5-9}$$

式中,P 为接受服务的(规划)人口数;I 为平均每人每年预期的发病或患病次数;D 为平均每年每名患者实际可能得到的服务次数;T 为平均完成一次服务所需要的时间;S 为每名卫生技术人员每年直接参与卫生服务的总时间。

健康需求是指在一定时期内、一定价格水平下人们愿意且有能力购买的卫生服务量。需求分为两类,一类是由需要转化而来的需求,人们的健康需要只有转化为需求,才会具有寻求医疗保健服务的行为,才有可能去利用卫生资源;另一类是没有需要的需求,包括由医生诱导的不合理需求和个人原因造成的不合理需求。可见,健康需要和健康需求是不一致的。

健康需求法是以居民对医疗卫生服务的利用为出发点,将居民有能力支付的、能够实现的卫生服务利用量转化为卫生资源需求量,从而实现对目标年度卫生资源需求量预测的一种方法。该法不是以人群健康以及生物学需要为基础,而是以卫生服务的实际利用为基础,常用利用率这一指标来反映人群的健康需求水平及类型。健康需求法得到的卫生人力配置数量是满足居民卫生服务需求所应达到的最低数量标准,其所提供的卫生服务是社区或居民个人有支付能力的、能够实现的卫生服务。因为经济、交通、健康保障程度等因素,居民不是所有的卫生服务需要都能转变成需求,运用该方法进行卫生人力规划时要考虑居民未能实现的、潜在的需求。

4. 服务目标法

依据服务目标法,某类卫生技术人员需要量的计算公式为

$$某类卫生技术人员需要量 = \frac{HNS \times Pr}{W} \tag{5-10}$$

$$HNS = 目标年人口数 \times 1 \text{年内确定的服务量标准(次 / 人)} \tag{5-11}$$

式中,HNS 为应该完成的卫生服务总量;Pr 为某类卫生技术人员完成总服务量的百分比;W 为某类卫生技术人员人均年完成服务总量。

服务目标法又称工作量法,是从提供服务的角度来确定卫生服务产出量目标,再具体转换成卫生资源需要量的方法。服务目标法的标准可依据经验管理积累的数据、专家得出的结论、国家卫生计生委颁布的法则和标准来获得,也可应用专家咨询法对目前还没有可供借鉴的服务目标提出参考标准等。

四、卫生设备配置

卫生设备通常包括两大类:第一类为常规医疗设备,第二类为大型医疗设备。医疗卫生设备的配置应以满足开展医疗卫生服务需求为准则,不同类别、不同规模、不同级别的医疗卫生机构应有不同的装备标准。

《全国医疗卫生服务体系规划纲要(2015—2020 年)》提出,要根据功能定位、医疗技术水平、学科发展和群众健康需求,坚持资源共享和阶梯配置,引导医疗机构合理配置适宜设备,逐步提高国产医用设备配置水平,降低医疗成本。加强大型医用设备配置规划和准入管理,严控公立医院超常装备。大型医用设备按照品目分为甲类和乙类,由国家卫生计生委员会同国家发展改革委、财政部、人力资源社会保障部、国家中医药局制定配置规划,并分别由国家和省级卫生计生行政部门组织实施,管理品目实行动态调整。

截至目前,我国先后公布甲类大型医用设备管理品目三批共 12 种,其中第一批:X 线-正电子发射计算机断层扫描仪(PET-CT,包括正电子发射型断层仪即PET)、伽马射线立体定位治疗系统(γ 刀)、医用电子回旋加速治疗系统(MM50)、质子治疗系统以及其他未列入管理品目、区域内首次配置的单价在 500 万元以上的医用设备。第二批:X 线立体定向放射治疗系统(Cyber Knife)、断层放射治疗系统(Tomo Therapy)、306 道脑磁图、内窥镜手术器械控制系统(da Vnici S)。第三批:正电子发射磁共振成像系统(PET-MRI,包括一体化和分体式两种类型)、TrueBeam、TrueBeam STX 型医用直线加速器、Axesse 型医用直线加速器。乙类医用大型设备管理品目 5 种:X 线电子计算机断层扫描装置(CT)、医用磁共振成像设备(MRI)、800 mA 以上数字减影血管造影 X 线机(DSA)、单光子发射型电子计算机断层扫描仪(SPECT)、医用电子直线加速器(LA)。

为了有效控制大型医用设备的配置数量,许多发达国家主要按人口比例对其进行宏观调控。大型医用设备配置数量亦可按需要理论与方法、需求理论与方法和效率理论与方法进行测算。

1. 需要理论与方法

该方法需要明确设备服务的人口数量、针对的病种、人群疾病别、两周患病率、设备的年最大工作量等。关于非客观指标的定量,如目标病种利用设备的概率、设备理想工作效率等可通过专家咨询法来获得。在实际工作中,专家对有关系数的把握性未必很高,可能会影响评判结果的客观性。

2. 需求理论与方法

该方法是在需要理论的基础上,考虑了居民的经济承受能力等因素而建立的。

在计算实际配备量时,要考虑医疗卫生服务需要没有转换成医疗卫生服务需求的情况,以及大型医用设备利用中存在的诱导需求和道德损害问题,同时还需要考虑设备利用中的可替代性问题,对于不必要的需求必须剔除。具体计算公式为

$$理论配置量 = \frac{某大型医用设备的真实需求量}{(年可开机天数 - 年停机天数) \times 日单机最高工作效率} \tag{5-12}$$

$$真实需求量 = 区域人口数 \times 26 \times (该设备两周利用率 \times 检查必要率 \\ + 被替代设备两周利用率 \times 可替代比例) \tag{5-13}$$

3. 效率理论与方法

该方法是从供方的角度出发,依据供需平衡的原则进行资源的配置。对大型医用设备进行使用情况的技术效率分析,可以判断目前设备所处的使用状态,从而决定是否需要配置该设备。设备的工作量如果处于不饱和状态,则不应配置该设备;如果处于超负荷运转状态,在剔除设备利用中存在的诱导需求和道德损害问题后,可以考虑新增设备。评价大型医用设备技术效率的指标主要是年能力利用率。具体计算公式为

$$年能力利用率 = \frac{\sum N_i}{\sum [M_i \times (D_{1i} - D_{2i})]} \tag{5-14}$$

式中,N_i 为第 i 台设备的年检查(治疗)人次;M_i 为第 i 台设备的日最大工作量;D_{1i} 为第 i 台设备年开机天数,D_{2i} 为第 i 台设备年停机天数。

第四节　卫生资源配置的评价

一、卫生资源配置的内容与指标

(一)卫生资源配置的内容

从卫生资源配置角度来看,卫生资源配置的内容主要包括以下几点:

1. 卫生资源配置总量

卫生资源配置总量是指机构、床位、人员、设备等数量和质量。

2. 卫生资源配置结构

(1)卫生资源配置的纵向结构:指卫生资源在不同层级之间的配置。如卫生

资源在三级、二级、一级、社区医疗机构之间的配置。

（2）卫生资源配置的横向结构：指卫生资源在同一层级内的配置。包括：① 不同类别的卫生资源配置。如医院人员的床位比例。② 卫生资源的地区结构。如资源在城乡之间的配置。③ 卫生资源的专业结构。如医疗和预防、通科与专科之间的资源配置。④ 卫生人力资源结构。包括职业结构，如医护比例、医技比例等；学历结构，如研究生、大学、大专、中专比例；职称结构，如主任医师、副主任医师、主治医师、住院医师比例；其他结构，如年龄、性别等。

（二）卫生资源配置的指标

卫生资源配置的指标主要包括以下几点：

1. 卫生人力资源配置指标

包括卫生人力总数、医疗卫生机构人力总数、卫生人员的年龄结构、职业结构等，如每千人口卫生技术人员数、每万常住人口全科医生数等。

2. 卫生财力资源配置指标

包括卫生总费用、卫生总费用占国内生产总值的比例、人均卫生费用、公共卫生费用、农村卫生费用、各类卫生经费比例等。

3. 卫生物力资源配置指标

主要体现为医疗卫生部门床位、设备等方面的总量、分布及结构等，如每千人口医疗卫生机构床位数等。

二、卫生资源优化配置的评价指标

卫生资源优化配置是卫生资源管理中最重要、最根本的任务。卫生资源优化配置要以区域内居民的卫生服务需要/需求为基础，以生产要素的最佳组合为基本前提。卫生资源优化配置评价的主要目的是为了实现资源的优化配置，更好地满足居民的卫生服务需求，并使资源配置更好地适应居民卫生服务需要和需求的变化。评价指标主要包括以下几点：

（一）卫生服务需要量指标

1. 疾病频率指标

（1）两周患病率。公式为

$$两周患病率 = \frac{前两周内患病人（次）数}{调查人数} \times 100\%（或 1000‰） \qquad (5\text{-}15)$$

（2）慢性病患病率。公式为

$$慢性病患病率 = \frac{前半年内患慢性病人（次）数}{调查人数} \times 100\%（或 1000‰）\quad (5\text{-}16)$$

（3）健康者占总人口百分比。公式为

$$健康者占总人口百分比 = \frac{健康者人数}{调查人数} \times 100\% \quad (5\text{-}17)$$

2. 疾病严重程度指标

（1）两周卧床率。公式为

$$两周卧床率 = \frac{前两周内卧床人（次）数}{调查人数} \times 100\%（或 1000‰）\quad (5\text{-}18)$$

（2）两周活动受限率。公式为

$$两周活动受限率 = \frac{前两周内活动受限人（次）数}{调查人数} \times 100\%（或 1000‰）$$

$$(5\text{-}19)$$

（3）两周休工（学）率。公式为

$$两周休工（学）率 = \frac{前两周内因病休工（学）人（次）数}{调查人数} \times 100\%（或 1000‰）$$

$$(5\text{-}20)$$

（二）卫生服务利用指标

卫生服务利用指标主要包括门诊服务利用指标、住院服务利用指标和预防保健服务利用指标。卫生服务利用资料可从常规医疗卫生机构的工作登记和统计报表及家庭人群健康询问调查中得到。

1. 门诊服务利用指标

（1）两周就诊率。公式为

$$两周就诊率 = \frac{前两周内就诊人（次）数}{调查人数} \times 100\%（或 1000‰）\quad (5\text{-}21)$$

（2）两周患者就诊率。公式为

$$两周患者就诊率 = \frac{前两周内患者就诊人（次）数}{两周患者总例数} \times 100\% \quad (5\text{-}22)$$

（3）两周患者未就诊率。公式为

$$两周患者未就诊率 = \frac{前两周内患者未就诊人（次）数}{两周患者总例数} \times 100\% \quad (5\text{-}23)$$

2. 住院服务利用指标

（1）住院率。公式为

$$住院率 = \frac{前一年内总住院人（次）数}{调查人数} \times 100\%（或 1000‰） \quad (5-24)$$

（2）人均住院天数。公式为

$$人均住院天数 = \frac{患者总住院天数}{总住院人（次）数} \quad (5-25)$$

（3）未住院率。公式为

$$未住院率 = \frac{前一年内需住院而未住院患者总数}{需住院患者总数} \times 100\% \quad (5-26)$$

3. 预防保健服务利用指标

预防保健服务包括计划免疫、健康教育、传染病控制、妇幼保健等方面。常用的预防保健服务利用指标主要有健康教育覆盖率、健康教育参与率和预防接种率。采用卫生机构登记报告和家庭询问调查相结合的方法收集资料，可通过对居民实际接受的服务量与按计划目标应提供的服务量相比较进行测量与评价。

（三）区域分类指标

《中共中央国务院关于深化医药卫生体制改革的意见》明确提出"省级人民政府制定卫生资源配置标准"。由于经济社会发展水平等不同，地区间卫生资源配置差异较大。要把握不同地区卫生资源配置水平，必须根据社会经济、区域人口、人群健康状况、卫生资源配置规模与水平、自然条件等因素进行区域分类，实行分类测算和指导。

1. 社会经济指标

包括人均 GDP、财政收入、卫生费用、农民收入、成人识字率等。

2. 人口学指标

包括人口数量、人口结构、人口密度、出生率、死亡率、人口自然增长率等。

3. 健康状况指标

包括婴儿死亡率、孕产妇死亡率、平均期望寿命、发病率、患病率等。

4. 卫生资源配置指标

包括每千人口医疗卫生机构床位数、每千人口卫生技术人员数等。

5. 自然条件指标

包括居住距离、地理环境等。

三、卫生资源优化配置的评价方法

公平和效率是卫生经济学和卫生资源配置问题关注的两大主题，是卫生资源配置评价的两个基本维度,卫生资源优化配置的目标就是实现公平和提高效率。卫生资源优化配置主要从公平性和效率两个维度进行评价。

(一)卫生资源配置公平性与效率的界定

1. 公平性

卫生资源配置公平性是指人人都能享受医疗卫生服务,主要体现在卫生服务筹资的公平性和卫生服务提供的公平性两个方面。

(1)卫生服务筹资的公平性,即资金来源的公平性,包括横向公平和纵向公平。① 横向公平要求具有同等支付能力的人,不管其实际利用量如何,都应该为卫生服务支付同等数额的费用。例如,同样类型的病床每天的费用应该相同。② 纵向公平要求卫生费用的筹集要根据不同个体的不同支付能力区别对待,支付能力强者应该多支付,支付能力弱者应该少支付。

(2)卫生服务提供的公平性,主要体现在需要公平性、可及公平性和健康公平性三个方面。① 需要公平性也包括横向公平和纵向公平两个方面的含义,横向公平是指具有同样医疗卫生服务需求的人得到相同数量和质量的卫生服务;纵向公平是指针对不同状态的社会个体提供不同的医疗卫生服务,需求水平高,获得的卫生服务量多,反之则少。② 可及公平性是指具有同等卫生服务需求的人具有相同的接受同等卫生服务的机会和条件。③ 健康公平性是指所有社会成员,不论其收入、社会地位、种族、年龄、性别,都应具有相同或类似的健康状况,即每一个社会成员应具有公平的机会达到最佳的健康状态。例如,同一国家同一地区的同年龄、同性别的标准患病率和死亡率应该是相等的。

2. 效率

效率是社会从现有资源中获取最大消费者满足的过程,通常是指产出和投入的比值,比值越大,效率越高;比值越小,效率越低。效率有三层含义:第一层含义是不浪费资源,也就是指所谓的技术效率、经济效率和规模效率;第二层含义是用最低的成本生产每一种产品,也就是具有成本-效果;第三层含义是生产人们赋予的价值最高的产品的类型和数量,即配置效率。

卫生资源配置的效率是卫生产出与卫生资源投入的对比关系,是指卫生资源配置在卫生服务系统整体经济效益、社会效益等方面产出效率的总和。卫生资源配置的效率是指系统效率,由技术效率和配置效率组成。技术效率在经济学中指管理效率,是指在一定经济和技术条件下,现有卫生资源投入获得最大的卫生产出或在现有卫生产出前提下投入最小的卫生资源,即评价生产要素是否达到了最优的组合状态。配置效率是指在投入要素的最佳组合状态下,产出人们赋予价值最高的产品时卫生资源的结构和数量。

（二）卫生资源配置公平性与效率的评价

1. 卫生资源配置公平性评价

对卫生资源配置的公平性主要采用洛伦兹曲线、基尼系数、泰尔指数、集中指数、健康差别指数等方法进行评价。

（1）洛伦兹曲线：是美国统计学家 Lorenz 提出的一种测量公平性的方法，在经济学中用来反映社会收入分配或财产分配的公平程度，在卫生领域常用来评价卫生资源配置的公平性。其基本原理是将卫生资源按人口（或地理面积）分为若干组，将各组拥有卫生资源的百分比构成从小到大排列，按人口（或地理面积）百分比构成对应关系不变，分别累计，以纵轴表示卫生资源累计百分比，以横轴表示对应的人口（或地理面积）累计百分比，连接各点即得到洛伦兹曲线。洛伦兹曲线越接近绝对公平线（45°对角线），表示卫生资源的配置越接近于公平，即弯曲程度越小，表示卫生资源配置的公平性越好；弯曲程度越大，表示卫生资源配置的公平性越差（图 5-3）。

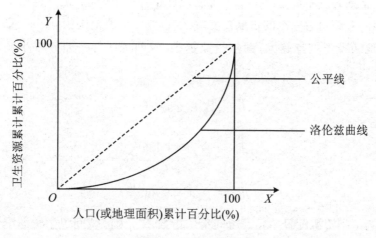

图 5-3　洛伦兹曲线

洛伦兹曲线不能对卫生资源配置差异的总体水平进行量化分析，只能从直观上反映不公平程度的趋势。

（2）基尼系数：是意大利经济学家 Gini 提出的衡量收入分配公平程度的定量指标，它是根据洛伦兹曲线推导出来的，用以测定洛伦兹曲线背离绝对公平线的程度。

基尼系数等于绝对公平线（45°对角线）和洛伦兹曲线围成的面积与绝对公平

线(45°对角线)下直角三角形的面积之比,其计算公式为

$$G = 1 - \sum_{i=1}^{n} (X_i - X_{i-1})(Y_i + Y_{i-1}) \tag{5-27}$$

式中,G 为基尼系数;X_i、Y_i 分别为人口(或地理面积)累计百分比和卫生资源拥有量累计百分比;n 为卫生资源按人口(或地理面积)划分的组数(即测量单位数);i 为人口(或地理面积)百分构成比大小排列序号,$X_0 = 0$,$Y_0 = 0$。

基尼系数值介于 0～1 范围,系数为 0,表示卫生资源配置绝对公平;系数为 1,表示卫生资源配置绝对不公平;系数越趋近于 0,卫生资源配置越公平;越趋近于 1,卫生资源配置公平性越差,资源越集中。

(3)泰尔指数:是由荷兰经济学家 Theil 于 1976 年提出的,从信息量与熵的概念来考察资源分配的不公平性和差异性,并将这种不公平性拆分为各部分之间的差异性和各部分内部的差异性。洛伦兹曲线和基尼系数分别从趋势和定量角度评价我国卫生资源分布的公平性,但只能反映总体的不公平程度,无法区分不公平性是由区域间差异造成的,还是区域内差异造成的。泰尔指数不仅能反映卫生资源配置总体上的公平性,还可以很好地反映区域间和区域内的公平性和差异。

泰尔指数是一个衡量经济不平等的统计量,其最大优点是可以用来衡量组内差距和组间差距对总差距的贡献程度,泰尔指数的取值范围为 0～1。泰尔指数越大,说明地区经济差异越大;泰尔指数越小,说明地区经济差异越小。其计算公式为

$$T = T_L + \sum_{i=1}^{n} P_i T_i \tag{5-28}$$

$$T_L = \sum_{i=1}^{n} P_i \times \log \frac{P_i}{R_i} \tag{5-29}$$

$$T_i = \sum_{j=1}^{m} P_{ij} \times \log \frac{E_i}{E_j} \tag{5-30}$$

式中,T 为卫生资源配置差异程度的泰尔指数;T_L 为区域间卫生资源配置不公平性的指数;T_i 为区域内卫生资源配置不公平性的指数;i 为整个经济区域划分的组数;P_i 为各区域人口数占整个经济区域人口总数的比例;R_i 为各区域卫生资源数占整个经济区域卫生资源总量的比例;j 为 i 区域划分的子组(地区)数;P_{ij} 为 j 地区人口数占 i 区域总人口的比例;E_i 和 E_j 分别为 i 区域和 j 地区的人均卫生资源数。

通过计算各个地区及地区间的贡献率,可以反映该地区不公平性对全国总体不公平性的影响程度。公式如下:

$$i \text{ 区域内不公平性贡献率} D_i = \frac{P_i \times T_i}{T} \tag{5-31}$$

各区域间不公平性贡献率 $D_L = \dfrac{T_L}{T}$ （5-32）

（4）集中指数：是改进的基尼系数法，它是 Wagstaff 等在考察医疗卫生服务公平程度时引入的一种方法，目前已成为常用于评价与收入相关的健康相关变量分布公平性的一种重要方法。其计算公式为

$$CI = 2 \times (0.5 - S) \tag{5-33}$$

$$S = \frac{1}{2} \sum_{i=0}^{n-1} (Y_i + Y_{i+1})(X_{i+1} - X_i) \tag{5-34}$$

式中，Y_i 为卫生资源累计百分比；X_i 为人口累计百分比，$Y_0 = 0$，$X_0 = 0$。

集中指数可以从总体上量化与经济水平相关的卫生资源配置的公平程度，其大小为集中曲线和均等线之间面积的 2 倍，取值范围为 $-1 \sim 1$。集中指数为 0，说明卫生资源配置绝对公平；集中指数绝对值越大，卫生资源向特定人群集中的程度就越大，卫生资源分配越不公平。集中指数为正值时，集中曲线位于对角线下方，说明卫生资源更多地集中于富裕人群；集中指数为负值时，集中曲线位于对角线上方，说明卫生资源更多地集中于贫困人群。集中曲线离绝对公平线（45°对角线）越远，表示健康不公平程度越大；反之则越小。当集中曲线与绝对公平线（45°对角线）重合，表示健康水平在社会经济分组间分布均等。

（5）健康差别指数：是指社会经济分组中不同水平人群健康分布的差异情况，反映某个社会经济特征不同水平人群的健康公平程度，其计算公式为

$$ID = \frac{1}{2}(S_{jp} - S_{jh}) \tag{5-35}$$

式中，ID 为差别指数；S_{jp} 为某个社会经济特征第 j 个水平的人口比重；S_{jh} 为社会经济特征第 j 个水平人群的患病或健康比重。差异越小，健康分布公平性越好；差异越大，健康分布公平性越差。若健康状况公平，则人群健康分布与人群分布一致。

除上述评价方法外，还可以用极差法等对卫生资源配置的公平性进行评价。极差法是用四分位或五分位的分组方法将对象人群分为四组或五组，通过比较最低组与最高组之间的健康状况、卫生服务利用、支付强度等的差异，反映卫生服务在不同社会经济状况人群之间分布的不均衡。极差法简单明了，但它未考虑到中间组之间的变化，仅反映最低组与最高组之间的差别。

2. 卫生资源配置效率评价

卫生资源配置效率评价主要采用帕累托最优原理与数据包络分析法（DEA）、秩和比法（RSR）、TOPSIS 法等，下面主要介绍帕累托最优原理与数据包络分析法（DEA）。

（1）帕累托最优原理：主要应用于系统效率评价。帕累托最优也称为帕累托

效率、帕累托改善和帕累托最佳配置,是指资源配置处于一种理想状态,即在这种状态下,资源配置的改变不会在任何人的效用水平不下降的情况下,使其他人的效用水平有所提高。如果资源配置处于这样一种状态,就达到了帕累托最优。

当资源配置处于某种状态,如果能通过资源的重新配置,在不减少某个人的效用的情况下,提高其他人的效用水平,则这种状态称为"帕累托低效率"或"帕累托无效率"。如果一项政策改变,在没有使任何人境况变坏的前提下,使得至少一个人变得更好,则这种改变称为"帕累托改进"。一方面,帕累托最优是指没有进行帕累托改进的余地的状态;另一方面,帕累托改进是达到帕累托最优的路径和方法。帕累托最优是公平与效率的"理想王国"。

(2) 数据包络分析法(DEA):可运用于系统效率、技术效率和配置效率的评价。该法是美国著名运筹学家 Charnes 等提出的一种运用线性规划来测量决策单元相对效率的方法。它将拥有多个投入指标和多个产出指标的同类决策单元投影到生产前沿面上,通过计算决策单元偏离生产前沿面的距离来评价决策单元的相对有效性。

DEA 评价方法包括多种模型,其中最经典的是 CCR 和 BCC 模型。CCR 模型是在假设规模收益不变的情况下,计算出每个决策单元的综合效率,若综合效率等于 1,则 DEA 有效,同时各决策单元"规模有效"和"技术有效";若综合效率不等于1,则 DEA 无效。BCC 模型是假设规模收益可变的条件下,进一步区分纯技术效率和规模效率。

卫生资源优化配置的评价除采用卫生资源优化配置公平性和效率的评价方法外,还可以运用卫生服务综合评价方法。卫生服务综合评价方法主要从卫生服务需要、卫生服务利用、卫生资源配置水平三个方面对不同地区卫生资源配置情况进行分析、评价。常用的综合评价方法主要有定性评价方法(包括专家评分法和 Del-Phi 专家咨询法)、统计分析方法(包括多元线性回归分析法、主成分分析法、因子分析法、判别分析法和聚类分析法)、系统工程分析方法(包括综合评分法、TOPSIS 法和层次分析法)、秩和比法(RSR)、模糊综合评价法、数据包络分析法(DEA)等。

 思考题

(1) 卫生资源、卫生资源配置、卫生资源优化配置的概念。

(2) 卫生资源配置应遵循哪些原则?

(3) 卫生资源配置的测算方法主要有哪些?

(4) 卫生资源配置公平性评价方法主要有哪些?

第六章 卫生总费用

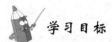 **学习目标**

(1) 掌握卫生总费用的基本概念和意义。
(2) 熟悉卫生总费用分析与评价指标。
(3) 了解卫生总费用研究历程及核算方法。

 **案 例**

　　2012 年以来中国卫生筹资变化状况如下：① 卫生总费用增速降至 10%以下。2017 年我国卫生总费用增长速度为 9.03%，自 2012 年以来首次降至 10%以下，比上年(11.85%)下降 2.82 个百分点，比 2012 年(12.80%)下降 3.77 个百分点；低于 2012 年以来的平均增速(11.49%)。增长速度回落趋势明显，与 2015 年出台的《关于控制公立医院医疗费用不合理增长的若干意见》的控费目标要求一致。按此变化趋势，预计 2018 年卫生总费用增速将继续保持放缓态势。② 政府和社会筹资占比"一降一升"，个人筹资占比变化不大。2012 年以来，个人卫生支出占卫生总费用的比重稳步下降，由 2012 年的 34.34%降至 2017 年的 28.77%，其中 2017 年个人卫生支出占卫生总费用比与上年相比变化不大；与此同时，社会卫生支出占比逐年增加，由 2012 年的 35.67%增至 42.32%，每年平均增加 1.33 个百分点；2017 年我国政府卫生支出 15205.87 亿元，比上年增加 1295.6 亿元，是 2012 年规模的 1.80 倍，政府卫生投入增速放缓，直接导致政府卫生支出占卫生总费用比重下降，2017 年政府卫生支出占卫生总费用降至 28.91%，比 2012 年下降 1.08 个百分点，近两年来政府筹资占比呈现出的下降趋势需重点关注。③ 商业健康保险保费收入增速趋缓，赔款和给付支出占比仍有待提高。2017 年商

业健康保险保费收入达 4389.46 亿元,比上年增加 346.96 亿元,增长 4. 31%,明显低于 2012 年以来 36.19% 的平均增速;是 2012 年保费收入(862. 76 亿元)的 5.09 倍;占社会卫生支出的比重由 2012 年的 8.60% 增至 19. 72%。与此同时,商业健康保险的赔款和给付支出占保费收入比重维持低位,由 2013 年峰值 36.59% 降至 2016 年的 24.76%,2017 年有所回升,增至 29.50%,赔款和给付支出占比仍有较大提升空间。

——案例来源:根据《中国卫生总费用研究报告(2018)》整理

第一节　卫生总费用概述

一、卫生总费用的基本概念

卫生总费用(total health expenditure,THE)是以货币形式作为综合计量手段,全面反映一个国家或地区在一定时期内(通常指一年)全社会用于医疗卫生服务的资金总额。卫生总费用核算结果及其基础数据,不仅为政府调整和制定卫生经济政策提供宏观经济信息,同时也是评价社会对人类健康重视程度,分析卫生保健体制公平与效率的重要依据。

卫生总费用是一个全社会的概念,它不仅反映卫生部门内部的资金运动,而且反映全社会的卫生资金运动。它是以货币作为综合计量手段,从全社会角度反映卫生资金的全部运动过程,分析与评价卫生资金的筹集、分配和使用效果。

卫生总费用分析亦可称为国家卫生账户(National Health Account,NHA)。NHA 描述了卫生总费用在三类组织间的资金流动:资金提供者、筹资中介和资金使用者。资金提供者是一个国家为卫生保健系统提供资金的主体;筹资中介是筹集或接受资金、组织资金提供者为购买卫生保健及其相关服务付费的组织;资金使用者是资金的用途,它可以有不同的分类方法。

国家卫生账户以"矩阵"的形式表示了卫生资金的流动,典型的"矩阵"表示各类资金从"各列"到"各行"的流动。国家卫生账户已经在许多国家得到广泛应用,而且实践证明,它在分析卫生保健系统方面行之有效。

对卫生总费用的理解应注意与以下几个相关概念的区别。

在西方各国,卫生总费用通常只称为卫生费用。在我国加上"总"字,是为了与人们的一些习惯相适应。在我国,卫生部门常常把卫生事业费误认为是卫生费用。其实,卫生事业费只是政府卫生支出的一部分,在卫生总费用当中,大约只占20%。

卫生事业费是指各级政府用于卫生部门所属卫生机构的财政预算支出,其中包括用于卫生部门所属各类医院、疗养院、卫生院、独立门诊部所的补助经费,中等卫生专业学校、医学科研机构、妇幼保健机构与卫生防疫机构的事业费,农村合作医疗补助及其他各项经费支出。卫生事业费分为正常经费、专项拨款和其他拨款。

卫生经费同卫生总费用、卫生事业费也是不同的。卫生经费(health recurrent expenditure)是指卫生事业经常性的支出,它是使卫生事业在原有规模上继续维持下去而支付的金额。所谓卫生事业规模不变是指卫生事业财产价值保持不变。如果卫生事业的财产价值发生变化,它增值了,年末财产价值大于年初财产价值,为使财产价值增值而支付的费用就不是卫生经费,而是卫生事业投资性的支出(health investment expenditure)。

二、卫生总费用(界限)与卫生资源

确定卫生总费用的界限与范围是正确计算与统计卫生总费用的必要前提。关于卫生总费用测算口径,国际上有不同看法,可以划分为广义和狭义两大类。从广义上看,有人主张一切为促进健康的活动所筹集和消耗的资源都应该计入卫生总费用。其中,不仅包括对健康有直接影响的卫生服务活动费用,而且还包括与健康有关的其他活动费用。从狭义上看,卫生总费用测算范围应该以卫生服务活动为中心,凡是直接为卫生服务和与卫生服务相关的其他服务活动提供的资金才能计入卫生总费用。

目前,我国卫生总费用的测算口径是根据世界卫生组织向发展中国家推荐的划分标准,从我国实际情况出发确定的。这一划分标准坚持以防病、治病、促进健康为服务宗旨,强调卫生专业人员的参与和指导,并坚持以卫生服务活动为主线的原则。

根据上述原则,我国卫生总费用测算范围具体包括以下内容:

1. 个人卫生保健服务

包括预防、治疗与康复性的服务,以及对上述服务的支持性与后勤保障性的服务。必须有明确的保健目标,有卫生技术人员的业务指导与管理。因此,作为补充食物的维生素不包括在内。按照中国医疗保障制度,病人的伙食费不计入卫生费用。

2. 公共卫生保健服务费用

包括劳动卫生、环境卫生、营养与食品卫生、儿童与少年卫生、学校卫生、放射卫生、精神卫生、健康和疾病的监测与流行病学调查、妇幼卫生、计划生育、优生优育等。

从中国国情出发，为避免数据的收集范围失控，下列项目不计入内：以力所能及的价格供应基本住房的费用不列入卫生费用；企业发放的劳保用品不列入卫生费用；对灾民和贫困户发放食物或救济金不列入卫生费用；企业劳保设备支出不列入卫生费用；垃圾及粪便的收集与处理费用不列入卫生费用；打扫卫生的群众性活动，以及各单位、各系统检查卫生的费用不列入卫生费用；除农村饮水不符合卫生标准，居民经济困难，由政府或其他组织出资或补助的改水投资外，其他水利建设或改水投资不列入卫生费用；个人购置的营养保健类药品与用品，含有药物的或可充当药物的保健食品或生活用品不列入卫生费用。

3. 卫生发展费用

主要指医学科研费用、医学教育费用、基本建设投资和设备投资等各项费用。

4. 其他卫生费用

如卫生事业行政管理费，部队、武警、公安、司法等政府其他部门卫生服务活动费用。

我国卫生总费用筹资来源测算范围和口径基本符合卫生总费用筹资来源定义和中国国情，同时又可避免数据收集范围的失控，使各年数据保持历史的连续性，测算口径的一致性，防止卫生总费用测算结果出现大起大落。

三、卫生总费用的研究历程

20 世纪 80 年代初期，我国与世界银行合作，首次运用筹资来源法测算我国卫生总费用，满足我国开展卫生工作的需要。此后，经过二十多年的努力和大量的现场调查与实际测算，卫生总费用筹资来源法在方法学上已日趋成熟和完善，基本形成了中国卫生总费用筹资来源法的测算体系。

我国卫生总费用在不断完善筹资来源法的基础上，进一步研究与开发卫生总费用机构流向法和实际使用法，并在方法学上取得突破性进展，初步形成了测算指标体系，并利用测算结果进行政策分析。机构流向法和实际使用法的研究与测算为完善我国国民卫生账户核算体系奠定了良好的基础，填补了国内空白。2001年，经济合作与发展组织（OECD）卫生政策部发表了《国际卫生核算账户的数据收集制度》，提出了一套新制定的卫生费用核算的国际分类系统。这是一套内含三个层次的立体平衡账户。它围绕三向轴心系统报告卫生总费用:① 卫生资金从哪里来,即按筹资来源划分卫生总费用,形成卫生费用筹资总额。② 卫生资金流向哪里,即按卫生服务提供机构的行业类别划分卫生总费用,形成卫生费用分配总额。③ 进行什么卫生服务和购买什么类型的卫生服务产品,即按卫生服务的功能划分卫生总费用,形成卫生费用使用总额,并通过"矩阵"式平衡表全面反映卫生资金的运动过程,为各国建立卫生核算统计报告制度制定了一套统一标准。同时便于各国卫生政策制定者和研究人员进行政策分析和与国际间进行比较。

随着医改的推进,对卫生总费用数据的要求越来越高。为了从原来的宏观数据进一步追踪到微观数据,即不同年龄别人群的疾病经济负担,从而了解政策配置的倾向。为此,国家级卫生总费用核算组首次应用国际最新核算体系(SHA2011),采用标准化的数据收集、细化的工作方案和核算方法,通过对天津、福建、吉林、甘肃 4 个地区的调查,得到全国功能法和矩阵平衡核算结果,以及疾病费用和人群费用结果。

四、卫生总费用的研究目的与意义

(一)为制定和实现卫生发展战略目标提供宏观经济信息

卫生总费用测算结果以全社会卫生保健资金总额及其在国民生产总值(GDP)中所占的比重作为重要评价指标,向决策者展示一个国家或地区在一定时期内全社会卫生保健筹资水平和筹资来源,从宏观角度反映在一定社会经济条件下,全社会卫生保健资金的投入规模和力度,以及全社会对人类健康的重视程度,分析与评价卫生总费用发展变化趋势及其重要影响因素。卫生总费用测算结果和基础数据为各级政府制定卫生筹资政策和发展目标提供重要的、不可缺少的宏观信息。

(二)为调整和制定卫生经济政策服务

卫生总费用时间序列数据是各级政府制定科学有效、公平合理的卫生经济政策不可缺少的客观依据。卫生经济政策包括卫生筹资政策、卫生资源配置政策、卫生保障体系政策、卫生服务价格政策及卫生机构经营管理政策等。各项经济政策都会对卫生总费用筹资来源、机构流向和实际使用效果产生重要影响。同时卫生总费用筹资结构、资源分配和费用消耗等方面的数据信息也都会十分敏感地反映各项卫生经济政策的合理性和公平性。

(三)适应经济体制转变的需要

在计划经济体制下,我国卫生筹资渠道比较单一,全社会卫生保健资金主要来源于政府预算拨款,卫生总费用测算的主要任务是核算政府预算卫生支出。随着市场经济体制的逐渐建立和卫生改革的不断深入,我国政府采用多渠道、多形式的卫生筹资政策,卫生筹资渠道不断拓宽,因而社会经济体制的转变对卫生总费用的数据来源产生极大的影响,为确保卫生总费用测算结果的可靠性和适用性,为及时反映变化中的卫生资金状况,向决策者提供准确的宏观经济信息,有必要在原有的测算方法的基础上进一步改进和完善,提供真实的、连续的卫生总费用数据。

(四)为区域卫生发展提供卫生费用信息支持系统

随着我国区域卫生规划的实施,迫切地需要区域性的基础数据和经济信息。区域卫生总费用是区域卫生信息中最基本和最重要的内容,是制定区域卫生规划不可缺少的卫生经济信息,也是各种项目社会和经济效益评价的必要指标。因此,迫切需要提高区域性卫生账户的核算能力,尽快建立区域卫生总费用核算信息支持系统。

(五)为政策执行者提供次国家级的卫生经济信息

由于自然、文化及历史原因,使得中国的经济发展极不平衡,地方政策执行者要依据国家宏观卫生经济政策,制定适合当地具体情况的卫生改革措施和计划。本地区的经济和卫生费用信息已成为当地政策制定者的决策依据。以往各地卫生经济统计信息系统比较薄弱,特别是贫困地区至今尚未开展卫生费用测算工作。因此,在加强国家级卫生账户核算系统建设的同时,有必要考虑地方级常规的卫生账户核算制度建立,强化省级卫生费用的核算能力,提高各地区卫生政策制定者和执行者的管理水平。

(六)满足与国际接轨的需要

许多国家,尤其是 OECD 国家较早地开始全面、系统地测算卫生总费用,并定期发表卫生总费用的测算结果和报告。世界卫生组织已经将世界各国的卫生总费用相关数据公布在其年度报告中。为满足国际和地区间进行比较的需求和世界卫生组织的工作要求,中国卫生总费用需要在原有的测算方法上有所突破,建立适合国际比较的指标体系,开展总费用的矩阵分析。这些工作的目的是让世界了解中国卫生事业的发展水平及明晰中国在全球健康发展中的地位与作用。

第二节　卫生总费用核算

一、卫生总费用核算的基本概念

卫生资金运动依次经历卫生资金的筹集、分配和使用三个阶段。因此,卫生费用核算包括卫生资金的筹集来源、机构流向和功能使用三个层次,由此形成三套指标体系及相应的测算方法,即来源法、机构法和功能法,分别从不同层次、不同角度反映卫生资金运动的特点。① 来源法是卫生费用核算的第一个层次,是以卫生服务过程中的资金运动为核算对象,按照卫生资金的筹集渠道与筹资形式核算全社会卫生资金投入总量及内部构成的方法。② 机构法是从机构角度出发,核算从全社会筹集到的卫生资金在各级各类卫生机构的分配,属于卫生费用核算体系的第二个层次。③ 功能法是卫生费用核算的第三个层次,其结果反映卫生费用在不同功能服务中的分布及在不同年龄、性别、疾病别、经济水平等维度人群中的分布。来源法与机构法测算的是卫生总费用,功能法核算的是经常性卫生费用,剔除了通过维持或扩大生产对卫生产品和服务的提供起支持作用的资本形成总额。

卫生总费用账户核算是一种系统地研究某一确定时期卫生系统中卫生资金流动的方法。卫生资金在卫生领域的运动过程中,依次经历了卫生资金筹集、卫生资金分配和卫生资金使用这样一个连续不断的循环过程。卫生总费用可以从卫生资金来源、分配流向和使用消耗三个层次和不同角度进行数据汇总和测算,由此形成卫生费用账户的筹资来源、机构流向和实际使用三种主要核算方法。上述三种核算方法分别根据途径和方式收集整理各类数据,按照不同指标分类和测算口径进行汇总,测算卫生总费用的筹资总额、分配总额和使用总额。

二、卫生总费用核算的体系框架

(一) 筹资来源法

1. 基本定义

卫生费用筹资总额测算方法是卫生账户核算体系的第一个层次,是按照卫生资金的筹集渠道与筹资形式收集整理卫生总费用数据,测算卫生费用筹资总额的方法,简称筹资来源法。

卫生费用筹资总额是指某地区在一定时期内,为开展卫生服务活动从全社会筹集的卫生资金总额,它是从筹资角度对卫生资金运动进行了分析与评价。

卫生费用筹资总额是以卫生服务过程的资金运动为核算对象,根据卫生资金来源渠道进行分类,测算全社会卫生资金投入总量及其内部结构。从宏观上反映一个国家或地区在一定时期内卫生筹资水平和各主要筹资渠道的费用构成,分析与评价在一定经济发展水平条件下,该地区政府、社会和居民个人对健康的重视程度和费用负担情况,以及卫生筹资模式的主要特征和卫生筹资的公平合理性。

2. 指标体系

根据卫生政策分析需要,从出资者角度看,卫生总费用指标体系可分为三部分:政府预算卫生支出、社会卫生支出和居民个人卫生支出。

(1) 政府预算卫生支出。

政府预算卫生支出是指各级政府用于卫生事业的财政预算拨款。包括上级政府预算拨款和本级财政预算拨款。上级财政预算拨款指上级政府财政部门或卫生部门对下级政府所属卫生机构进行的财政预算补助。本级财政预算拨款是指本级政府对其所属卫生机构进行的财政预算补助。

根据政府预算卫生支出的经济用途可分为公共卫生服务经费和公费医疗经费两部分。① 公共卫生服务经费是指各级政府为防病治病、保障人民身体健康,由国家财政预算向社会全体成员提供的卫生保健服务资金。公共卫生服务经费包括卫生事业费、中医事业费、计划生育事业费、高等医学教育经费、预算内基本建设投资、医学科研经费、卫生行政管理费和政府其他部门卫生经费。② 公费医疗经费是指政府为部分人群提供的医疗保险经费,即各级政府财政预算对国家行政事业单位公职人员、大专院校学生、二等乙级以上革命残废军人和在华工作的外籍专家及其随住家属等人提供的医疗保险经费。

(2) 社会卫生支出。

社会卫生支出是指政府预算外社会各界对卫生事业的资金投入,包括非卫生部门行政事业单位、工矿企业用于医疗卫生机构设施建设费,行政事业单位和企业职工医疗卫生费,乡村集体经济单位用于乡村卫生机构建设、防保补助、乡镇企业职工医疗卫生费及合作医疗经费补助,卫生部门预算外基本建设支出,私人办医卫生支出,预算外医学教育经费,卫生部门抵支收入和公共卫生机构预算外收入,国际组织援助和海外侨胞捐赠等各项卫生支出。

(3) 居民个人卫生支出。

居民个人卫生支出是指城乡居民用自己可支配的经济收入支付的各项医疗卫

生费用和多种形式的医疗保险费用,包括城镇居民医疗卫生支出、乡村居民医疗卫生支出和居民个人其他医疗卫生支出。① 城镇居民医疗卫生支出指由城镇居民家庭成员个人负担的医疗卫生保健费用以及享受公费、劳保医疗待遇人员按规定由个人负担一定比例的医药费用。② 乡村居民医疗卫生支出是指由乡村居民家庭成员个人负担的医疗卫生保健费用。③ 居民个人其他医疗卫生支出是指城乡居民家庭成员自愿参加的多种形式的医疗保险而支付的医疗卫生费用。

3. 测算方法

卫生总费用筹资来源测算方法是根据卫生资金的筹集渠道和筹资来源收集整理各类数据,按照不同分类和口径进行汇总,构成卫生总费用筹资总额。

数据的收集和整理是筹资来源法的基础。卫生总费用筹资来源法原始数据资料主要来源于现有的卫生信息系统,如《卫生事业经费决算资料》《卫生统计年报资料》以及计划生育、医疗保险等部门的财务和统计资料。部分资料需要查阅相关统计资料和到相关部门收集,如到统计局、财政部门、劳动部门以及农业部门查阅相应的《统计年鉴》《劳动统计年鉴》《农业统计年报资料》等;另一部分资料可通过访问调查和利用现有资料及相应的参数进行估算。

经过多年努力,筹资来源测算方法已日趋成熟和完善,初步形成了具有中国特色的卫生总费用测算体系,其测算结果在制订和评价卫生筹资政策方面发挥了重要作用。

(二) 机构流向法

1. 基本定义

卫生费用分配总额测算方法是国民卫生账户核算体系的第二个层次,是按照卫生机构类别进行分类,对卫生费用分配总额进行测算的方法,简称"机构流向法"。

卫生费用分配总额是指某地区在一定时期内,从全社会筹集到的卫生资金在各级各类卫生机构分配的总额,它反映卫生资金在不同部门、不同地区、不同领域和不同层次的分配,在卫生费用核算的方法学上,卫生费用分配总额可以对卫生筹资总额起平衡作用,对卫生资金使用总额起总量控制作用。

卫生费用分配总额测算范围包括各级各类卫生保健服务的提供者。此外,还包括药品零售店、卫生行政管理部门等机构。

卫生费用分配总额测算卫生服务的最终产品价值,卫生保健服务的中间产品价值,如药品生产企业、医疗器械生产企业、医院的制剂部门的产品价值在最终产品价值中已经包括在内,所以在测算时不可重复计算。

2. 指标体系

按照卫生服务机构进行分类,卫生费用分配总额指标体系可分为以下八个部分:医院费用、护理保健机构费用、门诊卫生服务提供机构费用、药品零售和其他医用商品提供机构费用、公共卫生服务提供机构费用、卫生行政管理和健康保险机构管理费用、政府其他特殊部门卫生费用及其他费用。

(1)医院费用。

医院费用是指各地区流入到某地区各级各类医院的卫生资金总额。医院是指已经登记注册,主要由医师和护士从事诊断、治疗服务的卫生服务提供机构,包括各级综合医院、专科医院、中医院等,所提供的服务包括住院服务和门诊服务。测算卫生费用分配总额时,医院主要划分为城市医院、县医院、卫生院和其他医院。

(2)护理保健机构费用。

护理保健机构费用是指各地区流入到某地区各级护理机构的卫生资金总额。护理保健机构是指提供护理和康复服务的机构,主要提供长期的护理保健服务,有时也提供急性病的卫生保健,并伴有住宿和其他社会支持的服务。测算卫生费用分配总额时,护理保健机构主要指疗养院。

(3)门诊卫生服务提供机构费用。

门诊卫生服务提供机构费用是指流入到某地区各级各类门诊机构的卫生资金总额。门诊卫生服务提供机构是指对不需要住院服务的病人直接提供门诊卫生服务的机构,主要提供门、急诊病人的诊断治疗服务和社区家庭卫生保健服务,这类机构一般不提供住院服务。测算卫生费用分配总额时,门诊卫生服务提供机构主要包括各级各类门诊部所、村卫生室、私人开业医生诊所、计划生育指导站所以及逐渐发展的社区卫生保健服务中心和全科保健服务中心。

(4)药品零售和其他医用商品提供机构费用。

药品零售和其他医用商品提供机构费用是指某地区流入到医用商品零售机构的卫生资金总额。药品零售和其他医用商品提供机构是指主要面向个人或家庭消费,对公众提供医用药品、医用商品零售服务的机构。测算卫生费用分配总额时,药品零售和其他医用商品提供机构主要指零售药店。

(5)公共卫生服务提供机构费用。

公共卫生服务提供机构费用是指流入到某地区各级各类公共卫生机构的卫生资金总额。公共卫生服务提供机构是指提供公共卫生服务的各级各类卫生机构,包括政府及个人公共卫生项目的管理和提供机构。测算卫生费用分配总额时,公共卫生服务提供机构主要有专科防治机构(如结核病、职业病、血吸虫病等防治所、防治站);卫生防疫机构(主要是各级疾病控制中心、防疫站);妇幼保健机构(主要是妇幼保健所、保健站);其他卫生事业机构(如生物制品所、急救站、输血站、卫生宣教所等)。

(6) 卫生行政管理和健康保险机构管理费用。

卫生行政管理和健康保险机构管理费用是指某地区流入到卫生行政管理部门和健康保险管理机构的卫生资金总额。卫生行政管理和健康保险机构是指主要从事卫生部门管理性工作,以及全局性卫生政策和健康保险管理工作的机构。测算卫生总费用分配总额时,主要测算卫生行政管理机构的费用。医疗或健康保障(保险)的各项管理费用尚未从医疗保险总支出中剥离开来。

(7) 政府其他特殊部门卫生费用。

政府其他特殊部门卫生费用是指流入到一些特种部门的卫生资金总额,如军队、武警、公安、司法等部门的医疗卫生费。该项目不纳入地方级卫生费用核算。

(8) 其他费用。

其他费用是指上述项目未包括的卫生机构费用。测算我国卫生费用分配总额时,主要包括各级各类卫生机构的固定资产增加值(资本形成),医学教育机构费用和医学科研机构费用。

3. 测算方法

在进行卫生费用分配总额测算时,需要测算工业及其他部门的卫生机构的费用,但是由于工业及其他部门的许多卫生机构不是独立核算单位,不积累财务数据,资料来源不规范,工作难度很大,所以用卫生部门的卫生机构为样本,估算全社会卫生机构费用总额及其分布。公式为

$$某类机构某项收入人均参数 = \frac{卫生部门同类机构该项收入}{卫生部门同类机构人员数}$$

某类机构某项总收入 = 同类机构该项收入人均参数 × 同类机构总人员数

卫生部门各类机构各项收入、卫生部门各类机构人员数来自《卫生事业经费决算资料》;各类机构总人员数来自《卫生统计年报资料》。

医疗机构包括城市医院、县医院、城市卫生院、农村卫生院四类机构;公共卫生事业机构包括防治防疫机构、妇幼保健机构、干部训练机构和其他卫生事业机构四类机构。

(三) 实际使用法

1. 基本定义

卫生费用使用总额测算方法是卫生账户核算体系的第三个层次,它按照卫生服务功能进行分类,根据卫生服务消费者在接受各种卫生服务时所消耗和使用的

卫生资源测算卫生费用实际使用总额的一种方法,简称实际使用法。

卫生费用使用总额是指全社会卫生服务消费者在接受卫生机构提供的各类卫生服务过程中所消耗的卫生资源总量的货币表现,它从消费者的角度,反映从不同渠道筹集的卫生资金在各类卫生机构和不同服务领域中的最终使用和消耗情况。

卫生费用实际使用法是按照服务功能分类,从微观上反映卫生服务消费者在一定时期内对不同卫生服务的利用程度及其费用水平。它的运动主体是消费者,包括政府和个人。按照卫生保健服务的基本功能分类方法测算卫生费用,是卫生账户核算体系中的一个重要组成部分,可以用来分析与评价卫生资源利用的公平性和合理性。

2. 指标体系

参考和借鉴国际卫生账户核算制度提出的分类标准,根据卫生服务功能和产品的不同,结合我国卫生服务领域的特点以及数据资料的可得性,卫生费用使用总额指标体系可以划分为:个人卫生费用、公共卫生费用、卫生发展费用和其他卫生费用。

(1) 个人卫生费用。

个人卫生费用是指该地区卫生服务消费者在不同卫生机构接受各类医疗保健服务时所消耗和使用的费用总和。包括消费者个人在接受各种医疗服务时所消耗的费用、个人在零售药店购药的支出和政府对医疗机构的各项补助,不包括个人购买的各种营养保健食品和健身器械。由于个人卫生服务产品主要经过市场获得,因此可以采用现场调查方法,根据不同服务项目的服务量和提供该项目的收费水平测算个人卫生费用 。从我国实际出发,个人卫生费用包括门诊费用、住院费用和零售药品费用。

(2) 公共卫生费用。

公共卫生费用是指卫生服务消费者在接受政府和个人购买的,由卫生机构或卫生人员提供的各类公共卫生服务时所消耗的费用总额。包括消费者在接受防治防疫服务、妇幼卫生服务及其他公共卫生服务时所消耗的卫生资源。公共卫生服务不仅包括各种妇幼卫生保健服务和计划生育咨询与指导,还包括各种传染性疾病和非传染性疾病的预防与监控。结合我国公共卫生服务内容和数据信息的可得性,公共卫生费用包括:疾病监督与控制费用、妇幼卫生费用、其他公共卫生费用。

(3) 卫生发展费用。

卫生发展费用是指筹集到的卫生资金用于卫生发展的资源消耗。卫生发展费用包括医学教育费用、医学科研费用和固定资产增加值。

(4) 其他卫生费用。

测算省级卫生费用使用总额时,其他卫生费用主要是指卫生行政管理费。

3. 测算方法

卫生费用使用总额测算方法的基本思路是根据不同卫生服务项目的工作量及其相应服务项目的平均收费水平测算卫生总费用。测算数据主要涉及两个重要变量:各项卫生服务的工作量和每项服务的收费水平。卫生费用使用总额的测算首先根据不同服务功能确定相应的卫生服务的工作量。各项卫生服务收费水平分别采用费用监测点现场调查法、成本估算法和服务人口法进行测算。

(1) 费用监测点现场调查法。

卫生服务收费水平是卫生总费用使用总额测算的重点。卫生服务收费水平是卫生机构开展各项卫生服务实际发生费用水平。确定卫生服务收费水平的理论依据是消费者购买某种卫生服务产品时是否经过市场支付费用。经过市场以商品交换方式获得的卫生服务产品有明确的市场价格,如个人卫生服务。这类服务收费水平的确定,通过建立省(市)级费用监测点,利用调查表,采用典型、分层调查方法,在提供卫生服务的各级各类卫生机构,根据选择的服务项目,调查相应的收费水平。由于城乡之间卫生服务消费水平存在明显的差异,为了更好地体现城乡之间不同层次和级别卫生服务的消费水平,应分别按照城市、县、乡三个不同级别进行调查,根据各个层次收费水平的中位数确定各项服务的平均收费水平,最终测算出全省的平均收费水平。对于个别卫生服务项目的收费水平则采用抽样调查的方法获得。所有数据通过 Excel 和 Access 软件进行计算机数据处理和汇总,测算各项卫生服务费用总额(具体测算方法参见第十一章内容)。基本测算公式为

某项卫生服务费用总额 = 该项卫生服务总人次 × 该项卫生服务平均收费水平

(2) 成本估算法。

部分公共卫生服务项目由于公益性较强,属于纯粹的公共产品,因此没有直接的市场价格,或者它的成本高于价格,但是在提供这类卫生服务时同样消耗了卫生资源,因此由成本或相应的工时,可以计算影子价格,即模拟价格。在具体测算过程中,对于有服务量的公共卫生服务项目,根据开展无偿服务项目所消耗的工时,参考有偿服务项目的收费标准,采用成本分摊的方法,估计卫生服务项目的单位服务量成本,并结合该项目的工作量,测算卫生服务费用。基本测算公式为

某项公共卫生服务费用总额 = 该项目的服务量 × 单位服务量成本 × 调整参数

因为成本是服务价值的一部分,一项服务的模拟价格可能等于或大于成本,也可能小于成本,所以需要使用系数加以调整。

(3) 服务人口法。

某些公共卫生服务项目没有明确的服务量,其费用需要按照服务人口进行测算,以服务的人口作为该项公共卫生服务的工作量。因此,这类公共卫生服务需要根据服务的目标人口,采用服务人口法测算各项公共卫生服务费用。基本测算公式为

　　　某项公共卫生服务的费用总额 = 服务目标人口数 × 人均费用水平

(4) 中国卫生总费用核算方法(SHA2011)。

卫生费用核算体系(SHA2011)建议在卫生费用核算中区分"经常性卫生费用"和"固定资本形成总额"。由于经常性卫生费用是指本国常住单位用于卫生保健货物和服务的最终消费费用,是卫生功能所花费的经济资源的量化。资本产品是卫生服务提供机构需求的主要内容,对于维持或扩大生产,提供卫生保健货物和服务起着至关重要的作用。

经常性卫生费用的界定一般从卫生服务功能入手,卫生服务功能分类(ICHA-HC)从国际视角描绘了卫生服务活动的范围。

按照 ICHA-HC 的概念设计,卫生服务主要包括所有通过利用有资质的医学知识(医学、辅助医学、护理知识和技术,包括传统的、补充的和替代医学(TC-MA)),以提高和维持人体健康状况,预防健康状况恶化,减轻不健康影响为主要目标的活动。这一主要目标通过以下卫生服务活动实现:健康促进和预防,疾病诊断、治疗和康复,慢性病患者的医疗照护,健康有关损伤和残疾人士的医疗照护,姑息治疗,提供社区卫生项目,卫生行政管理。

SHA2011 按照医疗卫生服务的筹资、生产和消费 3 个环节将卫生费用核算的维度划分为核心维度和扩展维度。核心维度包括筹资方案、服务提供机构和服务功能 3 个维度,为编制卫生核算账户提供了指导和方法学支持,主要回答 3 个基本问题:① 消耗了什么类型的产品和服务? ② 哪些卫生服务提供机构提供了这些产品和服务? ③ 什么样的筹资方案为这些产品和服务付费? 扩展维度中的筹资环节主要进一步回答了筹资方案的资金是从哪里来的以及如何进行筹资的;生产环节进一步回答了卫生服务提供机构在生产医疗产品和服务时所消耗的资源成本和资本投入有哪些;消费环节进一步回答了卫生服务都是被谁消费了,受疾病别、年龄别、性别、地区及经济水平分布等的影响情况。

三、卫生总费用核算数据收集方法

（一）现有资料的开发与利用

测算卫生总费用时，首先应充分利用目前已有的社会经济统计资料、卫生统计年报资料、卫生决算报表，抽取样本机构的门诊和住院患者的个案数据、各类机构的收支总量数据和每类机构不同预防服务收支数据等常规信息系统数据。一般来说，这些资料容易获取且数据可靠。另一个重要的数据来源是对现有卫生服务调查资料的开发和利用，多数地区有这方面的资料，但是调查方法和数据质量差异很大，在利用调查数据时应注意进行适当调整。

（二）现场典型调查

在常规信息系统数据不充分，一时难以得到现成数据的情况下，可以进行小规模的调查，抽取有一定代表性的调查点，通过现场调查，取得相应的指标和数据，并作为测算依据。卫生总费用的现场调查也是卫生总费用研究的内容之一。

（三）间接估算法

对于无法做抽样调查的小型项目也可以利用现有的统计资料、财务数据和各种参数进行相关数据的估计。例如，数学模型法、卫生服务数据估算法等。

（四）建立监测点

对卫生总费用测算中的一些"盲点"问题，即只知道数据的发生，但没有资料来源，可以建立监测点和经常性的报告制度，保证数据来源的可行性和连续性。

（五）现场访问调查

卫生总费用三种测算方法的常规信息系统数据主要来源于现有的卫生统计信息系统，另外许多资料还需要到相关单位和部门获取，包括统计局、财政部门、劳动部门、农业部门以及计生委、教育部门、科技部门、民政部门、医保等单位，还有些是现场测算数据。

（六）计算机数据处理

尽量利用计算机进行数据汇总，以减少计算过程中产生的误差。目前我们已编制并测算出卫生总费用各种数据的 Excel 电子表格和 Access 计算程序可供使用。

第三节　卫生总费用的分析与评价

一、卫生总费用分析评价层次

第一,从宏观经济角度看,卫生总费用反映的是全社会的卫生保健总需求。因此,卫生总费用应该反映卫生领域经济运行的基本状况,尤其是卫生保健需求的总体水平及其变化趋势。

第二,对卫生领域的经济运行过程进行主导分析,主要是筹资主导分析和卫生资源利用的主导分析。筹资主导分析重点分析卫生筹资结构,反映不同筹资来源在卫生总费用中所占比重,以及对卫生总费用发展变化的影响。卫生资源利用的主导分析反映各类卫生保健需求对卫生费用的决定关系。

第三,对卫生经济运行中存在的主要问题进行分析。例如,政策效应分析,主要分析卫生经济政策产生的影响和存在的主要问题,对本年度出现的新问题,以及这些问题的性质、形成原因和变化趋势等做出系统分析。

第四,对卫生总费用变化趋势进行短期预测和展望,包括对卫生总费用基本状况、主要因素的变化及其影响,以及宏观经济调控政策的可能性和有效性做出展望,并提出对策和建议。

二、卫生总费用筹资总量分析

(一)卫生总费用绝对值

卫生总费用绝对值是反映卫生费用总量的重要指标,用于评价全社会卫生投入水平,卫生总费用绝对值一般用当年价格和可比价格两项指标来表示。

(二)人均卫生费用

人均卫生费用是消除人口增长因素对卫生总费用绝对值的影响,用来分析评价公平性的重要指标,人均卫生费用一般用当年价格和可比价格两项指标来表示。其公式为

$$人均卫生费用 = \frac{某年某地区卫生总费用}{某年某地区平均人口数}$$

（三）卫生总费用占国内生产总值（GDP）百分比

卫生总费用占国内生产总值（GDP）百分比通常用来反映一定时期、一定经济水平下，国家对卫生事业的资金投入力度，以及国家对卫生工作的支持程度和全社会对居民健康的重视程度。其公式为

$$\text{卫生总费用占 GDP 百分比} = \frac{\text{某年某地区卫生总费用}}{\text{某年某地区 GDP}} \times 100\%$$

三、卫生总费用筹资结构分析

（一）政府预算卫生支出占卫生总费用百分比

政府预算卫生支出占卫生总费用百分比是进行卫生总费用筹资结构分析的重要指标，它反映政府各部门对卫生工作的支持程度和投入力度，体现政府在卫生领域中的重要作用。其公式为

$$\text{政府预算卫生支出占卫生总费用百分比} = \frac{\text{某年某地区政府预算卫生支出}}{\text{某年某地区卫生总费用}} \times 100\%$$

（二）社会卫生支出占卫生总费用百分比

社会卫生支出占卫生总费用百分比是衡量社会各界对卫生服务贡献程度的重要指标，反映多渠道筹集卫生资金的作用程度。其公式为

$$\text{社会卫生支出占卫生总费用百分比} = \frac{\text{某年某地区社会卫生支出}}{\text{某年某地区卫生总费用}} \times 100\%$$

（三）居民个人卫生支出占卫生总费用百分比

居民个人卫生支出占卫生总费用百分比是衡量城乡居民个人对卫生费用负担程度的评价指标，各地区不同人群对卫生费用的自付率反映了不同地区不同人群享受卫生服务的公平程度。其公式为

$$\text{居民个人卫生支出占卫生总费用百分比} = \frac{\text{某年某地区居民个人卫生支出}}{\text{某年某地区卫生总费用}} \times 100\%$$

（四）政府预算卫生支出占财政支出百分比

中央和地方政府对卫生事业的投入，要随着经济的发展逐年增加，增加幅度不低于财政支出的增长幅度。政府预算卫生支出占财政支出百分比是评价各级政府对卫生工作支持程度的重要指标。其公式为

$$政府预算卫生支出占财政支出百分比 = \frac{某年某地区政府预算卫生支出}{某年某地区财政支出} \times 100\%$$

(五)卫生事业费占财政支出百分比

卫生事业费占财政支出百分比反映了不同地区财政部门对本地区卫生事业发展的支持程度和对卫生工作的重视程度。其公式为

$$卫生事业费占财政支出百分比 = \frac{某年某地区卫生事业费}{某年某地区财政支出} \times 100\%$$

(六)卫生经费占财政支出百分比

卫生经费主要包括卫生事业费、中医事业费、公费医疗经费和药品监督管理费。卫生经费占财政支出百分比也是评价各级政府对本地区卫生事业发展支持程度的主要指标之一。其公式为

$$卫生经费占财政支出百分比 = \frac{某年某地区卫生经费}{某年某地区财政支出} \times 100\%$$

(七)公共卫生服务经费占卫生总费用百分比

公共卫生服务经费是政府预算卫生支出的重要组成部分,是各级政府为防病治病、保障人民身体健康,由政府财政预算向社会全体成员提供的卫生保健服务费用,是反映政府财政对卫生事业发展的支持程度和卫生服务公平性的重要评价指标。其公式为

$$公共卫生服务经费占卫生总费用百分比 = \frac{某年某地区公共卫生服务经费}{某年某地区卫生总费用} \times 100\%$$

(八)医疗保险费用占卫生总费用百分比

医疗保险费用包括政府公费医疗费用(含公费医疗费用超支部分)、企业劳保医疗费用以及私人和商业医疗保险费用等。医疗保险费用占卫生总费用的百分比是评价国家、社会和个人直接用于医疗卫生保健服务费用水平的重要指标。

四、卫生总费用变化趋势分析

(一)卫生总费用年增长速度

卫生总费用年增长速度是衡量一个国家或地区各年卫生总费用增减变化趋势和发展程度的重要评价指标。评价卫生总费用的增长速度要消除价格因素的影

响,把当年价格换算成可比价格,用可比价格进行测量。其公式为

$$\text{卫生总费用增长速度} = \frac{\text{某地区报告期卫生总费用(可比价格)}}{\text{某地区基期卫生总费用(可比价格)}} \times 100\% - 1$$

(二) 卫生总费用年平均增长速度

卫生总费用年平均增长速度是衡量卫生总费用各年平均增长变化程度和卫生总费用变化趋势的重要评价指标。其公式为

$$\text{卫生总费用年平均增长速度} = \sqrt[n]{\frac{a_n}{a_0}} - 1$$

式中,a_n 为报告期卫生总费用;a_0 为基期卫生总费用;n 为为总计年数。

(三) 卫生总费用对 GDP 的弹性系数

卫生总费用对 GDP 的弹性系数表示卫生总费用和 GDP 增长速度之间的关系。其公式为

$$\text{卫生总费用对 GDP 的弹性系数} = \frac{\text{卫生总费用年增长率}}{\text{GDP 增长率}}$$

弹性系数大于 1,说明卫生总费用的增长快于 GDP 的增长;弹性系数小于 1,说明卫生总费用增长速度慢于 GDP 增长;一般情况下,弹性系数保持在 1 左右,说明卫生总费用同 GDP 的增长速度基本保持一致。

五、卫生总费用机构流向分析

在 2016 年卫生费用分配总额中,医院费用占 61.90%,其中城市医院、县医院、城市社区卫生服务中心、卫生院分别占 39.88%、13.8%、2.57% 和 5.57%,其他医院约占 0.08%。门诊机构费用占 6.45%,药品零售机构占 12.54%,公共卫生机构占 6.05%,卫生行政管理机构费用占 3.48%,其他卫生机构费用大约占 9.57%。2016 年药品费用为 17602.44 亿元,占卫生费用分配总额的 36.32%。

2005～2016 年,城市医院、卫生院、其他医院、门诊机构和公共卫生机构所占比重基本保持下降趋势,其中城市医院从 51.02% 下降到 39.88%;县医院、社区卫生服务中心、药品零售机构和卫生行政和医疗保险管理机构费用占卫生费用分配总额比重均有上升,特别是县医院所占比重从 7.50% 逐年上升到 13.80%。

六、卫生总费用预测

(一) 卫生总费用增长的主要影响因素

第一,在旧的影响因素推动下,卫生服务技术密集性影响程度不会减弱。一方面,随着科学技术的发展进步,新的医疗技术会得到更广泛的应用。另一方面,在医疗机构管理体制和合理补偿机制建立健全过程中,很难杜绝医疗技术的过度利用,它仍然会影响医疗服务技术密集程度的增强,对卫生费用增长起推波助澜作用。

第二,我国已经进入人口老龄化阶段,人口年龄结构正在发生重大变化。我国老龄人口已经占世界老年人口的 1/5,而且人口老龄化进展速度比其他国家都要快。我国人口形势的基本特点已经向我们发出了警示,卫生事业与医疗保障事业正在面临人口老龄化带来的各种挑战,其中自然包括医疗卫生费用增长。

第三,随着我国城市化建设进展的加快,城镇人口比重正在持续上升。根据《2000 年第五次全国人口普查主要数据公报》,居住在城镇的人口占总人口的36.09%,乡村人口占 63.91%,与 1990 年相比,城镇人口占总人口比重上升了9.86个百分点,这将会对医疗消费结构产生重大影响。

第四,疾病谱的变化,慢性病患者数量增长趋势的不可逆转,有可能使小部分数量人口占用了大部分卫生资源,一些国家已经将慢性病列为卫生费用增长较为集中的项目之一。另外,人们对病情的认知程度,以及对高质量生活的追求,也是卫生总费用增长不可抗拒的作用力。

根据各种需求增长态势分析,随着时间的推移,在未来一段时间里,卫生总费用有可能持续增长。

(二) 卫生总费用预测方法

1. 回归预测

回归预测是预测技术中经常使用的一种因果分析和相关分析的预测方法。根据回归预测方法,利用卫生总费用历史数据,建立相应的一元回归方程,对未来卫生总费用进行预测。

2. 弹性预测

在经济预测工作中,常常要考虑到某一经济变量变化率对于另一变量变化率的影响,由此产生弹性概念。弹性表明两个变量变化率的比值。如果认定卫生费用是因变量,GDP 为自变量,我们将二者之间的弹性关系称为卫生消费弹性系数,表示为 GDP 每增长 1%,卫生总费用相应增长的比率。

弹性对于分析经济变量间的相对变化有着重要的实际意义,当弹性系数等于 1 时,表明卫生费用与国民经济增长速度相一致;当弹性系数大于 1 时,说明卫生费用增长速度快于 GDP 增长速度;反之,当弹性系数小于 1 时,则卫生总费用增长速度落后于 GDP 增长。

3. 计量经济预测

计量经济预测是在考虑多种影响因素的基础上,进行指标筛选,将那些与卫生总费用关系最为密切,影响程度最大的相关因素建立数学模型进行综合分析,得到预测结果。借鉴与参考国际卫生保健需求模型,结合我国实际情况,利用我们已经收集整理的历史数据进行预测。

本模型的研究特点是注重人口因素对卫生保健需求的影响。因为人口因素是卫生服务需求变化的重要影响因素之一,主要表现为人口数量的增加和人口老龄化。随着人口老龄化社会的到来,在人口出生率保持正常的情况下,死亡率减慢,必然使社会总人口增加。人口数量增加,卫生服务总需求必然会增加,但是不同年龄人口的卫生服务需求存在相当大的差别,一般情况下,老龄人口的卫生服务需求要比年轻人高出几倍。因此,在设计卫生服务需求计量经济分析模型时,不仅要考虑人口数量的增加,而且也要注意人口年龄结构的变化。不同年龄结构的卫生服务需求差别究竟有多大,需要有经验依据。

思考题

(1) 卫生总费用研究对卫生改革与政策制定的有何影响?

(2) 如何认识卫生总费用核算体系框架?

(3) 卫生总费用分析与评价指标有哪些?

第七章 健康保险

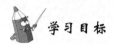 学习目标

(1) 掌握风险的概念及特征,保险的概念及职能,健康的概念,健康保险的概念及特征,社会医疗保险的概念及特征,社会医疗保险系统的组成。

(2) 熟悉风险基本要素,健康保险合同及共同条款,中国社会医疗保险体系组成(城镇职工基本医疗保险制度、城镇居民基本医疗保险制度、新型农村合作医疗制度)。

(3) 了解风险分类、风险管理方法,社会医疗保险功能、目标,各类商业健康保险(医疗保险、疾病保险、失能收入损失保险、护理保险)。

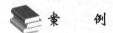 案 例

健康险迎新规,三大看点值得细读

新修订的《健康保险管理办法》(以下简称《办法》)将于 2019 年 12 月 1 日起正式施行,健康险新规发布将会给消费者投保带来哪些改变? 新快报记者为大家梳理了 3 大看点。

看点 1:长期健康保险可进行费率调整。

此次新规修订最大的看点之一,就是《办法》着眼于解决当前消费者对于医疗保障的续保痛点,规定保险公司可以在保险产品中约定对长期医疗保险产品进行费率调整,容许在保障续保期间以约定的触发条件为理由上涨产品费率。未来,或将出现 10 年、甚至是终身保证续保的长期健康险产品,消费者的续保问题将得到改善。

看点 2:健康管理费用占比提升至 20%。

值得关注的是,《办法》首次将健康管理以专章写入,对健康管理内容进

行了概括,将健康保险与健康管理相衔接,规定保险公司提供的健康管理服务既可以纳入健康保险合同,也可以单独列出,并将现行的健康管理服务成本从不超过保费的 12% 提高至不超过 20%。超出以上限额的服务应单独定价,不计入保费。

看点 3:医疗意外险首次纳入健康险保险范畴。

此外,《办法》还将医疗意外险纳入保险的范畴,对不能归责于医疗机构、医护人员的医疗损害提供保障。

——案例来源:http://finance. sina. com. cn/roll/2019-11-25/doc-iih-nzahi3110448. shtml

第一节　健康保险概述

一、风险

(一) 风险的概念及特征

风险(risk)是一种客观存在的、损失的发生具有不确定性的状态。风险具有三个基本特征:客观性、损失性和不确定性。

1. 风险是一种状态

风险是一种不依赖人的主观意志为转移的客观存在,是不可避免的。如吸烟会增加发生肺癌的可能性,这种风险从世界上第一支香烟问世就存在了,但很长一段时间以后,人们才认识到这一点。

2. 风险是与损失相关的状态

风险是与损失相联系的,离开了可能发生的损失,谈论风险就毫无意义。如人们在绿树成荫、弥漫着清新空气的地方进行短时间晨练,有助于身心健康,这种客观状态与损失毫不相干,因此它就毫无风险可言。

3. 风险是损失的发生具有不确定性的状态

在与损失相关的客观状态中,如果能够万无一失地预测损失的发生以及多大程度地发生,则不存在风险。只有当损失的发生无法预料时,或者说损失具有不确定性的时候,才有风险存在。

风险的不确定性是风险特征的核心。哈罗德·斯基博对风险这样描述:"人类对于风险的掌握是现代和古代的分界线,这一观点具有革命性的意义。它意味着未来不仅仅是神的幻想,人们不再听命于自然。在人类没有发现跨越今昔分界线的方法之前,未来是过去的一面镜子,或者是属于那些在有关未来的问题上一手遮天的占卜者和发表神谕的人的领域。"

(二) 风险的分类

为了更准确地认识风险、识别风险以及控制风险,人们根据不同的标准、从不同的角度对风险进行分类。

1. 按性质分类,风险可以分为纯粹风险和投机风险

(1) 纯粹风险(可保风险)是指那些只有损失机会而无获利可能的风险,风险结果只有两种:损失或不损失。

(2) 投机风险(不可保风险)是指那些既有损失可能也有获利机会的风险,风险结果有三种:损失、不损失或获利。

2. 按损失的对象分类,风险可以分为财产风险、人身风险、责任风险和信用风险

(1) 财产风险是指各种财产发生毁损、灭失和贬值的风险。例如,房屋建筑有遭受火灾、地震的风险,船舶有遭受沉没撞击的风险,标的价值有受市场供求关系变动贬值的风险等。

(2) 人身风险是指人们因生、老、病、死、残和自然、政治、军事、社会等原因所带来的风险。

(3) 责任风险是指个人或团体因侵权或违约造成他人的财产损失或人身伤害,按照合同、道义或法律的规定所应负担的经济赔偿责任风险。例如,设计错误造成的工程事故使房屋损毁,医生因误诊造成患者死亡,驾驶汽车不慎撞伤行人等。

(4) 信用风险是指由于各种信用活动所导致的风险。例如,某国进口商按合同汇给出口商货款,因出口商破产而无法收回货物。

3. 按影响的范围对象分类,风险可以分为基本风险、特定风险

这种分类方法也是美国的分类方法之一。

(1) 基本风险是指风险的起源与影响都不与特定的人有关,包括与社会、政治有关的风险,如战争、罢工、通货膨胀等;与自然灾害有关的风险,如地震、洪水、泥石流等。

（2）特定风险是指与特定的人有因果关系的风险,如盗窃、火灾、爆炸等导致财产损失的风险。

（三）风险的基本要素

风险由多种要素构成,这些要素共同作用决定了风险的存在、发生和发展。风险要素由三部分组成:风险因素、风险事故和损失。

1. 风险因素

风险因素(hazard)是造成损失的间接的或内在的原因,包括有形风险因素和无形风险因素。① 有形风险因素又称实质风险因素,是指某一标的本身所具有的足以引起或增加损失程度和损失频率发生的客观原因和条件。② 无形风险因素也称人为风险因素,往往与人的行为或心理有关,包括道德风险因素与心理(行为)风险因素。道德风险因素是指人们以不诚实、不正直、不轨企图、欺诈等行为故意促使或增加损失程度和损失频率发生的因素;心理(行为)风险因素是指人们由于主观上的疏忽或过失非故意地促使或增加损失程度和损失频率发生的因素。

2. 风险事故

风险事故(peril)又称风险事件,是造成损失的直接的或外在的原因。

3. 损失

损失(loss)是指非故意的、非预期的和非计划的经济价值的灭失或减少。例如,刹车系统失灵酿成车祸而导致人员伤亡、人为制造刹车系统失灵酿成车祸而导致人员伤亡、开车马虎酿成车祸而导致人员伤亡。这三句话,人员伤亡是损伤;车祸是造成人员伤亡的直接原因,为风险事故;刹车系统失灵是实质风险因素,人为制造刹车系统失灵是道德风险因素,开车马虎是心理风险因素。

（四）风险管理方式

风险管理是研究风险发生规律和风险控制技术的一门管理科学。风险管理技术分为控制型和财务型两大类:控制型风险管理技术包括避免、防损与减损;财务型风险管理技术包括自留和转移。

1. 控制型风险管理技术

① 避免。避免是一种比较消极的处理方法,指设法回避损失发生的可能性,即从根本上消除特定的风险单位和中途放弃某些既存的风险单位。

② 损失预防(防损)。损失预防是指在风险发生损失前为了消除或减少引发损失的各种可能因素而采取的处理风险的具体措施,其目的是通过消除或减少风

险因素而达到减低损失发生概率的目的。具体方法有：工程物理法，损失预防侧重于风险单位的物质因素；人类行为法，损失预防侧重于对人类行为的教育。

③ 损失抑制（减损）。损失抑制是指损失发生时或发生后为缩小损失程度而采取的各种措施。损失抑制通常在损失程度高且风险又无法避免和转嫁的情况下采用。

2. 财务型风险管理技术

（1）自留。风险自留是对风险的自我承担，分为主动自留和被动自留两种。风险自留主要适应以下情况：① 在其他方法不可取得的情况下自留是最后的方法。② 对损失程度并不严重的风险，自留不失为最经济的方法。③ 在损失能够被较为精确地预测的情况下，自留是很适用的方法。

（2）转移。转移是指一些单位或个人为避免承担风险损失，有意识地将损失或与损失有关的财务后果转嫁给其他单位或个人去承担的一种风险管理方式。转移包括保险转移和非保险转移（免责约定、保证合同、套期保值）两类。

二、保险

（一）保险的概念

保险（insurance）是一种经济补偿制度。这一制度通过对可能发生的不确定性事件的数理预测和收取保险费的方法，建立保险基金；以合同的形式，将风险从被保险人转移到保险人，由多数人来分担少数人的损失，实现保险购买者风险转移和理财计划的目标。保险概念有四个核心要点：① 经济补偿是保险的本质特征。② 经济补偿的基础是数理预测（概率论和大数法则）和合同关系。③ 经济补偿的费用来自于投保人交纳的保费所形成的保险基金。④ 经济补偿的结果是风险的转移和损失的共同分担。

《中华人民共和国保险法》（2015 年版、第五次修订）对保险的表述如下："本法所称保险，是指投保人根据合同的约定，向保险人支付保险费，保险人对于合同约定的可能发生的事故因其发生所造成的财产损失承担赔偿保险金的责任，或者当被保险人死亡、伤残、疾病或者达到合同约定的年龄期限时承担给付保险金责任的商业保险行为。"

保险所提供的基本服务是减少不确定性，以及当人们意识到他们对个人的未来无法预测时所产生的担忧。保险通过平均损失成本的计算来减少人们所面临的风险损失。投保人所交纳的保费假定为保险人所预期的每个投保人（被保险人）的损失（加上公司营业费用和利润），作为交换条件，当投保人（被保险人）遭到损失的时候，按照保险合同的规定从保险人那里得到补偿。投保人用支付确定数量的、按规定需要交纳的保费作为代价,换来平和的心境和转移风险的结果,这就是保险的目的。严格说来,保险不能防止风险的发生,只可以减轻投保人对不确定性的担忧和经济负担。

（二）保险的职能

保险作为一种经济补偿制度,其职能包括基本职能和派生职能。基本职能是风险转移和实施补偿职能,派生职能是融通资金和社会管理职能。

1. 风险转移职能

风险转移职能是保险的最本质职能,是指为保障经济生活的安定,分散危险,保险把集中在某一个单位或个人身上的因偶发的灾害事故或人身事件所致的经济损失,通过直接摊派或收取保费的办法平均分摊给所有被保险人。通过该职能的作用,风险不仅在空间上达到充分分散,而且在时间上也可达到充分分散。

2. 实施补偿职能

保险通过收取保险费的方式将多数人的资金集中起来,用于补偿少数人的意外经济损失。还可将尚未用于赔付的保险基金集中起来用于支持经济建设,促进生产发展。

3. 融通资金职能

融通资金职能是保险人参与社会资金融通的职能。保险人利用保费收取与赔款和给付保险金之间的时差,将集中起来的保险基金中暂时闲置部分用于融资或投资,使资金保值或增值,以提高保险基金的抗风险能力,实现保险基金结余。融通资金职能体现在两方面:一方面具有筹资职能;另一方面通过购买金融产品、投资不动产等方式体现投资职能。

4. 社会管理职能

保险可为企业和个人提供安全保障,为国民经济的正常运行创造良好的社会环境。保险本身的功能决定了保险在国民经济中的重要地位,是社会再生产的一个重要环节。社会管理职能具体表现为:① 稳定经济生活,为社会提供"安全保障"。② 完善社会保障体系,减轻政府负担。③ 有利于构建国家公共事务应急体系。④ 缓解社会矛盾,协调社会关系。

三、健康的新概念、健康保险的概念及特征

（一）健康的新概念

健康（health）是人们利用卫生服务、产生健康保险需求的原始动力。随着社会

经济发展、科学技术进步、居民生活水平提高,人们对健康的认识不断深化。

世界卫生组织在1978年国际初级卫生保健大会上发表的《阿拉木图宣言》中重申:健康不仅是没有疾病和虚弱的状态,而是一种在身体上、精神上的完满状态及良好的适应力。根据这一界定,健康至少应包含三个方面的内容:躯体健康、心理健康和社会适应健康(健康三维观)。1989年,世界卫生组织又一次深化健康概念,认为健康包括躯体健康、心理健康、社会适应良好和道德健康(健康四维观)。

(二) 健康保险的概念

健康保险(health insurance)有狭义和广义之分。狭义的健康保险仅仅是指商业健康保险,广义的健康保险还包括社会健康保险(社会医疗保险)。

商业健康保险是以被保险人的身体为对象,以被保险人在保险期限内因疾病、生育或意外事故所致医疗费用支出和因工作能力丧失而致收入损失时,由保险公司予以补偿或给付保险金的人身保险。它是保障被保险人在疾病、生育或意外事故所致伤害后能够获得所需费用或损失获得补偿的一种保险。其内容广泛而复杂,一般来说,凡不属于人寿保险和意外伤害保险的人身保险,都可以归为健康保险。

健康保险中保险事故发生的主要原因是疾病。疾病是指由于人体内在的原因而造成精神上或肉体上的痛苦或不健全,健康保险所指的疾病需要满足以下条件:

1. 疾病是由于明显非外来原因造成的

对于明显的外来原因所致的被保险人的人身伤害,由人身意外伤害保险提供保障。但细菌或病毒感染、气候变化、误食有毒食物等外来原因所致的疾病,由于其需要经过人体内部的反应才能产生,因此也属于内在的病理原因引起的疾病范围。

2. 疾病是由于非先天性原因造成的

先天产生的身体缺陷,如先天性耳聋、先天性眼盲以及其他先天性疾病等都不属于健康保险的责任范围。但是,对于遗传性疾病,由于其长期潜伏在人体内,在保险有效期内可能转为病态,也可能不转化,因此,此类疾病在保险有效期内转化为病态的,可列为疾病范围。

3. 疾病是由于非规律性的生理现象造成的

人体衰老表现出来的视觉减退、记忆力下降等病态是必然的生理现象,因此衰老本身不能作为健康保险所承保的疾病范围,但是因衰老所诱发的其他疾病则具有偶然性,被列入疾病范围。

（三）健康保险的特征

健康保险虽然与人寿保险、意外伤害保险同属于人身保险范畴,但健康保险有许多不同于其他人身保险险种的特征。

1. 保险性质的双重性

健康保险既有对患病给付一定保险金的险种,也有对医疗费用和收入损失补充的险种,其给付金额往往按照实际发生的费用或收入损失而定。所以健康保险的一些险种具有人寿保险的属性,一些险种具有损害保险的属性。正因为如此,有的国家把医疗费用保险列入损害保险,允许财产保险公司承保健康保险。《中华人民共和国保险法》(2015年版)第九十五条第二款规定:"保险人不得兼营人身保险业务和财产保险业务。但是,经营财产保险业务的保险公司经国务院保险监督管理机构批准,可以经营短期健康保险业务和意外伤害保险业务。保险公司应当在国务院保险监督管理机构依法批准的业务范围内从事保险经营活动。"

2. 承保标准的复杂性

健康保险的承保条件比人寿保险的承保条件更为严格。由于疾病是健康保险的主要风险,因此对疾病产生的因素需要相对严格的审查,一般根据被保险人的病历来判断,了解被保险人健康的既往史、现病史,有时还需要了解被保险人的家族病史。同时为防止已经患病的被保险人投保,健康保单中常规定有等待期或观察期。

健康保险中,对在体检中不能达到标准条款规定的身体健康要求的被保险人,一般按照次健体保单来承保,或提高保费,或重新规定承保范围。对于被保险人所患的特殊疾病,可单独制定特约条款,额外收费或注明其为除外责任。

3. 代位求偿的适用性

健康保险中保险人拥有代位求偿权。根据保险损失补偿原则,被保险人不能因保险而额外获益,即当保险事故发生时,被保险人从保险人处所得到的赔偿正好填补被保险人因保险事故所造成的保险金额范围内的损失,不允许获得额外的利益。健康保险也是如此,被保险人参加健康保险发生医疗费用支出后,若医疗费用已经从第三方获得全部或部分赔偿,保险人可以不再给付保险金,或只给付第三方赔偿后不足的差额部分。若保险人已经支付医疗保险金,而保险事故责任应当由第三方承担时,被保险人应当将向第三方追偿的权利转移给保险人。尽管代位求偿权的有关规定不适合人寿保险和意外伤害保险,但却适用于健康保险,因此健康保险是一种带有损害保险性质的人身保险。

4. 成本摊付的制约性

由于健康保险具有风险大、不易控制和难以预测的特性,为了避免道德风险,保险人对所承担的疾病医疗保险金的给付责任往往带有许多制约性条款,如免赔额条款、比例给付条款、给付限额条款等。

四、健康保险合同的概念及共同条款

(一) 健康保险合同的概念

健康保险合同(health insurance contract)是指保险人在被保险人疾病、分娩以及由此所致的支出、残疾或死亡时,依照合同约定负有给付保险金义务的人身保险合同。

在疾病未致残、致死时,保险给付的目的在于填补医疗费用支出;致残时,保险给付的目的在于填补医疗费用支出及生活收入减少所致损失;致死时,保险给付的目的在于填补丧葬费用及遗孀生活费用的支出。

(二) 健康保险合同的共同条款

健康保险合同条款具体规定了有关健康保险计划的投保、核保、保费、索赔、理赔等当事人双方的权利和义务,是构建保险关系的重要内容及程序规定,它直接涉及保险双方的经济利益。因健康保险赔付风险大,所以在合同设计上增加了一些独有的条款,主要包括以下几点:

1. 保险责任条款

(1) 免赔额条款。这是健康保险区别于其他人身保险的主要特征之一。免赔额的本意是指在一定金额下的费用支出由被保险人自留,保险人不予赔付。在具体实践中有两种方式:一是相对免赔额,即规定一个固定额(如 500 元或 1000 元),当被保险人因事故的损失没达到此数额时,风险自留;当损失额超过此数额时,保险人则全额赔偿。二是绝对免赔额,即不论被保险人损失多大,保险人都是在扣除免赔额之后才支付保险金。

(2) 比例给付条款。大多数健康保险合同都有比例给付条款。该条款规定:对医疗费用中超过免赔额的部分,由保险人和被保险人按照一定比例共同分担,相当于被保险人与保险人共同承担保险责任。在健康保险中,被保险人自己要负担医疗费用的比例一般是 20%,保险人承担 80%。

(3) 给付限额条款。给付限额条款是针对被保险人的医疗花费规定一个最高给付额（又称封顶线），在封顶线以内的医疗费用由保险人支付，超过封顶线的医疗费用由被保险人自己支付。

2. 期限相关条款

（1）宽限期条款。宽限期条款是人寿保险的常用条款之一。很多人寿保险合同采用分期缴纳的形式，即投保人除了在保险合同生效时缴纳第一期保险费外，每年在保单生效的对应日也应该缴纳约定数额的保险费。但是由于很多实际原因，不可能每个投保人长期如一地每年都按时缴纳保险费。如果因为投保人没有按时缴纳保险费而使保险合同失效，就会频繁大量地恢复合同效力，这对保险双方都是费时费力的事情，而宽限期条款则解决了这个问题。

在分期缴费的人寿保险中，如果投保人未按时缴纳第二期及以后各期的保险费（投保人如未缴纳第一期保险费则寿险合同一般不生效），在宽限期（一般为30天或60天）内保险合同仍然有效，如果发生保险事故，保险人仍予负责，但要从保险金中扣除所欠的保险费。如果宽限期结束后投保人仍然没有缴纳保险费，也无其他约定，则保险合同自宽限期结束的次日起失效。

（2）观察期条款。观察期条款是健康保险合同特有的条款，在人寿保险、意外伤害保险合同中没有此条款。观察期又称等待期、免责期，是指从健康保险合同生效日开始后一定时期内，对被保险人因疾病所致的医疗费用支出、收入损失以及身故等保险事故，保险公司不承担责任；观察期结束后保险公司才按照约定的内容承担保险责任。

设定观察期条款，是防止被保险人为了获取保险金而带病投保的行为。根据保险原理，要求被保险人在投保健康保险时身体没有任何疾病，但由于保险公司对被保险人身体健康状况的了解，仅限于被保险人自己的介绍，即使体检也不能全面、准确地反映被保险人的身体状况，如果被保险人带病投保且不如实告知，保险公司是很难判断和甄别的。于是，人们从理论上做了一个假设，即被保险人在合同生效后的180天内因疾病导致保险事件的发生，保险人可以假定该疾病在投保时就已经存在，故不负责任；如果是在合同生效180天后发生因疾病而导致的费用支出等保险事故，则假定为投保后所患疾病，保险人对此承担保险责任。设定观察期的主要目的是保证保险公司尽可能地控制被保险人带病投保的风险，维护经营的安全和稳定。

（3）合同失效和复效条款。失效条款是指当宽限期结束时如果投保人仍没有按时缴纳保险费，则健康保险合同处于暂时失效的状态，在合同时效期间内保险人不承担保险金给付的责任，但失效后一定期限内，投保人可以提请复效。

复效条款是指投保人在规定的期限内履行了合同义务（缴纳欠缴的保费和利

息），保险人同意使保险合同恢复法律效力的一种合同约定。保单失效的原因很多，而复效条款是以因欠交保费引起的失效为前提的。复效条款是人寿保险的常用条款之一。如果保单所有人在宽限期届满时仍未缴付保险费，并且保险合同中没有其他约定的，保险单便会失效即中止。

（4）不可抗辩条款。不可抗辩条款又称不可争议条款，是绝大多数国家人身保险合同中的一条固定条款。不可抗辩条款是指在被保险人生存期间，自健康保险合同生效满一定时间后（通常为两年），除非投保人停止缴纳保费，保险人将不得以投保人在投保时未履行如实告知义务为由，主张解除保险合同。我国的不可抗辩条款中保险人的抗辩时间是两年。

第二节　社会医疗保险

一、社会医疗保险概述

（一）社会医疗保险的概念

社会医疗保险（social medical insurance）亦称社会健康保险。医疗保险是为分担疾病风险所带来的经济损失而设立的，它是补偿医疗费用的保险。

根据医疗保险的范围大小，可将医疗保险分为广义的医疗保险和狭义的医疗保险。

广义的医疗保险，即为健康保险。很显然，健康保险所包含的内容要比医疗保险广，国外发达国家健康保险不仅包括补偿由于疾病给人们带来的直接经济损失（医疗费用），还包括补偿疾病带来的间接经济损失（如误工工资），对分娩、残疾、死亡也给予经济补偿，并支持疾病预防、健康维护等。

狭义的医疗保险，依据其字面的含义，可理解为医疗费用保险（medical insurance）。需要说明的是广义和狭义的概念之间并没有严格的界限，只是保险范围和程度的差异，这也正是有些人认为医疗保险就是健康保险的原因所在。

综上所述，通常我们所说的医疗保险主要是指以社会保险形式建立的，为公民提供因疾病所需医疗服务费用补偿的一种保险制度。具体来说，这一保险是通过国家立法，强制性由国家、单位、个人集资建立医疗保险基金，当个人因病获得必需的医疗服务时，由社会医疗保险机构提供医疗费用补偿的一种社会医疗保险。

社会医疗保险是指通过国家立法,按照强制性社会保险的原则和方法筹集、运用医疗保险资金,保证人们公平地获得适宜的医疗卫生服务的一种医疗保障制度。社会医疗保险保障公民的身体健康,与其他的社会保险既有联系又有区别;与养老、失业、工伤、生育等其他保险制度一起,共同对被保险人的生、老、病、死、残起着保障作用。

（二）社会医疗保险的特征

社会医疗保险有三个主要特征:成员参保的强制性、依据社区风险费率筹资、社会互助共济。

1. 成员参保的强制性

强制性(mandatory)这一特征避免了将某些人群(如最贫穷的和最易受冲击的人群)排斥在医疗保险之外。在自愿保险计划中,最贫困的群体由于没有能力(或愿望)去支付应缴的医疗保险费,可能会选择放弃;富人和健康人可能会选择不参加。正是由于社会医疗保险具有强制性这一特征,才能够汇集和统筹足够的基金,并覆盖全民或全覆盖某一符合条件的人群。强制性在本质上也抑制了保险的"逆向选择"(adverse selection)。当身体健康的人认为医疗保险费过高时,如果不采取强制的方式,他们可能选择不予参保。

2. 依据社区风险费率筹资

社会医疗保险与商业医疗保险不同,参保者保险费的缴纳多依据社区风险费率(flat rate),或按照支付能力缴纳保险金,而不是根据个人、家庭或就业特征的健康风险。

3. 社会互助共济

通过社会互助共济达到一系列的社会目标,是社会医疗保险体制国家建立这一制度的一个目标,也是这一制度的一个重要特征。社会医疗保险不仅是健康者和非健康者之间互济,也是富裕者与贫穷者、年老者与年轻者、个人与家庭之间的互济。这一特征充分体现了社会医疗保险并不强调个人利益,而要求每一位成员通过经济上的再分配达到社会人群利益的最优化。

二、社会医疗保险的功能与目标

（一）社会医疗保险的功能

作为社会保险的主要险种之一,社会医疗保险具有社会保险的基本功能。

1. 提供补偿和保障功能

社会保险的第一项基本功能是提供收入补偿,保障被保险人在暂时或永久失去劳动能力以及暂时失去工作岗位后,仍能继续享有基本生活。社会医疗保险可为被保险人补偿疾病损失,使社会生活得以稳定,人口再生产得以顺利进行,促进社会安定。

2. 再分配和社会公正功能

再分配(redistribution)和社会公正(social fairness)功能也称为社会保险的社会功能,是社会医疗保险的基本功能。社会医疗保险作为综合性的收入分配手段,在一定程度上具有收入再分配的功能,进而促进社会公正和社会公平的实现。

3. 保障劳动力和扩大再生产功能

劳动力是社会生产的基础,社会医疗保险通过保障劳动者的身心健康,保障劳动力扩大再生产的正常运行,进而促进社会生产的持续发展,这一功能属于社会保险的经济功能。

社会医疗保险还具有以下特殊功能:

(1) 资金筹集(fund raising)。社会医疗保险筹资主要是指由企业和个人按各自的一定比例以税金形式缴纳保费的筹资方式。社会医疗保险的本质是基金的筹集并用以分摊疾病风险,因此医疗保险基金的筹集是医疗保险制度的一个基本功能。

(2) 共担风险(risk pooling)。社会医疗保险既能分担其成员的医疗风险,又能吸收来自企业、家庭和政府的保险费。一方面,通过其成员的健康风险分担进行筹资;另一方面,通过企业、家庭和政府的筹资,即社会医疗保险筹集的资金来自于雇主、雇员和政府,筹资风险和不良健康状况风险由所有筹资者承担。

(3) 筹资保护(financing protection)。社会医疗保险具有较好的筹资保护功能,由于其通过广覆盖、个人和企业以及国家共同筹集资金的良好、稳定的筹资机制,具有较强的抵御疾病风险的能力,进而能够有效地发挥对大病的筹资保护作用。

(4) 实现全民健康覆盖的优选筹资机制。社会医疗保险是卫生筹资的主要方式之一,是目前大多数国家采取的一种医疗保障筹资模式,也是世界卫生组织倡导的实现全民覆盖的优选的筹资机制。以保险筹资的方式筹集医疗保险基金,无论是在公平性和共济性上,还是管理效率和法律约束性上,都具有较好的作用,因此许多国家将其作为主要的卫生筹资机制。

（二）社会医疗保险的目标

社会医疗保险的首要目标是满足国民的健康基本权利,作为医疗保障制度安排,其目的是满足被保险人群体健康需要(health needs),而不是个体卫生保健需求(health care demands)。社会医疗保险的基本目标是促进医疗卫生保健可及性和社会公平性,确保人人享有基本医疗卫生保健。1987年,第40届世界卫生大会强调,建立强制性医疗社会保险制度是实现人人享有卫生保健目标最重要的手段之一。实现社会公平目标是社会医疗保险重要的目标之一,尤其是通过筹资保护,确保卫生筹资的公平性。社会医疗保险作为一种收入分配政策和制度安排,本质上具有再分配的性质;促使收入和消费更加公平化。许多发达国家的社会医疗保险税费是累进的,支付是累退的,其目的也是为了缩小贫富差别、促进社会公平。

三、社会医疗保险系统

就医疗保险而言,围绕着医疗的需求与供给以及医疗费用的筹集、管理和支付的过程,并由此而产生的有关各个方面、各种因素相互作用和互相依存而形成一个有机整体,维持了医疗保险活动过程的进行。这样一个整体,我们把它称为社会医疗保险系统。用系统的观点来看,这些要素是多种多样的、多层次的,但从总的和最基本的要素来看,就是构成医疗保险运行过程或医疗保险市场的几个方面,即社会人群(被保险方)、医疗保险的提供方(保险方)、医疗服务的提供方(医疗供方)和有关政府部门(管理方)。因此,我们这里所说的医疗保险系统就是指医疗保险方、被保险方、医疗供方和管理方所组成的医疗保险基本运行系统。

社会医疗保险系统构成是一个由简单到复杂的过程,医疗保险系统的基本结构见图7-1,现代医疗保险系统的基本形式见图7-2。

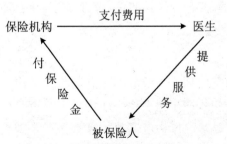

图 7-1　医疗保险系统的基本结构

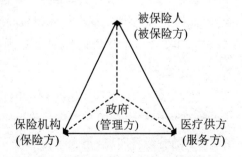

图 7-2　现代医疗保险系统的基本形式

医疗保险机构的基本任务是按照国家的有关法规,在一定的区域和人群中,合理有效地开展医疗保险业务,促进人们的健康。具体包括:① 参与制定有关医疗保险的法规、政策和计划。② 筹集医疗保险资金。③ 保证医疗卫生服务的提供。④ 支付被保险人的医疗服务费用。⑤ 对服务提供方和被保险方的监督和控制。⑥ 对医疗保险基金的管理。

四、中国社会医疗保险体系

(一)城镇职工基本医疗保险制度

我国城镇职工医疗保障先后经历了计划经济时期的公费医疗和劳保医疗制度,以及在社会主义市场经济环境下成长起来的新的城镇职工基本医疗保险制度。从 1994 年"两江"医疗保障综合改革试点开始,到 1998 年 12 月国务院颁布《关于建立城镇职工基本医疗保险制度的决定》(国发〔1998〕44 号)(以下简称《决定》),新的城镇职工基本医疗保险制度基本框架已经在我国确立。目前,城镇职工基本医疗保险制度已经在全国范围内普遍建立。

1. 目标和基本原则

《决定》规定,医疗保险制度改革的目标任务是:适应社会主义市场经济体制,根据财政、企业和个人的承受能力,建立保障职工基本医疗需求的社会医疗保险制度。

《决定》同时还规定,建立城镇职工基本医疗保险制度的原则是:基本医疗保险的水平要与社会主义初级阶段生产力发展水平相适应;城镇所有用人单位及其职工都要参加基本医疗保险,实行属地管理;基本医疗保险费由用人单位和职工双方共同负担;基本医疗保险基金实行社会统筹和个人账户相结合。

2. 覆盖范围

《决定》规定,城镇职工基本医疗保险制度应强制覆盖城镇所有用人单位,包括企业(国有企业、集体企业、外商投资企业、私营企业等)、机关、事业单位、社会团体、民办非企业单位及其职工,从而达到"广覆盖"。

3. 资金筹集

《决定》规定,城镇职工医疗保险的保险费由用人单位和职工共同缴纳。用人单位缴费率应控制在职工工资总额的 6% 左右,职工缴费率一般为本人工资收入的 2%。随着经济发展,用人单位和职工缴费率可作相应调整。筹资水平是根据目前我国生产力水平比较低,财政和企业承受能力有限的实际情况制定的。

4. 基金运行与管理

基本医疗保险基金由统筹基金(social pooling funds)和个人账户(individual

medical savings account)构成。职工个人缴纳的基本医疗保险费全部计入个人账户。用人单位缴纳的基本医疗保险费分为两部分,一部分用于建立统筹基金,一部分划入个人账户。划入个人账户的比例一般为用人单位缴费的 30% 左右。统筹基金和个人账户根据划定的各自支付范围分别核算,不得互相挤占。

5. 保障范围与待遇给付

基本医疗保险支付实行目录管理(catalog management),这主要是为了保障参保人基本医疗服务,规范医疗机构合理处方,控制医疗费用。支付目录包括药品目录、诊疗目录和医疗服务设施目录。其中,药品目录实行"准入法"管理,即所列药品为基本医疗保险准予支付的范围;诊疗目录主要采用"排除法"管理;医疗服务设施目录采用"排除法"管理。

职工医保的待遇给付包括三个方面:普通门诊、门诊大病和住院。职工医保实行"统账结合",即个人账户保小病门诊,统筹基金保住院和门诊大病。

(二) 城镇居民基本医疗保险制度

2007 年 7 月,国务院颁布《国务院关于开展城镇居民基本医疗保险试点的指导意见》(国发〔2007〕20 号)(以下简称《指导意见》),城镇居民医保试点工作正式启动,全国共有 88 个城市作为试点城市。2010 年居民医保在全国全面推行。

1. 目标和基本原则

城镇居民医保制度的目标是:建立覆盖全体城镇非从业居民,筹资机制合理、管理体制健全、运行机制规范的以大病统筹为主的社会保障制度。

城镇居民医保制度的原则是:坚持低水平起步,根据经济发展水平和各方面承受能力,合理确定筹资水平和保障标准,重点保障城镇非从业居民的大病医疗需求,逐步提高保障水平。

2. 覆盖范围

《指导意见》规定,城镇居民医保制度的覆盖范围包括"不属于城镇职工基本医疗保险制度覆盖范围的中小学阶段的学生(包括职业高中、中专、技校学生)、少年儿童和其他非从业城镇居民"。《指导意见》和覆盖全体就业人口的职工医保制度一起,为全体城镇居民提供了无缝覆盖。

3. 资金筹集

城镇居民医保的筹资主要来源于财政补助和个人缴费两个方面。在 2007 年的试点启动时期,政府按每年不低于人均 40 元的标准给予补助。2012 年 3 月,国务院发布的《"十二五"期间深化医药卫生体制改革规划暨实施方案》更是提出计划在"十二五"末期,将城镇居民医保的政府补助标准提高到每人每年 360 元以上,并相应提高个人缴费水平,进一步探索建立与经济发展水平相适应的筹资机制。

4. 保障范围与待遇给付

城镇居民医疗保险基金实行社会统筹,不设个人账户,基金重点用于参保居民的住院和门诊大病医疗支出。在 2007 年启动试点之时,居民医保仅保住院和门诊大病,普通门诊不予报销。2009 年,人社部发布《关于开展城镇居民基本医疗保险门诊统筹的指导意见》(人社部发〔2009〕66 号),要求各地在门诊大病的基础上,逐步把普通门诊纳入统筹报销。居民医保的住院和门诊大病执行与职工医保相同的报销目录,但目前参保者享受的保障待遇普遍低于职工医保。

(三)新型农村合作医疗制度

新型农村合作医疗(new cooperative medical systems in rural,NCMS)(以下简称"新农合")是由政府组织、引导和支持,农民自愿参加,个人、集体和政府多方筹资,以大病统筹为主的农民医疗互助共济的制度。其目的是为了解决农民的就医问题,减轻农民因疾病带来的经济负担,提高农民健康水平。建立新农合制度是我国政府为实现全面建设小康社会目标,统筹城乡经济社会全面协调发展,切实解决"三农"问题和提高农民健康水平而做出的重大决策和采取的重大举措。建立较为完善的农村医疗保障制度是新农合制度的发展方向。2003 年 10 月,新型农村合作医疗在全国各地陆续开始试点。

1. 目标和基本原则

新农合制度不同于以往的任何一项医疗保障制度,具有明显的中国特色。新农合的目标旨在建立一种适合于广大农民卫生服务需求的基本医疗保障制度,解决农民因病致贫、因病返贫的现象,缓解农民就医时的疾病经济负担,提高卫生服务利用率,促进农民卫生服务体系的建设,提高人群健康水平。

新农合制度的基本的原则:① 以家庭为单位自愿参加的原则。② 以政府财政筹资为主的原则。③ 保障范围采取以大病为主,兼顾门诊的原则。④ 以县级单位为统筹层次的原则。

2. 组织与管理体系

新农合借鉴和吸取传统合作医疗的经验和教训,在试点的基础上,逐步建立了从中央到地方的各级政府负责协调的组织管理体制,形成了政府领导、卫生部门主管、相关部门配合、经办机构负责具体运作、医疗机构提供服务、参合农民参与监管的工作机制。

3. 筹集标准

新农合实行个人缴费、集体扶持和政府资助相结合的筹资机制,从建立之初,就明确了"以政府财政筹资为主"的原则,明确规定中央和地方财政对参合农民给予一定补助,体现了国家对农村的支持和关爱。2003 年新农合政策启动之初,人均筹资 30 元,其中中央政府和地方政府各自按照人均 10 元补助新农合基金,农民个人支付 10 元。政府财政承担起新农合制度筹资主体的责任。

4. 管理模式

目前新农合的管理模式主要有三种形式:卫生部门主管模式、劳动与社会保障部门主管模式、保险公司管理模式。其中以卫生部门主管模式为主要形式。

5. 保障范围与待遇给付

新农合的补偿采取起付线、封顶线和共付比相结合的补偿;各级政府配套建立医疗救助制度,资助贫困农民参加并享受合作医疗。

新农合试点阶段补偿模式,分别为单纯大病住院补偿模式、住院与门诊大病补偿模式、住院和门诊统筹模式、住院统筹和门诊家庭账户模式。随着新农合制度的发展,各级政府对新农合补偿管理进行了修改和完善:① 门诊补偿从家庭账户向门诊统筹补偿发展。② 提高重大疾病统筹补偿的水平。③ 新农合补偿与新医改政策的结合。

第三节　商业健康保险

商业健康保险是投保人与保险人双方在自愿的基础上订立合同,当出现合同中约定的保险事故时,如被保险人患病、发生意外事故支出医疗费用或造成收入损失等,由保险人给付保险金的一种保险。《健康保险管理办法》(2006 年)按照保险责任的不同,将健康保险分为以下几类:医疗保险、疾病保险、失能收入损失保险、护理保险。

一、医疗保险

医疗保险(medical insurance)又称医疗费用保险,是指对被保险人因疾病或生育所发生的医疗费用的支出给予赔付的保险。

医疗保险的范围很广,医疗费用一般依照其医疗服务的特性来区分,主要包括门诊费用、住院费用、护理费用、医院杂费、手术费用、各种检查费用等。不同的健康保险保单所保障的费用一般是其中一项或若干项的组合。

常见的医疗保险包括普通医疗保险、住院医疗保险、综合医疗保险等。

1. 普通医疗保险

该险种是医疗保险中保险责任最广泛的一种,负责被保险人因疾病和生育支出的门诊医疗费和住院医疗费。普通医疗保险一般采用团体方式承保,或者作为个人长期寿险的附加责任承保。普通医疗保险一般采用补偿方式给付医疗保险金,对门诊医疗费规定每次门诊的最高给付限额,对住院医疗费规定每次连续住院期间的最高给付限额。在限额之内,按被保险人实际支出的医疗费给付医疗保险金。

2. 住院医疗保险

该险种负责被保险人因疾病需要住院治疗时支出的医疗费,不负责被保险人的门诊医疗费,可以团体投保,也可以个人投保。住院医疗保险既可以采用补偿给付方式,也可以采用定额给付方式。补偿给付方式的住院医疗保险要规定对每名被保险人的保险金额,既累计最高给付限额。被保险人在保险期内因疾病或意外伤害需要住院治疗时,每次住院支出的医疗费,保险公司都会予以补偿,但一次或多次医疗保险金给付的累计总额不超过保险金额,超出部分由被保险人自行承担。

3. 综合医疗保险

综合医疗保险是保险人为被保险人提供的一种全面的医疗费用保险,其费用范围包括普通医疗保险和住院医疗保险的费用范围。因此该险种的保险费较高,但通常免赔额较低,也有适当的比例给付规定。

二、疾病保险

疾病保险(illness insurance)是指以保险合同约定的疾病的发生为给付保险金条件的保险。某些特殊的疾病往往给患者带来的是灾难性的费用支付,如癌症、心脏病等。这些疾病一经确诊,必然会产生大范围的医疗费用支出。因此,通常这种保单的保险金额比较大,给付方式一般是在确诊为特种疾病后,立即一次性支付保险金额。

1. 疾病保险的基本特点

(1) 个人可以任意选择投保疾病保险。作为一种独立的险种,它不必附加于其他某个险种之上。

(2) 疾病保险条款一般都规定了一个等待期或观察期,观察期(一般为 90 天或 180 天)结束后保险单才正式生效。

（3）为被保险人提供切实的疾病保障，且程度较高。疾病保险保障的重大疾病，均是可能给被保险人的生命或生活带来重大影响的疾病项目，如急性心肌梗死、恶性肿瘤等。

（4）保险期限较长。疾病保险一般都能使被保险人"一次投保、终身受益"。保费缴付方式灵活多样，且通常设有宽限期条款。

（5）疾病保险的保险费可以按年、季、月分期缴付，也可以一次缴清。

2. 重大疾病保险

重大疾病保险（critical illness insurance）是指当被保险人确诊患保单指定的重大疾病后，保险人按合同约定，定额支付保险金的保险。该险种保障的疾病有心肌梗死、冠状动脉绕道术、癌症、脑卒中、尿毒症、严重烧伤、突发性肝炎、瘫痪和主要器官移植手术、主动脉手术等，对于这些疾病的具体内容在保险合同中有详细的释义。重大疾病保险 1983 年开始于南非，因该险种保障程度高、需求量大，已成为健康保险的重要种类。

（1）按保险期间划分，重大疾病保险可分为定期重大疾病保险和终身重大疾病保险。

① 定期重大疾病保险为被保险人在固定的期间内提供保障。固定期间可以按年数确定（如 10 年），也可以按被保险人的年龄确定（如保障至 70 岁）。

② 终身重大疾病保险是为被保险人提供终身的保障。终身保障有两种形式，一是为被保险人提供的重大疾病保障，直到被保险人身故；另一种是当被保险人生存至合同约定的极限年龄（如 100 周岁）时，保险人给付与重大疾病保险金额相等的保险金，保险合同终止。一般终身重大疾病保险产品都会含有身故保险责任，因风险较大，费率相对比较高。

（2）按给付形态划分，重大疾病保险可分为提前给付型、附加给付型、独立主险型、按比例给付型、回购式选择型五种。

① 提前给付型重大疾病保险。这类产品的保险责任包含重大疾病、死亡或高度残疾，保险总金额为死亡保额，但包括重大疾病和死亡保额两部分。如果被保险人罹患保单所列的重大疾病，被保险人可以将死亡保额一定比例的重大疾病保险金提前给付，用于医疗或手术费用等开支；如果被保险人身故，则由身故受益人领取剩余部分的死亡保险金；如果被保险人没有发生重大疾病，则全部保险金作为死亡保障，由受益人领取。

② 附加给付型重大疾病保险。这类产品通常作为寿险的附约，保险责任也包括重大疾病、死亡或高度残疾两类，其主要特点是这类产品有确定的生存期间。生

存期间是指自被保险人身患保障范围内的重大疾病开始至保险人确定的某一时刻止的一段时间,通常为 30 天、60 天、90 天、120 天不等。如果被保险人死亡或高残,保险人给付死亡保险金;如果被保险人罹患重大疾病且在生存期内死亡,保险人给付死亡保险金;如果被保险人罹患重大疾病且存活超过生存期间,保险人给付重大疾病保险金,被保险人身故时再给付死亡保险金。此种产品的优势在于死亡保障始终存在,且不会因重大疾病保障的给付而减少死亡保障。

③ 独立主险型重大疾病保险。这类产品包括死亡与重大疾病责任两部分,两者相互独立,各自的保额为单一保额。如果被保险人身患重大疾病,保险公司就给付重大疾病保险金,死亡保险金则为零;如果被保险人未患重大疾病,则给付死亡保险金。例如,投保人购买了 10 万元的这种独立主险型的重大疾病保险,如果发生重疾,则赔付 10 万元的重大疾病保险;如果未发生重大疾病,则赔付 10 万元的死亡保险金。

④ 按比例给付型重大疾病保险。这类产品主要针对重大疾病的种类而设计,主要是考虑某一种重大疾病的发生率、死亡率、治疗费用等因素,从而确定在重大疾病保险总金额中的给付比例。当被保险人患有某一种重大疾病时按合同约定的比例给付,其死亡保障不变,该型保险也可以用于以上诸型产品之中。

⑤ 回购式选择型重大疾病保险。这类产品目前在我国尚属空白,该型产品是针对提前给付型产品存在的,因领取重大疾病保险金而导致死亡保障降低的不足而设计的,其规定保险人给付重大疾病保险金后,若被保险人在某一特定时间仍存活,可以按照某些固定费率买回原保险总额的一定比例(如 25%),使死亡保障有所增加;如果被保险人在经过一定时期后仍存活,可再次买回原保险总额的一定比例,最终使死亡保障达到购买之初的保额。回购式选择带来的逆选择是显而易见的,作为曾经患过重大疾病的被保险人要按照原有的费率购买死亡保险也有失公平。因此对于"回购"的前提或条件的设计至关重要,是防范经营风险的关键。

3. 特种疾病保险

特种疾病保险是指对特种疾病的医疗费用提供保障的保险。特种疾病包括心脏病、癌症、肾衰竭、脑卒中、瘫痪、严重烧伤、爆发性肝炎、重大器官移植手术等,这些疾病往往给患者及其家庭带来高额医疗费用,造成严重的财务负担。为确保能够支付产生的各种费用,保险的金额比较高。特种疾病保险一般在被保险人被确诊为患有某种特种疾病后一次性支付保险金额。由于特种疾病的发病率较低,一般规定较低的免赔额,有时甚至没有免赔额与给付比例。

特种疾病保险的种类包括:

(1) 生育保险。是以身体健康的孕妇和新生儿为保险对象的母婴安康保险,承保产妇或婴儿在产妇入院办理住院手续之日开始至产妇出院时为止的一段时间,因分娩或疾病,或意外事故造成产妇或婴儿死亡的保险金给付责任。

(2)牙科费用保险。是以保险人为被保险人的牙齿常规检查、牙病预防、龋齿等口腔疾病治疗而提供医疗费用保障的一种保险。

(3)眼科保健保险。是以保险人为被保险人提供接受眼科常规检查和视力矫正时所发生的医疗费用的一种保险。如眼科检查费、眼镜配置费、隐形眼镜等。

(4)艾滋病保险。是我国继推出承保因医疗输血造成感染和医护人员在工作期间感染艾滋病的保险事故的保险品种之后,又专门为艾滋病提供风险保障的产品。这是一种专门针对普通团体而提供的专项艾滋病保险产品,承保因输血导致的艾滋病病毒感染或其他因工作中的意外感染、受犯罪侵害感染等情况引起的赔偿责任。保险期限1年,保险金额为每份1万元、总保险金额最高不超过30万元。

三、失能收入损失保险

失能收入损失保险(disability income insurance)又称失能收入保险、残疾收入保险,是以因意外伤害、疾病导致收入中断或减少为给付保险金条件的保险,具体是指当被保险人由于疾病或意外伤害导致残疾,丧失劳动能力不能工作以致失去收入或减少收入时,由保险人在一定期限内分期给付保险金的一种健康保险。

失能收入损失保险一般分为两种:一种是补偿因伤害而致残废的收入损失,另一种是补偿因疾病造成的残废而致的收入损失。

1. 残疾和全残的界定

残疾和全残是失能收入损失保险中两个非常重要的概念。残疾是指由于伤病等原因在人体上遗留的固定症状,并影响正常生活和工作能力。通常导致残疾的原因有先天性的残障、后天疾病遗留、意外伤害遗留。收入保障保险对先天性的残疾不给付保险金,并规定只有满足保单载明的全残定义时,才可以给付保险金。

(1)完全残废。完全残废一般是指永久丧失全部劳动能力,不能参加工作(原来的工作或任何新工作)以获得工资收入。全部残废给付金额一般比残废前的收入少一些,经常是原收入的75%至80%。

(2)部分残废。部分残废是与全部残废的定义相对而言,是指部分丧失劳动能力,只能进行原职业以外的其他职业,且新职业可能会使收入减少。如果我们把全部残废认为是全部的收入损失,部分残废则意味着被保险人还能进行一些有收入的其他职业,保险人给付的将是全部残废给付的一部分。部分残废给付的公式为

$$部分残废给付 = \frac{全部残废给付 \times (残废前的收入 - 残废后收入)}{残废前的收入}$$

2. 给付方式

失能收入损失保险的给付一般是按月或按周进行补偿,每月或每周可提供金额相一致的收入补偿(固定给付金额法)。残疾收入保险金应与被保险人伤残前的收入水平有一定的联系。在确定最高限额时,保险公司需要考虑投保人的下述收入:① 税前的正常劳动收入。② 非劳动收入。③ 残疾期间的其他收入来源。④ 适用的所得税率。

失能收入损失保险除了在被保险人全残时给付保险金外,还可以提供其他利益,包括残余或部分伤残保险金给付、未来增加保额给付、生活费用调整给付、残疾免缴保费条款、移植手术保险给付、非失能性伤害给付、意外死亡给付。这些补充利益作为特殊条款通过缴纳附加保费的方式获得。

3. 给付期限

给付期限为失能收入损失保险支付保险金最长的时间,这一期限可以是短期的,也可以是长期的,因此有短期失能及长期失能两种形态。短期补偿是为了补偿在身体恢复前不能工作的收入损失,而长期补偿则规定较长的给付期限,这种一般是补偿全部残废而不能恢复工作的被保险人的收入。

四、护理保险

护理保险又称长期护理保险(long-term care insurance),是为因年老、疾病或伤残而需要长期照顾的被保险人提供护理服务费用补偿的健康保险。

1. 长期护理的层次

长期护理保险的范围分为医护人员护理、中度安养护理、照顾式护理和家中护理四个等级,但早期的长期护理保险产品不包括家中护理。

(1) 医护人员护理。属于护理中的最高级别,是在医师嘱咐下的 24 小时护理,由有执业证书的护士或护理人员担任。

(2) 中度安养护理。这级护理的程度与医护人员护理相类似,不同在于被保险人不需要接受 24 小时的护理,也不需要专业医护人员全日看护。相对于专业护理而言,中度安养护理的费用要低些,持续时间也长。

(3) 照顾式护理。这是最基本的安养护理,是非医疗性质的,被保险人在日常生活起居上得到照顾,护理人员不需要经过专业训练。

2. 长期护理保险的给付标准

长期看护保险要求被保险人不能完成下述 6 项活动的 3 项即可:① 步行。② 进食。③ 沐浴。④ 穿衣。⑤ 如厕。⑥ 移动。除此之外,患有老年痴呆等认知能力障碍的人通常需要长期护理,但他们却能执行某些日常活动,为解决这一矛盾,所有长期护理保险已将老年痴呆和阿基米德病及其他精神疾患包括在内。

（1）日常活动能力失败。经相关专科医师明确诊断或其他依法具有鉴定资格的机构明确鉴定被保险人丧失独立完成以下 6 项日常生活活动中的 3 项或 3 项以上活动能力:步行、进食、沐浴、更衣、如厕、移动。

（2）医学上的必要性与住院治疗。保险公司要求被保险人住进护理院时与住进医院一样,要有医学上的必要性。

（3）认知能力障碍。通常如果被保险人被诊断为在某方面有认知能力障碍,就认为需要长期护理。

3. 长期护理保险的给付方式

长期护理保险金的给付期限有一年、数年和终身等几种不同的选择,同时也规定有 20 天、30 天、60 天、80 天、90 天或者 100 天等多种免责期。免责期越长,保费越低。

长期护理保险的保费通常为平准式,也有每年或每一期间固定上调保费者,其年缴保费因投保年龄、等待期间、保险金额和其他条件的不同而有很大区别。一般都有豁免保费保障,即保险人开始履行保险金给付责任的 60 天、90 天或 180 天起免缴保费。所有长期护理保险的保单都是保证续保的。长期护理保险还有不丧失价值条款规定。

4. 长期护理保险的分类

按保险责任分以下几类:

（1）单一责任护理保险。保单只提供长期护理保障,即只有在被保险人满足保险人规定的护理条件时才对保险合同进行给付。其缺陷在于:若被保险人缴纳保费多年后,却在长期护理保险发生之前就因疾病或意外死亡,被保险人没有任何死亡保障,容易使被保险人家属产生不满情绪。

（2）综合责任护理保险。指寿险附加长期护理保险,在提供寿险保障的同时,通过约定长期护理保险提前给付责任,为被保险人提供长期护理保障。该产品弥补了单一责任护理保险的缺陷。

（3）失能收入保险的扩展。被保险人在退休前购买长期护理保险,在退休后,保险人提供给被保险人与失能收入补偿保险等额的保险金。在投保时不需要核保,只是要比正常人多缴一些保费,这实际上是将失能收入补偿保险自动转为长期护理保险。

（4）医疗费用保险附约。长期护理保险类似于医疗费用保险,两者的主要区别在于:医疗费用保险是对被保险人偶然性的急性疾病的治疗费用提供保障,而长期护理保险则是对被保险人因慢性病或健康状况恶化所发生的费用提供保障,两者都是健康保险,都涉及费用补偿,所以可以将长期护理保险视为医疗费用保险的延伸。

 思考题

(1) 作为一名大学生,在四年(或五年)的学习生活过程中,你可能会遇到哪些风险? 如何防范这些风险?

(2) 什么是健康保险? 健康保险的特征有哪些?

(3) 如何理解广义的医疗保险和狭义的医疗保险?

(4) 请运用图形分析:医疗保险系统经历了由简单到复杂的过程。

第八章 医疗保险基金筹集与费用支付

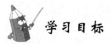 学习目标

(1) 掌握医疗保险基金筹集模式、医疗保险费用分担方式、医疗保险费用支付方式。

(2) 熟悉医疗保险基金筹集渠道、统筹范围,医疗保险费用支付体制,中国医疗保险供方费用支付方式改革。

(3) 了解医疗保险基金的概念、特征,医疗保险费用支付的概念,国外医疗保险费用供方支付方式发展的趋势。

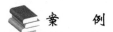 案 例

30个DRG付费国家试点城市完整名单公布

2019年5月20日,国家医疗保障局召开疾病诊断相关分组(DRG)付费国家试点工作启动视频会议。国家医疗保障局副局长李滔同志出席会议并讲话。30个试点城市名单正式公布。

这30个城市涵盖了4个直辖市和26个地级市。从地理位置来看,除西藏外,各省份均有1市为试点,覆盖全国;从行政级别来看,有省级城市、副省级城市以及普通地市;从经济水平来看,既有发达地区,也有中等和欠发达地区。可以说本次DRG付费国家试点工作选择的试点城市具有代表性和广泛性。

会议要求,本次试点工作将按照"顶层设计、模拟运行、实际付费"分三年有序推进,通过试点实现"五个一"的目标,即制定一组标准、完善一系列政策、建立一套规程、培养一支队伍、打造一批样板。各试点地区要加强组织领导,贯彻实施相对统一的DRG分组规则、支付政策和经办管理规范,完善医

保信息系统,提高医院管理水平。建立逐级培训、定期评估、定期报告和沟通协调机制,做好宣传等工作。

　　一直以来,DRG 付费制度改革被认为是医保支付方式改革的重点。早在 2017 年,国务院办公厅即发表了《关于进一步深化基本医疗保险支付方式改革的指导意见》,文件提出要全面推行以按病种付费为主的多元复合式医保支付方式,国家选择部分地区开展按疾病诊断相关分组(DRGs)付费试点,到 2020 年,医保支付方式改革覆盖所有医疗机构及医疗服务;2018 年国家医疗保障局成立,赶在年底前(12 月 20 日)发布通知,组织开展 DRGs 国家试点申报工作,加快推进按疾病诊断相关分组(DRGs)付费国家试点,探索建立 DRGs 付费体系。

　　——案例来源:https://www.cn-healthcare.com/articlewm/20190524/content-1059236.html

第一节　　医疗保险基金筹集

　　医疗保险基金筹集直接关系到能否建立充足、稳定的医疗保险基金,作为医疗保险基金运行的起点(入水口),是整个医疗保险工作的核心环节,也是医疗保险制度运行的基础条件与重要环节。医疗保险基金筹集涉及四个基本要素:基金的筹集对象、筹集渠道、统筹范围以及筹集模式。

一、医疗保险基金的概念和特征

　　医疗保险基金(fund of medical insurance)是指通过法律或合同的形式,由参加医疗保险的企事业单位、机关团体或个人在事先确定的比例下,缴纳规定数量的医疗保险费汇集而成的,为参保人提供基本医疗保险的一种货币资金。医疗保险基金包括社会医疗保险基金和商业医疗保险基金。

　　医疗保险基金是医疗保险制度运行的物质基础,其特征如下:

1. 专用性

　　医疗保险制度运行必须依据国家法律、法规的相关规定,医疗保险基金依法设立,必须严格按照法律的规定筹集、运营、管理和支付。医疗保险基金是专项资金,实行专款专用。

2. 储备性

医疗保险基金为了转移疾病风险,就必须未雨绸缪,计算风险发生的概率,事前在资金上做好准备。医疗保险基金一般分为积累型基金和现收现付型基金。虽然两种类型的基金在运行上有所不同,但都需要有一定量的积累作为储备。特别是对于积累型基金而言,其基金筹集与支付之间有相当长的间隔期,更需要事前的积累。

3. 互助共济性

互助共济是保险的本质,医疗保险基金运行是国民收入再分配的一种形式,是社会成员之间互助共济的反映。医疗保险基金筹集一般按工资(退休金)的一定比例进行,高收入的参保人比低收入者缴纳更多的保费,而在使用过程中,一般根据实际需要进行调剂,这是医疗保险基金互助共济性的体现。

4. 政府干预性

不同医疗保险基金的管理主体虽然各不相同,有政府管理、企业管理、公司管理等,但任何医疗保险基金的筹集、精算、支付行为都需要在国家的法律、政策框架内运行,其运行环节及过程受到国家的监管,体现了政府在医疗保险制度中应当承担的社会责任。

二、医疗保险基金的筹集渠道

医疗保险基金的筹集渠道是指医疗保险资金的来源。纵观世界各国,医疗保险基金的筹集渠道是多元化的,主要由雇主缴纳、雇员出资、政府补贴和其他资金来源构成。

1. 雇主(用人单位)缴纳

雇主缴纳是医疗保险基金筹集的最重要的渠道,指雇主按照雇员工资的一定比例缴纳保险费。从经济学角度看,医疗保险费用是劳动力再生产费用的一部分,因此雇主有责任为雇员缴纳大部分保险费,以体现其用人责任。

2. 雇员(个人)出资

雇员缴费是医疗保险基金的重要组成部分,它可以看作个人或家庭的健康投资。雇员缴费通常按照其年平均工资总额的一定比例提取。实施雇员缴费制度,一方面扩大了医疗保险基金来源、减轻国家财政负担;另一方面增强了雇员(个人)的费用意识,建立费用分担机制、遏制卫生资源浪费。

3. 政府补贴

医疗保险制度的责任主体无疑是政府,政府补贴是医疗保险基金来源的又一重要渠道,其数额取决于该国的医疗政策、福利政策、社会制度和经济发展水平等因素。政府补贴通过税收政策、利率政策和财政政策来实现。

4. 其他资金来源

其他资金来源收入包括:① 医疗保险管理机构罚没的滞纳金,没有按时足额(欠缴、拒缴、拖缴)缴纳医疗保险费的单位和个人,医疗保险管理机构可以对其进行处罚,罚没的滞纳金归入医疗保险统筹基金。② 医疗保障基金运营管理收益,医疗保险基金除了支付参保人的医疗费用和管理费用以外,其余部分应按国家规定进行投资获得融资收益,从而实现基金的保值、增值。③ 社会无偿捐赠,一些社会团体和个人对医疗保险机构的无偿捐赠也成为医疗保险基金来源的一个方面。

三、医疗保险基金的统筹范围

医疗保险基金的统筹范围大致分为四种:

1. 系统内统筹

在一些实行全民医疗保险制度的国家,其保险组织形式是按居民的不同职业组成的,统筹范围是本组织也即本系统。如韩国的医疗保险分为三类:第一类是产业工人,第二类是政府职员和学校职工,第三类是农民和城市小市民。三类保险共分 310 个计划,由社团独立管理、独立经营。由于社团过多、统筹范围小、抗风险能力较弱,而且管理费用较大,故系统内统筹有待于进一步改革。

2. 地区内统筹

有些国家医疗保险按地区具体实施和统筹,如中国和美国。中国基本医疗保险制度原则上以地级以上行政区(包括地、市、州、盟)为统筹单位,所有用人单位及其职工都要按照属地原则参加所在统筹地区的基本医疗保险,执行统一政策,实行基本医疗保险基金的统一筹集、使用和管理。美国的医疗照顾制就是按各州政府的实际情况具体实施的。由于各地区经济状况不同,参保人享受的医疗待遇有一定差异。

3. 特殊病种和高费用统筹

一些国家的医疗保险对特殊病种,如癌症、糖尿病、肾病和精神病等慢性病的高费用支出设立专项保险经费开支,实行全国统筹。

4. 特定人群内统筹

一些国家对矿工、铁路职工、海员及 65 岁以上的老年人等实行全国范围内的统筹,如中国和日本。中国基本医疗保险制度按属地原则统筹,但对于铁路、电力、远洋运输等跨地区、生产流动性较大的企业及其职工,采取相对集中的方式,可异地参加统筹地区的基本医疗保险。日本于1983年制定《老年人保护法》,将各组织内退休者的医疗保险经费划拨出来统一使用,同时加强政府补贴,减轻各保险机构的经济负担。

四、医疗保险基金筹集模式

医疗保险基金筹集模式的确立与一个国家的社会经济水平、价值观念、卫生服务体系、医疗保险模式密不可分。同时基金筹集模式也对卫生服务、社会公平与效率、医疗保险制度的平稳运行产生深远影响。医疗保险基金的筹集模式按征集形式分为以下四类:

1. 财政税收式

财政税收式主要见于国家医疗保险型的国家,这些国家大多社会经济发展水平较高,如英国、加拿大、瑞典。其管理方式是国家通过财政征税(包括一般税和特殊税)的形式筹集医疗保险基金,然后通过中央政府和地方政府逐级预算拨款的方式给医疗服务供方提供资金,为本国居民提供免费或低收费医疗服务,具有高度集中管理的特点。

财政税收式的优点:① 有国家财政作为保障,能有效地筹集到大量资金且资金来源最稳定。② 能在全民内分担疾病风险,社会共济能力最强。③ 所有公民均能平等享受,社会公平性最高。④ 计划性较强,便于政府宏观调控,对医疗费用控制能力较强。财政税收式的缺点:① 个人在医疗保险中的筹资责任不明确、费用意识差,国家财政负担重。② 受政府税收政策影响大,医疗保险的相对独立性差。③ 政府计划性强,服务效率较低。

2. 强制缴费式

强制缴费式主要见于社会医疗保险型的国家,这种模式对社会经济发展水平的适应性较强,如德国、日本、韩国等。国家通过法律、法规强制性地让收入在一定水平范围内的居民及其雇主(单位)按个人收入的一定比例缴纳医疗保险费。有的国家以社会保障税的形式征收。该方式的管理特点是多方筹集、共同管理。其管理形式分为两类:一类是福利倾向较大的形式,国家补贴较多,管理权较多集中于政府机构。另一类是保险倾向较大的形式,国家补贴较少,政府很少直接管理,由各种社会保险团体自行管理,政府的作用在于制定政策法规。

强制缴费式的优点:① 基金的独立性较强、费率的灵活性较高,可根据国家经济和居民收入水平进行调整,资金来源较稳定。② 能实现较大范围内人群的风险共担,社会共济性较强。③ 由专门的保险机构管理,保险效率较高。强制缴费式的缺点:① 不同社会医疗保险基金对象之间、参保人和非参保人之间存在着待遇水平不公平的情况。② 实行"现收现付"的财务收支模式,难以应对人口老龄化的问题,代际转移压力大。

3. 自由投保式

自由投保式主要见于商业医疗保险型的国家,这种模式要求国家的社会经济发展水平和个人收入水平较高,而且有高度完备的市场经济体制,如美国。社会人群可自愿参保,缴纳一定的费用,所缴纳保费的数量与所投保的项目和保障水平密切相关。其管理特点是政府很少干预,由医疗保险机构分散管理,供需双方通过市场竞争机制加以调节。

自由投保式的优点:① 能够满足社会对医疗保险的多层次、多样化的需求。② 消费者的选择范围广,促进各医疗保险机构和医疗服务机构的竞争。③ 权利和义务对等性强。④ 国家负担较轻。自由投保式的缺点:① 资金来源不稳定。② 社会公平性较差,高危人群和低收入人群缺乏医疗保障。③ 保险效率低,多个保险组织分散经营,管理成本最高。

4. 储蓄账户式

储蓄账户式主要见于储蓄医疗保险型的国家,这类模式要求国民收入水平较高,同时国民具有勤俭节约的社会风气,如新加坡。国家通过法律规定,强制要求每一个有工作的人,包括个体业主储蓄医疗基金,建立个人医疗账户。这种基金筹集模式与其他方式的最大区别在于它是以一代人或几代人的医疗储蓄来抵御疾病风险,即通过足够长的时间纵向分担风险,而其他方式是通过大量人群来横向分担风险。

储蓄账户式的优点:① 个人的医疗费用意识最强。② 能应付人口老龄化带来的基金压力,解决代际转移问题。③ 政府财政负担较轻。储蓄账户式的缺点:① 保险待遇和个人收入直接挂钩,社会公平性最差。② 仅在个人生命周期和家庭成员之间实现了风险共担,低收入者难以承受较大的疾病风险,社会共济性最差。

每种基金筹集模式各有优缺点,因此世界上大多数国家医疗保险基金筹集并不是单一模式,而是以其中一种为主要模式,同时辅以其他模式。

第二节　医疗保险费用支付

医疗保险是为分担疾病风险所带来的经济损失而设立的,是补偿医疗费用的保险。而医疗保险承担医疗费用、抗御疾病风险的功能都是通过其支付被保险人的医疗费用来实现的。与此同时,被保险方与医疗服务供方之间的支付关系依然存在,支付成为医疗保险各方利益最直接、最敏感的环节,也是影响医疗保险各方行为的主要因素。因此,支付在医疗保险中占有十分重要的地位,已经成为影响医疗保险制度平稳与持续发展的关键因素之一,也是人们长期研究的重点课题。为了寻求一种既公平合理又具有较好效率的支付模式,世界各国探索了多种多样的费用支付方式和制度,也形成了各自特色。但迄今为止,世界各国仍在寻求各种适应本国国情的理想模式,对医疗保险的支付与费用控制进行深入地研究与探索,具有十分重要的意义。

一、医疗保险费用支付的概念

医疗保险费用支付是医疗保险运行体系中的重要环节(出水口),出水口闸门的开合程度直接关系到医疗保险基金(蓄水池)的稳定。医疗保险费用支付也称医疗保险费用偿付或结算,是指保险机构和被保险人在获得医疗服务后,向医疗服务供方支付医疗费用的行为,而医疗保险费用支付的途径和方法则称为医疗保险费用支付方式(payment system)。

医疗保险费用支付作为医疗保险最重要和最基本的职能,首先它是一种经济补偿制度,即被保险人向保险机构缴纳保险费,形成医疗保险基金,当被保险人因病获得保险范围规定的医疗服务时,保险机构按照保险合同或法规条款给予被保险人全部或部分经济补偿。其次,医疗保险费用支付又是一种法律契约关系,即保险机构、被保险人、医疗服务供方都必须签订保险费用支付合同,各方在合同和保险规则的约束下履行自己的权利与义务。

医疗保险费用支付主体随着医疗保险系统的发展,经历了一个由简单的双向经济关系到复杂的三角经济关系的演变。在简单的双向经济关系中,被保险人向医生直接支付医疗费用,然后从保险机构获得相应的费用补偿,被保险人是费用支付的主体。随着医疗服务技术的发展,医疗费用不断提高,人们对医疗服务市场的特殊性有了深入的认识,费用支付方式逐步转向由保险机构代替被保险人向服务供方支付费用的"第三方付费方式"演变,整个医疗保险变成复杂的三角经济关系,医疗保险机构成为费用支付的主体。

二、医疗保险费用支付体制

医疗保险费用支付体制决定医疗保险资源的配置,根据各国医疗保险资源配置的集中程度不同,医疗保险费用支付体制分为三种模式:

1. 集中统一的支付模式

集中统一的支付模式是指在一个国家或地区,医疗保险资金通过统一的医疗保险计划流向医疗服务供方,即医疗保险基金集中于单个付款人,由该付款人以分配预算资金的办法,将医疗费用统一支付给医疗服务供方。由政府资助的全民健康保险国家多采用这种支付模式,如英国、加拿大和瑞典。由于全民免费医疗,医疗服务系统的全部收入主要来自国家医疗保险基金,政府成为全国医疗保险费用的唯一支付人。这种支付模式的优点是计划性较强,政府掌握配置医疗保险基金的主动权,可以较好控制整个国家的卫生费用支出,管理成本最低。

集中统一支付模式又可以分为三种类型:一是联邦政府作为单一支付人模式,其特点是医疗保险基金由中央政府直接掌握,中央政府作为单一支付人,以国家预算形式分配医疗保险基金,该模式的典型国家是英国。二是省政府作为单一支付人模式,其特点是医疗保险基金可能来源于省政府税收,也可能来源于联邦和省政府两级税收。省政府作为单一支付人,以省政府预算的方式分配医疗保险基金。该模式的典型国家是加拿大。三是地方政府作为单一支付人模式,其特点是医疗保险基金主要来源于地方政府(多为县政府)的税收,地方政府按照与医疗服务供方组织协商确定的预算总额,统一支付给医疗服务供方,该模式的典型国家是瑞典。

2. 比较集中的准统一支付模式

比较集中的准统一支付模式是指医疗保险基金通过多渠道筹集,最终集中到一定的医疗保险机构,由他们根据统一的支付标准,按照与医疗服务供方组织协商确定的支付办法集中支付。实行该模式的主要是实施社会医疗保险的国家,如德国、法国、荷兰、日本、韩国等。这种模式通过统一的医疗保险机构控制医疗保险资金的主渠道,决定医疗服务系统的规模,并可根据区域卫生规划调整卫生资源的投入方向,能够保持卫生费用占国民生产总值的适当比例。同时,由于医疗服务的价格由医疗保险机构与医疗服务供方组织协商确定,与医疗服务供方组织自行定价相比,更利于医疗费用的控制,医疗保险管理成本比较低。

3. 分散独立的支付模式

分散独立的支付模式是指在公、私医疗保险并存，或以私人健康保险为主的多元医疗保险体制下，多个支付人以不同的方式和标准支付医疗保险费用。由于存在许多分散、独立的保险机构，医疗保险费用则由多个分散、独立的支付人支付给医疗服务供方。实行该模式的国家以美国为代表。这种模式的特点是参保人有较多的选择性，可满足不同层次的医疗保险需求。但由于医疗费用支付渠道多、控制点分散，难以有效控制医疗费用的过度增长。同时，由于医疗保险机构各自为政，竞争激烈，耗费大量行政管理费用。

三、医疗保险费用分担方式

医疗保险费用分担方式又称医疗保险被保险方的支付方式，主要是指被保险方在医疗保险过程中分担一部分医疗费用的方法。世界各国实施不同医疗保险制度的实践证明，医疗保险支付被保险人全部医疗费用，尽管有体现公平性的一面，但却造成了过度利用卫生服务、卫生费用上涨过快和卫生资源浪费等现象。因此，为防止上述现象发生，不同国家都已经逐步开始采用各种费用分担（部分支付）的办法来取代全额支付，以有效地控制医疗费用。

常见的费用分担方式包括以下几种：

（一）起付线

起付线又称扣除保险（deductible），它是由保险机构规定医疗保险费用支付的最低标准，低于起付线以下的医疗费用全部由被保险人自付或由被保险人与其单位分担，超过起付线以上的费用由医疗保险机构支付。

该方式的特点：① 起付线以下的医疗费用由被保险人自付或被保险人与其单位分担，增强了被保险人的费用意识，有利于减少浪费。② 将大量的小额医疗费用剔除在医疗保险偿付范围之外，减少了保险结算的工作量，有利于降低管理成本。③ 小疾病风险由被保险人自留，有利于转移高额费用的疾病风险，即保大病，体现保险的本质。

起付线方式的难点在于起付线的合理确定，起付线的高低直接影响医疗服务的利用效率和被保险人的就医行为。起付线过低，可能导致被保险人过度利用卫生服务，不利于有效控制医疗费用；起付线过高，可能超过部分被保险人的承受能力，抑制其正常的医疗需求，导致少数被保险人小病不及时就医而酿成大病，反而增加医疗费用。另外，过高的起付线可能会影响被保险人的积极性，造成保险覆盖面和受益面缩小。

起付线方式又可以分为三种类型：① 年度累计费用起付线法。指采取医疗费用年度累计计算，在一个年度内累计医疗费用的一定额度由被保险人自付，超出部分由医疗保险机构支付。② 单次就诊费用起付线法。指被保险人每次就诊均需自付一定额度的费用，超出部分由医疗保险机构支付。③ 单项目费用起付线法。指对某些特殊的诊疗项目，被保险人每使用一次，所发生的医疗费用均需自付一定部分，其余部分由医疗保险机构支付。

在医疗保险的操作过程中，为了使起付线方式更加完善，可以采用各种具体形式。同时，为了避免高额医疗费用加重低收入家庭的经济负担，也可考虑采取规定医疗费用占家庭总收入的一定比例和人均医疗费用不超过一定比例等措施。

(二) 按比例分担

按比例分担又称共付保险(cost sharing)，即保险机构和被保险人按一定的比例共同分担医疗费用，这一比例又称共同负担率或共同付费率。共同付费率可以是固定比例，也可以是变动比例。

按比例分担方式的特点：① 简单直观，易于操作，被保险人可根据自己的支付能力适当选择医疗服务，有利于调节医疗消费，控制医疗费用。② 由于价格需求弹性的作用，被保险人往往选择价格相对较低的服务，有利于降低卫生服务的价格。

按比例分担方式的难点在于自付比例的合理确定，自付比例的高低直接影响被保险人的就医行为。自付比例过低，对被保险人制约机制小，达不到控制卫生费用不合理增长的目的；自付比例过高，可能超越被保险人的承受能力，抑制正常的医疗需求，造成小病不治酿成大病的后果，加重被保险人的经济负担，达不到保险的目的。另外，不同人群和不同收入状况采用同一自付比例，可能出现卫生服务的不公平性。

为了使按比例分担方式更加完善，在保险的实际操作过程中，可采用变动比例自付或相应辅助办法。如采用分级共同付费方式，即随着医疗费用的增加，逐级减少被保险人的自付比例，以达到少数患大病的被保险人能够承担得起医疗费用。另外，可采用不同年龄段确定不同的自付比例，中青年自付比例高一些，老年人自付比例低一些。

(三) 封顶线

封顶线又称最高支付限额保险(maximums or ceiling)，是与起付线相反的费用分担方法。该方法先规定一个费用封顶线，医疗保险机构只支付低于封顶线以下的费用,超出封顶线以上的费用由被保险人自付。

封顶线方式的设立依据:① 在社会经济发展水平和各方承受能力比较低的情况下,医疗保险只能首先保障享受人群广、费用比较低,各方都可以承受的一般医疗。因而本着保障基本医疗、提高享受面的原则,将高额医疗费用剔除在保险支付范围之外。② 有利于限制被保险人对高额医疗服务的过度需求,以及医疗服务供方对高额医疗服务的过度提供。③ 有利于鼓励被保险人重视卫生保健,防止小病不治酿成大病的情况出现,提高被保险人的身体素质。

从保险本质来看,大病、重病的损失程度高、损失频率低,是所有医疗中最符合保险原理、最需要转移风险的部分,然而封顶线的设立把被保险人的这一巨大风险又还给被保险人,违背了医疗保险损失分担的基本原则,也难以对大病、重病患者提供有效保障。因此,封顶线的确定需要综合考虑被保险人的收入水平、医疗保险基金的风险分担能力、医疗救助情况等因素,需要建立各种形式的补充医疗保险,对超出封顶线以上的疾病给予进一步保障。

(四)混合支付

由于上述三种费用支付方式各有其优缺点,因此在医疗保险支付制度的设置中,往往将两种以上的支付方式结合起来应用,形成优势互补,从而更有效地促使合理需求,控制医疗费用的过度增长。例如,对低费用实行起付线,对高费用实行封顶线,并对中间段费用实行按比例分担的方式,被认为是既能够合理保障又能有效控制费用的好办法。

四、医疗保险费用支付方式

医疗保险费用支付方式又称医疗保险保险方的支付方式,是指医疗保险机构作为第三方代替被保险人向医疗服务供方支付医疗服务费用的方法,这是医疗保险主要的支付方式,它主要包括以下几种:

(一)按服务项目付费

按服务项目付费(fee for service,FFS)是所有费用支付方式中最传统、运用最广泛的一种。它是指对医疗服务过程中的每一个服务项目制定价格,参保人在接受医疗服务时按服务项目价格计算费用,然后由医疗保险机构向医疗服务供方支付费用。所支付的费用取决于各服务项目的价格标准和实际服务量。

按服务项目付费,参保人的选择余地较大,能获得各种卫生服务的机会,满意度高;在项目价格合理确定的情况下,能较完全地对卫生服务供方给予补偿,有利于调动供方的积极性,有利于医院高新技术的发展;操作比较简单,所需要的配套条件比较少,适应范围相当广泛。该方法属于后付制,只能在事后对账单进行监督检查,难以在事前对供方提供正确的经济诱导,供方诱导需求现象比较严重,容易产生检查、用药、治疗等服务项目增加,住院天数延长,高新医疗技术过度配置等问题,难以有效遏制医疗费用过快增长;同时事后对服务项目和费用支出进行审核,需要投入大量精力,管理成本高。

(二) 按人头付费

按人头付费(capitation)是指医疗保险机构按合同规定的时间(一月、一季度或一年),根据医院服务的医疗保险的参保人数和每人的支付定额标准,预先支付一笔固定的费用,在此期间医院提供合同规定内的医疗服务均不再另行收费。其特点是医院的收入与参保人数成正比,服务人数越多,医院的收入越高。

按人头付费是一种预付制,具有预付制的优点,是支付方式中费用控制效果较好的方法之一。该方式能控制医院的过度提供行为,有利于增强医院的费用意识和经济责任;促使医院开展预防保健工作,提高人群健康水平从而降低医疗费用;可确保约定医疗机构或医生,尤其是保证基层单位医生一定的业务量和病源。按人头付费使医院的收入只与参保人数相关、不与服务质量有关,导致服务效率低下,出现就医等待的情况,阻碍高新医疗技术的健康发展,并可能引发医患矛盾。采用此支付方式一般规定服务对象最高人数的限额。

(三) 按病种付费

按病种付费(diagnostic related groups)又称疾病诊断相关分组(DRG),即根据病人年龄、性别、住院天数、主要诊断、病症、手术处置、疾病严重程度及并合症、并发症等因素,将临床特征与医疗资源消耗相近的患者分入同一组,以组为单位打包确定价格、收费、医保支付标准。引申概念:DRG-PPS(prospective payment system)基于疾病病种分类组合的预定额付费制,是国际上广泛应用的医疗保险付费方式。

通常情况下,涉及 DRG 的体系、设计和管理时,不加"s";涉及具体分组时,会加上代表复数的"s"。

医疗 DRG 产生于 20 世纪 60 年代,由美国耶鲁大学卫生研究中心罗伯特·费特等人最早研究,是个方法问题,在数据收集和疾病分组后即进入医疗医院管理范畴,支持和推动循证医疗和医疗的职业化。医疗 DRG 重在疾病诊断相关分组,是将具有临床过程同质、复杂程度相似、资源消耗相近的病例归为一组,即病例组合,用于改善医院管理系统和信息系统、建立医疗质量评估、促进医生组工作绩效管理等工作。

医保 DRG 是个机制问题，是一种预付制，产生于 20 世纪 80 年代，最早在 1983 年美国老人照顾制中实施，适用于卫生信息系统发达的地区。医保 DRG 在数据收集和疾病分组后即进入定价与支付范畴。从此，医疗付费方获得谈判优势和建立激励机制的转折。医保 DRG 用于定价、预算、支付，甚至影响基本医疗保障的筹资，即 DRG-PPS。DRG 付费现已成为美国、澳大利亚、德国等多个国家广泛采取的支付方式，也是中国医疗保险支付方式改革的重点。

从本质上讲，DRG 既能用于支付管理，也能用于预算管理，还能用于质量管理，是一套"医疗管理的工具"。

按病种付费结算简单，有利于医疗保险机构控制参保人每次住院的医疗费用，促使医院提高效率、降低服务成本、缩短住院天数，减少诱导性医疗费用的支出；按病种付费可以促使医院和医生提高诊断治疗水平，促进医疗质量的提高；同时该支付方式对管理要求高，将促进医院和医疗保险机构加强科学管理、提高管理水平。由于病情的轻重和复杂程度与病种支付的标准成正比，为获得更多收入，医院可能夸大参保人病情，在病情诊断界限不确定时，使诊断升级，如分解手术和住院；推诿危重参保人，影响医疗服务质量，降低保障水平；此外因要求信息完备，管理成本较高。

（四）总额预算

总额预算（global budget）又称总额预付制，是由医院单方面，或由医疗保险机构与医院协商确定每个医院的年度总预算支付费用。年度总预算的确定，往往考虑医院规模、医院服务质量、服务地区人口密度及人群死亡率、医院是否是教学医院、医院设施与设备情况、医院上年度财政赤字或结余情况、通货膨胀等综合因素。医院预算总额一般每年协商调整一次。目前总额预算的测量方法包括总量测算法、人头测算法、服务量测算法。

医院的预算额度一旦确定，医院的收入就不能随着服务量的增加而增加，所以该方式能够控制医疗费用总量，促使医院在收入总量固定的情况下，降低服务成本，提高资源利用率，总额预算是所有费用支付方式中费用控制效果最好的方法。总额预算费用结算简单，医院成为医疗费用支出的控制者，可以节省管理费用。但是该支付方式的缺陷也比较明显，合理确定预算总额难度较大，总额预算的制定需要考虑多种因素；容易降低医院提供服务的积极性和主动性，服务数量减少、服务强度和服务质量下降，阻碍医疗技术的更新与发展；另外当医院服务对象一部分来自医疗保险,一部分来自非医疗保险时,则总额预算难以确定,因此总额预算适用于实行全民医疗保险制度,并且政府或医疗保险机构对医疗市场的干预能力较强的国家。

(五) 按服务人次付费

按服务人次付费(flat rate)又称平均定额付费,即制定每一门诊人次或者每一住院人次的费用支付标准,医疗保险机构根据医院实际提供的服务人次,按照每一人次的费用支付标准向医院支付医疗费用。

在服务人次支付标准确定的前提下,按服务人次付费能够促使医院降低服务成本、减少过度用药和过度利用高新医疗技术的现象,缩短住院时间,使医疗费用控制效果比较好。由于按服务人次付费,医院的收入与服务次数(门诊次数、住院次数)直接相关,医院可能通过诱导需求和分解服务人次增加收入;同时医院出于控制医疗成本的需要,可能降低服务水平,从而影响服务的质量;尽管按服务人次付费结算简单,但每一服务人次的费用支付标准由于各医院的技术特色、疾病危重程度、病种组成存在较大差异,因而各医院之间每一服务人次的费用支付标准离散度较高,难以统一规定。

(六) 按住院床日付费

按住院床日付费(per diem system)又称按床日标准支付,是指医疗保险机构预先确定每一住院床日的费用支付标准,然后根据参保人的实际住院总床日数,计算出总支付金额。

按住院床日付费实际上是按服务人次付费的一个分支,适用于参保人住院天数长短不一,每一住院人次的住院总费用或每一病种的住院费用离散度比较高,而床日费用比较稳定的项目(如精神病医院、老年护理院)。按住院床日付费,参保人可得到较多的卫生服务,费用结算简单;对于医院来说,可以通过提高工作效率、降低服务成本,获得更多的收入。但是该支付方式会导致医院拒收危重病人、延长住院时间、降低服务水平,从而影响卫生服务质量。

第三节　医疗保险费用支付方式改革

近年来世界各国医疗保险制度普遍面临着医疗保险费用过度增长、医疗保险基金入不敷出的严峻局面。尽管医疗保险供方和需方参与的医疗费用支付方式都会对医疗资源分配、医疗服务质量以及医疗费用增长起到影响和调节作用,但是双方的影响程度不同。医疗服务市场因存在明显的诱导需求(信息不对称造成的市场失灵),医院和医生居于主导地位,医疗服务供方出于经济利益的驱动更容易诱导参保人消费、促使医疗费用增长。因此供方医疗保险费用支付方式作为医疗费用控制的主要手段日益受到各国政府的重视,世界各国都将医疗保险费用供方支付方式改革作为引领医疗改革的关键政策。

一、国外医疗保险费用供方支付方式发展趋势

1. 支付水平由全额支付向部分支付发展

全额支付方式是指参保人在接受医疗服务供方的服务后,所发生的医疗费用全部由财政或医疗保险基金支付,参保人享受免费医疗。尽管此种方式有利于体现医疗保险的社会公平性,但由于参保人存在费用意识差以及道德损害等问题,全额支付方式难以有效控制参保人的医疗服务需求,不利于合理控制医疗费用。

部分支付方式是指参保人在接受供方的医疗服务后,财政或医疗保险基金只承担所发生医疗费用的一部分,而参保人必须按保险合同或医疗保险的规定分担一定比例的医疗费用。

2. 支付对象由间接支付向直接支付发展

间接支付方式也称向需方支付方式,是指参保人在接受医疗服务供方的服务后,先由参保人向医疗服务供方支付医疗费用,财政或医疗保险机构再按照一定标准或比例向参保人支付费用(报销),财政或医疗保险机构与医疗服务供方不发生直接费用关系。间接支付方式操作复杂、工作量大、管理成本较高,难以有效控制医疗服务供方的诱导需求行为,不利于合理控制医疗费用。

直接支付方式也称向供方支付方式,是指参保人在接受医疗服务供方的服务后,由财政或医疗保险机构按照供方的服务量和一定的标准直接向医疗服务供方支付医疗费用,参保人只按照医疗保险的规定支付个人应该分担的医疗费用。直接支付方式操作简单,有利于制约医疗服务供方的行为、合理控制医疗费用,管理成本也较低。

向需方支付方式也称间接支付方式,是指参保人在接受医药服务提供者的服务后,先由参保人向医药服务提供者支付医疗费用,财政或医疗保障机构再按照一定标准或比例向参保人支付费用,财政或医疗保障机构与医药服务提供者不发生直接费用关系。间接支付方式操作复杂、工作量大、管理成本相对较高,难以有效

控制医药服务提供者的诱导需求行为,不利于合理控制医疗费用。

3. 支付时间由后付制向预付制发展

后付制(post payment system)是指在医疗服务发生之后,根据服务发生的数量和支付标准进行支付的方式。这是一种传统的、使用最广泛的支付方式,按项目付费即为典型的后付制代表方式。后付制的优点是能够调动医疗服务供方的积极性,参保人对医疗服务有较多的选择性;其缺陷是供方容易产生诱导需求,造成医疗服务的过度利用,难以有效控制医疗费用过快增长。

预付制(pre-pay system)是指在医疗服务发生之前,医疗保险机构按照预先确定的支付标准,预先向参保人的医疗服务供方支付医疗费用或确定支付额度后,再分期分批支付。根据预付计算的单位不同,预付制又可分为总额预算;按预先确定的门诊次均费用或床日费用支付;按确定的病种费用标准支付,即 DRGs;按人头付费等。预付制的优势是可以较好地控制医疗服务的过度利用,从而控制医疗费用过快增长;其缺陷是医疗服务供方为了自身的利益,可能会减少医疗服务的数量、降低医疗服务质量。

4. 支付主体由分离式向结合式(一体化)发展

分离式是指医疗保险机构与医疗服务供方相互独立,医疗保险机构负责医疗费用的筹集与支付,医疗服务供方负责为参保人提供医疗服务。

结合式(一体化)是指医疗保险机构和医疗服务供方作为一个整体,既收取参保人的保险费,同时又负责为他们提供所需的医疗服务,其医疗费用的支付行为表现为机构内部的费用支出。典型的一体化支付方式是美国的"健康维持组织"(Health Maintenance Organization,HMO)。医疗保险机构和医疗服务供方成为一个整体,增强了一体化保险机构主动控制医疗成本的积极性,减少了医疗保险管理费用;为其参保人提供的服务具有较好的连续性和综合性,并重视疾病的预防以及早发现、早治疗;强调参保人对基本医疗保健服务的获取和利用,有利于控制卫生服务过度利用,减少卫生资源浪费;比较符合现代生物-心理-社会医学模式的要求以及医疗卫生事业的发展规律,能够较大程度地满足参保人对卫生服务的需求。

二、医疗保险费用支付从开放式向封闭式发展

1. 开放式模式

开放式模式即按医疗服务项目付费。其特征是决定医疗保险支付费用的"量"与"价"实行"双开放"。医疗服务量越多,医疗保险支付费用越高;单次服务的服务项目越多、单次服务支付标准越高,医疗保险支付费用越高。

2. 半开放半封闭式模式

半开放半封闭式模式即按服务单元付费(包括按病种付费、按服务人次付费和按住院床日付费)。其特征是决定医疗保险支付费用的"量"实行开放,"价"实行封闭。医疗服务量(单元)越多,医疗保险支付费用越高;每一服务单元按确定的单元支付标准(次均费用、床日费用、病种费用)支付,与实际单元服务价格多少无关。

3. 封闭式模式

封闭式模式即总额预算和按人头付费。其特征是决定医疗保险支付费用的"量"与"价"实行"双封闭"。医疗保险支付费用与医院提供服务量的多少和单元服务价格的高低脱钩。

从医疗费用控制效果来看,从开放式、半开放半封闭式到封闭式逐渐增强,目前封闭式已经成为世界通行的主流模式。

三、医疗保险费用支付组合从单一支付方式向多元化混合支付方式发展

医疗保险实践中,医疗保险费用支付方式各有优缺点,单一支付方式费用控制效果不佳,故各国逐步从单一方式走向多元化、混合方式。科学的混合式支付方式是以"就诊人头"为核心,以"总额预算"为基础,融合了"项目付费""定额付费""病种付费""人头付费"等支付方式。

医疗费用支付方式可以从多角度加以混合,根据混合方式的不同可以分为以下3种情况:

1. 对不同医疗服务供方采取不同的支付方式

例如,在匈牙利,对医院按病种付费,对初级卫生保健医生按人头付费;在加拿大,对医院通过总额预付来控制成本,对初级卫生保健医生则按服务项目付费。

2. 对特定的医疗服务供方采取混合的支付方式

例如,在德国,对医院和门诊的费用支付按照总额预付,实际上按服务项目支付,但受预算总额的限制,这种混合支付方式可以弥补单一采取按服务项目付费造成的费用浪费。

3. 根据提供医疗服务的不同而采取不同的支付方式

例如,对医院的费用支付可以采取不同的计划:一些基本医疗服务可以采用按人头付费,另外一些服务可以采取按服务项目付费。美国的医疗保险费用支付就从按服务项目付费起步,逐步发展为按人头付费、按病种付费、薪金制、按以资源为基础的相对价值标准支付等混合方式。

四、中国医疗保险供方的费用支付方式改革

国内外医疗保险实践经验已经充分证明,供方支付方式的选择难度远高于需方支付方式。对我国医疗保险的供方支付方式,目前有 3 点已达成基本共识:①必须改变过去单一的按服务项目付费的支付方式。② DRGs 方式要求卫生信息系统发达、基本工作投入大、管理费用高,我国目前可以做一些初步探索,DRGs 方式应该是将来的一个发展趋势。③ 支付方式的作用发挥是一个系统工程,需要卫生服务价格改革、建立质量保证体系等多项配套措施。根据我国医疗保险制定多年的改革以及各种供方支付方式的探索,我国医疗保险供方支付方式选择的基本依据和基本思路初步形成。

(一)中国医疗保险供方支付方式选择的基本依据

1. 符合现阶段国家发展卫生事业与医疗保障事业的政策方向

我国卫生事业的性质是政府实行一定福利政策的社会公益事业,发展卫生事业的目的是为人民健康服务,为社会主义现代化建设服务。医疗保险费用的供方支付方式必须有利于医疗卫生事业的健康发展,决不能以牺牲卫生事业来发展医疗保障事业,卫生事业与医疗保障事业相辅相成,任何一方的发展都离不开另一方的支持。现阶段基本医疗保险强调低水平、广覆盖、保基本,因此供方支付方式的选择必须符合国家的总体政策。

2. 适应现阶段卫生服务和医疗保障管理体制

目前我国的卫生服务管理体制和医疗保障管理体制是偏向计划型的,但同时又具有市场型的某些特征。因此在选择医疗保险供方支付方式的时候,要兼顾两方面的特性。脱离我国现阶段的卫生服务管理体制和医疗保障管理体制来选择医疗保险供方支付方式,或者一味照搬其他国家的做法,都将阻碍我国医疗保障事业的健康发展。

3. 充分考虑医院管理和医疗保障管理现实水平

一种支付方式的实行需要有相应的医疗费用信息、医院管理信息、医院管理手段和医疗保障管理手段作为支撑。同样一种供方支付方式的设计不能脱离现实的医院管理和医疗保障管理条件。尽管国外创新的一些支付方式如按疾病诊断相关分组付费等具有许多优势,但在我国目前的医院管理和医疗保障管理条件与水平下,要想照搬这些供方支付方式,仍然具有一定困难。

4. 兼顾控制费用和提高医疗服务质量两方面要求

实施医疗保障制度改革的重要目标之一是要控制医疗费用的过快上涨,与此

同时也要促进医疗服务质量的提高,既能保证参保人的基本医疗,又能有效地减少浪费、合理利用卫生资源、提供适宜的卫生服务。医疗保险供方支付方式的选择绝不是一味追求如何控制定点医疗机构和参保人的费用支出,而是减少浪费,为参保人提供价格合理、质量较好的医疗服务。

5. 有利于医疗保障和卫生事业的协调发展

供方支付方式的确定要有利于促进医疗机构管理的科学化和现代化,有利于促进医疗机构由粗放型经营向结构效益型转变,由单纯注重收入型向注重成本效益型转变。选择任何形式的医疗保险供方支付方式,都必须促进医疗保障和卫生事业的协调发展,牺牲任何一方的发展,另一方的发展都将不存在。

(二)中国医疗保险供方支付方式选择的基本思路与实践

1. 以总额预付为龙头,实行预付制与后付制的有机结合

预付制主要包括总额预付、按病种付费(DRGs)、按人头付费、按服务人次付费等方式。根据我国现阶段卫生事业和医疗保障的特点,对医疗服务供方的支付实行以总额预付为龙头较为适合。其理由如下:

(1)总额预付制是计划性较强的支付方式,与我国卫生事业的公益性、福利性相适应,也与医疗机构主要属于国有、医疗卫生工作计划性较强的状况相适应。

(2)相对于其他支付方式而言,总额预付制控制费用效果最好,对医疗服务的影响较小。

(3)总额预付制操作比较简单,我国原有的医疗工作中已有类似的工作基础。

(4)总额预付制符合卫生发展趋势,能与区域卫生规划和初级卫生保健相协调。

采取总额预付方式有利于从宏观上控制卫生费用的增长规模,而且有一定的弹性;在微观上对医疗服务质量的影响较小,与后付制的支付方式相结合,可以取得较好的效果。

2002年,上海市开始在城镇职工医疗保险中实施定点医疗机构医保费用总额预算管理,也就是单方面控制医院医疗费用的增速,超支部分由医院和医疗保险机构共同负担。总额预付的具体做法如下:

(1)医疗保险机构与定点医院在每年年初签订当年的预算合同。合同根据医疗需要和基金承受能力,综合考虑影响医疗费用变动的各种因素,合理确定共济账户的支付预算指标,再下达到各定点医院。

(2)对医疗费用预算指标的完成情况,实行"节余奖励,超支分担,总量封顶"的结算办法。共济账户的医疗费用预算每年确定一次,按月结算,年终决算。医疗保险机构按月向定点医院分配额度,定点医院每月定期将上个月参加医疗保险的参保人的住院情况上报医疗保险机构,医疗保险机构再将上个月分配额度资金拨给定点医院。年终如有节余,节余部分的 90% 归医院用于医疗事业的发展。符合医疗保险规定的合理超支,在年度预算定额 10% 以下的部分,医院分担 30%,医疗保险机构分担 70%;合理超支 10%~20% 的部分,由医院和医疗保险机构各承担50%;超支 20% 以上的部分,完全由医院承担。

(3) 建立医疗服务质量考核办法。规定医院必须完成基本的业务量,对执行医疗费用预算指标过程中的医疗服务质量,实行三级百分制评估,直接与医院费用预算资金兑现挂钩。例如,制度规定医院只能在共济账户支付的收治入院人次达到上年度实际收治人次的 90% 以上,并且实际发生支出达到预算指标的 90% 以上时,才能兑现节余奖励。这样做的目的是防止医院过度控制费用、减少医疗服务而损害参保人的利益。

在总结各地经验的基础上,2011 年,人力资源和社会保障部下发了《关于进一步推进医疗保险付费方式改革的意见》(人社部发〔2011〕63 号),强调要按照"以收定支、收支平衡"的要求,坚持保障基本、建立机制、加强管理、因地制宜的原则,勇于探索,大胆创新。改革的重点是结合基金收支预算管理,加强总额控制,探索总额预付。可结合门诊统筹探索按人头付费,结合住院和门诊大病保障探索按病种付费。建立和完善医疗保险经办机构与定点医疗机构的谈判协商机制与风险分担机制,逐步形成与基本医疗保险制度发展相适应,激励与约束并重的支付制度。在实行总额预付办法的过程中,要统筹考虑定点医疗机构级别、类别、特点、承担的服务量以及门诊就诊率、住院率、费用构成、目录外自费项目的费用比例、成本调整等因素,确保总额控制指标科学合理。

2012 年,人力资源和社会保障部又下发了《关于开展基本医疗保险付费总额控制的意见》(人社部发〔2012〕70 号),强调要按照"结合基金收支预算管理加强总额控制,并以此为基础,结合门诊统筹的开展探索按人头付费,结合住院、门诊大病的保障探索按病种付费"的改革方向,用两年左右的时间,在所有统筹地区范围内开展总额控制工作。结合医疗保险基金收支预算管理,合理确定统筹地区总额控制目标,并根据分级医疗服务体系功能划分及基层医疗卫生机构与医院双向转诊要求,将总额控制目标细化分解到各级各类定点医疗机构。逐步建立以保证质量、控制成本、规范治疗为核心的医疗服务评价与监管体系,控制医疗费用过快增长,提升基本医疗保险保障绩效,更好地保障人民群众基本医疗权益,充分发挥基本医疗保险对公立医院改革等工作的支持与促进作用。

从"后付制"向"预付制"发展,是国际医疗保险供方支付方式的发展趋势。根据经济学分析,在支付方式中增加预期成分,将经济风险转移给医疗机构,能较好地控制医疗费用不合理增长。

2. 重点推行按病种付费(DRG)为主的多元复合式医疗保险支付方式

2017 年 6 月,国务院办公厅下发《关于进一步深化基本医疗保险支付方式改革的指导意见》(国办发〔2017〕55 号),这是国务院办公厅首次就医疗支付方式改革单独发文,是对医疗费用供方支付方式改革的归纳总结和重要提升,是未来指导支付方式改革的蓝图。指导意见提出四项改革原则:① 保障基本,坚持以收定支、收支平衡、略有结余。② 建立健全协商谈判机制和激励约束机制。③ 因地制宜,从实际出发,实行符合本地实际的医疗保险支付方式。④ 统筹推进医疗、医保、医药各项改革。指导意见提出五项改革任务:① 实行多元复合式医疗保险支付方式。② 重点推行按病种付费。③ 开展按疾病诊断相关分组付费试点。④ 完善按人头付费、按床日付费等支付方式。⑤ 强化医疗保险对医疗行为的监管。

指导意见的主要目标是:2017 年起,进一步加强医保基金预算管理,全面推行以按病种付费为主的多元复合式医保支付方式。各地要选择一定数量的病种实施按病种付费,国家选择部分地区开展按疾病诊断相关分组(DRGS)付费试点,鼓励各地完善按人头付费、按床日付费等多种支付方式。到 2020 年,医保支付方式改革覆盖所有医疗机构及医疗服务,全国范围内普遍实施适应不同疾病、不同服务特点的多元复合式医保支付方式,按项目付费占比明显下降。

2018 年 3 月,为完善统一的城乡居民基本医疗保险制度和大病保险制度,不断提高医疗保障水平,确保医保资金合理使用、安全可控,统筹推进医疗、医保、医药"三医联动"改革,更好保障病有所医。根据国务院机构改革方案,将人力资源和社会保障部的城镇职工和城镇居民基本医疗保险、生育保险职责,国家卫生和计划生育委员会的新型农村合作医疗职责,国家发展和改革委员会的药品和医疗服务价格管理职责,民政部的医疗救助职责整合,组建国家医疗保障局。

2019 年 5 月 20 日,国家医疗保障局召开疾病诊断相关分组(DRG)付费国家试点工作启动视频会议,公布 30 个试点城市名单,正式启动 DRG 付费国家试点工作。这是国家层面真正意义上的对 DRG 付费方式改革进行的探索。明确试点工作按照"顶层设计、模拟运行、实际付费"分三年有序推进,并通过试点实现"五个一"目标,即制定一组标准、完善一系列政策、建立一套规程、培养一支队伍、打造一批样板。

2019 年 10 月 16 日,国家医疗保障局印发了《关于印发疾病诊断相关分组(DRG)付费国家试点技术规范和分组方案的通知》(医保办发〔2019〕36 号,以下简称《通知》),正式公布了《国家医疗保障 DRG 分组与付费技术规范》(以下简称《技术规范》)和《国家医疗保障 DRG(CHS-DRG)分组方案》(以下简称《分组方案》)两个技术标准。其中,《技术规范》对 DRG 分组的基本原理、适用范围、名词定义,以及数据要求、数据质控、标准化上传规范、分组策略与原则、权重与费率确定方法等进行了规范。《分组方案》明确了国家医疗保障疾病诊断相关分组（China Health-care Security Diagnosis Related Groups，CHS-DRG）是全国医疗保障部门开展DRG付费工作的统一标准，包括了 26 个主要诊断大类（major diagnosis category，MDC），376 个核心 DRG（adjacent diagnosis related groups，ADRG），其中 167 个外科手术操作 ADRG 组、22 个非手术操作 ADRG 组和 187 个内科诊断 ADRG组。CHS-DRG 方案的数据需求见表 8-1。

表 8-1　CHS-DRG 方案的数据需求

分类轴心	信息/数据
数据来源	医疗保障基金住院结算清单
编码系统	诊断：《医疗保障疾病诊断分类与编码》ICD-10 《医疗保障手术操作分类与代码》ICD-9-CM-3
病情严重程度及复杂性	主要诊断、并发症与合并症、个体因素（如年龄、性别、新生儿的出生体重等）
医疗需要及使用强度	手术室手术、非手术室手术、其他辅助的医疗和护理服务（如呼吸机使用等）
医疗结果	出院状态（死亡、医嘱出院、非医嘱出院、转院）
资源消耗	医疗费用、住院时间

资料来源：《国家医疗保障疾病诊断相关分组(CHS-DRG)分组方案》。

开展 DRG 付费国家试点是贯彻国务院 2017 年发布的《关于进一步深化基本医疗保险支付方式改革的指导意见》，进一步深化医保支付方式改革的一项重要工作，推动医保精细化管理，提高医保基金使用效率，充分发挥医保在医改中的基础性作用，切实维护参保人的健康权益，具有重要意义。

一是促进规范医疗行为。DRG 付费国家试点工作的实施，改变以往按服务项目付费的模式，转向按病组付费，将药品、耗材转变为成本，将促使医院、医生改变以往给患者开大处方，用贵重药品、耗材和大型检查设备等不合理的医疗行为。医生将自觉规范医疗行为，提高医疗资源利用效率，积极寻求提质增效的方法来获取合理的收益，促使医院运行的动力机制由扩张式发展向内涵式发展转变。

二是医疗服务公开透明。通过 DRG 分组，将以往临床医疗行为"不可比"变为"可比"，医院收治多少病例、难度多少，一目了然。同一病组治疗水平的高低可量化比较。医保付费、患者就医有了透明公开的平台。

三是提升百姓就医满意度。通过实行 DRG 付费，压缩检查治疗中的水分，有效减少"大处方""大检查"，减少老百姓不必要的医疗支出，使广大人民群众获得更加优质、高效的医疗服务,提升就医满意度。CHS-DRG 付费改革将助力健康中国建设,不断增加广大人民群众的获得感。

医疗保险支付是基本医疗保险管理和深化医改的重要环节,是调节医疗服务行为、引导医疗资源配置的重要杠杆。按照国际医疗保险供方支付方式的发展趋势,我国支付方式从"单一性"走向"多元化",可以更好地保障参保人员的权益、规范医疗服务行为、控制医疗费用不合理增长,充分发挥医保在医改中的基础性作用。

 思考题

(1)分析中国医疗保险基金统筹范围:地区内统筹与特定人群内统筹。

(2)医疗保险基金筹集模式按基金征集形式的分类有哪些? 分析这些模式的优缺点。

(3)医疗保险费用需方分担方式有哪些? 这些方式的特点及难点是什么?

(4)分析国际医疗保险供方支付方式的发展趋势对中国的启示。

第九章 公共卫生服务补偿与支付

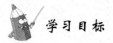 学习目标

(1) 掌握公共卫生服务相关基础概念,公共卫生服务供方支付方式的种类和具体内容。

(2) 熟悉我国公共卫生服务体系发展历程和演变状况,政府对公共卫生经费的补偿管理模式。

(3) 了解我国公共卫生服务体系的组织管理,公立医疗机构公共卫生服务补偿中存在的问题以及支付方式对公共卫生服务供方的影响。

 案 例

国家基本公共卫生服务项目自 2009 年启动以来,在基层医疗卫生机构得到了普遍开展并取得了一定成效。2011~2016 年,人均基本公共卫生服务经费补偿标准从 25 元提高至 45 元,公共卫生服务项目先后增加了中医药健康管理服务和结核病患者健康管理服务。2017 年,将免费提供避孕药具和健康素养促进两个项目纳入国家基本公共卫生服务项目,服务内容包括:建立居民健康档案、健康教育、预防接种、儿童健康管理、孕产妇健康管理、老年人健康管理、慢性病(高血压、糖尿病)患者健康管理、严重精神障碍患者健康管理、肺结核患者健康管理、传染病和突发公共卫生事件报告和处理、卫生计生监督协管、免费提供避孕药具、健康素养促进。对于新增加的两个项目,其主要内容分别包括:免费提供避孕药具,项目经费用于药具的采购、存储和调拨等,省级卫生计生部门是本地区避孕药具的采购主体,省、市、县级计划生育药具管理机构负责药具的存储、调拨及相关工作;健康素养促进项目经费用于提高居民健康素养水平,降低 15 岁及以上人群烟草使用流行率,建设

健康促进县(区)、医院和戒烟门诊,开展健康科普尤其是针对重点疾病、领域和人群的健康教育,监测健康素养和烟草流行水平,提供 12320 热线咨询服务等。

——案例来源:《国家基本公共卫生服务规范(第三版)》

公共卫生服务关系到一国或一个地区人民群众的健康,是一种成本低、效果好的服务,但又是一种社会效益回报周期相对较长的服务。政府在公共卫生服务中有着举足轻重的作用,且不可替代,其中最主要的作用是补偿和支付。科学设定政府对公共卫生服务补偿的范围、标准和方式,理性选择适合的支付方式,以提高卫生服务绩效。

第一节　公共卫生概述

一、公共卫生的定义及特征

(一)公共卫生的定义

公共卫生的定义很多。不同经济发展水平国家、同一国家不同发展阶段,公共卫生的定义都会有所不同。美国城乡卫生行政人员委员会对公共卫生的定义是通过评价、政策发展和保障措施来预防疾病、延长人的寿命和促进人的身心健康的一门科学和艺术。在国际范围内公认的是耶鲁大学公共卫生学院 Winslow 在 1920年提出的定义,即公共卫生是通过有效组织的社会努力来预防疾病、延长寿命、促进健康的科学和艺术;有组织的社会努力包括改善环境卫生,控制传染病,开展以个人卫生为原则的健康教育,组织医护人员提供疾病的早期诊断和预防性治疗服务,建立社会体制以保证每个社会公民都享有维持健康的生活标准。

Winslow 的定义概括了公共卫生的本质、目的和工作任务。公共卫生的具体任务包括:针对整个人群,并以此作为公共卫生工作的起点,从该人群出发确定公共卫生的问题和需要优先解决的问题,设计并实行干预措施,实现创造保障公众健康的社会条件并满足公共健康要求。

世界卫生组织在《WTO 与公共卫生协议案》中,将公共卫生分为八大类:传染病的控制、食品的安全、烟草的控制、药品和疫苗的可得性、环境卫生、健康教育与促进、食品保障与营养和卫生服务。

在传统的公共卫生领域,传染病防治是最重要的内容。传统公共卫生的职能主要是卫生部门负责的三大任务:健康教育、预防传染病(免疫接种、疾病筛查和治疗)以及卫生执法监督。

随着社会经济的发展,人们认识到影响健康的因素除环境外,社会因素起着很大的作用。公共卫生的范围和职能也变得越来越广泛,如不合理的饮食结构、不良生活方式和不良行为的增加引发的慢性非传染性疾病;空气、水源、噪声、化学性污染等环境危害引发的健康问题,甚至以自杀、交通事故等为主的伤害也正上升为公共卫生问题。

关注人类健康是 21 世纪国际社会的共同主题。要改变不良环境和行为因素,单靠卫生部门已难以胜任,因此,公共卫生是组织社会共同努力,预防疾病、促进健康的广泛的社会公共事业和人类健康相关的科学与实践活动。这种新的公共卫生观念、理论、策略和干预方法,必将为人类带来更多的健康和幸福。

(二) 公共卫生与其他学科的关系

1. 公共卫生与临床医学

公共卫生服务与临床医学提供的医疗服务是两种具有不同经济特性的产品,具有不同的经济规律,应该区别对待。具有公共产品性质的只是公共卫生服务,医疗服务属于个人物品。公共卫生具有明显的正的外部效应,需要政府主导,医疗服务的正的外部效应不明显或较局限,不需要政府主导。公共卫生服务是一种成本低、效果好的服务,但又是一种社会效益回报周期相对较长的服务。单纯依靠市场或社会力量提供,显然会达不到目标,因此世界各国都采取以政府为主要力量投入的方式。

2. 公共卫生与预防医学

公共卫生与预防医学的目标都是保证人民健康,工作对象都是群体,在工作内容上有难以分割的部分,但两者在本质、角度和主体工作内容上有很大的不同。

预防医学研究社会人群健康和疾病发生、发展、转归的本质与规律,探讨内外环境以及社会活动对人类健康和疾病的影响,制定预防、控制、消灭疾病发生和流行的对策,着眼于优化和改善人类生存环境,创造和维护有利于人类身心健康的最佳劳动和生活条件,保护劳动力,增进人类健康,是提高人类生命价值的科学和技术。

预防医学是医学的一个分支,工作内容侧重于探究群体疾病病因,防治疾病流行,研究预防疾病的对策,并提出具体的保健措施。预防医学既包括群体预防,也包括个体预防,外延虽然很大却都属于医学范畴。

公共卫生涵盖疾病预防、健康促进、提高生命质量等所有和公众健康有关的内容。它从以患者为中心的临床医学,发展到以群体为中心的社区医学,具有以人为本、以全体人群为对象、以社区为基础、以政策为手段、以健康促进为先导的特点,具有公共管理职能。其工作内容是研究和制定卫生规划和政策,开展卫生管理和监督执法等,为保障公共卫生安全提供社会服务和公共管理,是政府的责任,主要由政府来组织实施。

(三) 公共卫生的特征

从经济学角度看,公共卫生具有如下特征:

1. 正外部性

正外部性是指公共卫生提供者的生产行为对他人产生了正面有利的影响,但自身并未从中获得相应的收益(如急性传染病和慢性非传染性疾病的预防控制)。因此在公共卫生领域,市场无法充分供应,需要政府发挥主导作用。

2. 非排他性

公共卫生是公共产品的一种,具有非排他性,个人不能将公共卫生据为己有,排斥他人消费。

3. 非竞争性

公共卫生产品一旦被提供出来以后,增加一个消费者不会减少任何一个人对该产品的消费数量和质量,其他人消费该公共卫生产品的额外成本为零,换句话说,增加消费者的边际成本为零。也就是说,某人享用该公共卫生产品得到的收益并不减少其他人享用该产品所得到的收益。

4. 回报周期长

公共卫生是一种成本低、效果好的服务,但又是一种社会效益回报周期长的服务,一些公共卫生服务项目需要开展几年甚至几十年才能看到它的社会效益。如果单纯依靠市场或社会力量提供,显然会达不到公众健康的目标,因此世界各国都采取政府为主要力量投入的方式。

二、基本公共卫生服务及其均等化

国家基本公共卫生服务项目,是促进基本公共卫生服务逐步均等化的重要内容,是深化医药卫生体制改革的重要工作,是我国政府针对当前城乡居民存在的主要健康问题,以儿童、孕产妇、老年人、慢性疾病患者为重点人群,面向全体居民免费提供的最基本的公共卫生服务。开展服务项目所需资金主要由政府承担,城乡居民可直接受益。

(一) 基本公共卫生服务和重大公共卫生服务项目的含义

实施基本公共卫生服务项目和重大公共卫生服务项目,促进基本公共卫生服务逐步均等化,是增进人民健康、实现卫生公平的重大举措,是深化医药卫生体制改革的重点工作之一。

基本公共卫生服务是指由疾病预防控制机构、城市社区卫生服务中心、乡镇卫生院等城乡基本医疗卫生机构向全体居民免费提供的公共卫生服务项目,是公益性的公共卫生干预措施,主要对疾病预防起控制作用。重大公共卫生服务项目是面向特定人群或针对特殊公共卫生问题提供的公共卫生服务项目。基本公共卫生服务项目和重大公共卫生服务项目的具体内容,由国家卫生计生委、国家食品药品监管总局和国家中医药局会同财政部,根据深化医药卫生体制改革的有关要求和年度工作任务、卫生事业发展规划以及财政预算情况研究确定。

国家根据经济社会发展状况,考虑政府财政的最大支持能力,先确定对国家基本公共卫生服务项目的经费补偿标准。在此基础上,国家找出对居民健康影响大、具有普遍性和严重性的主要公共卫生问题,根据居民的健康需求、实施健康干预措施的可行性及其效果等多种因素,选择和确定优先的国家基本公共卫生服务项目,努力做到把有限的资源应用于与居民健康关系最密切的问题上,使基本公共卫生项目工作取得最佳效果。

重大公共卫生项目包括结核病、艾滋病等重大疾病防控,国家免疫规划,农村孕产妇住院分娩等。从 2009 年开始,我国政府先后启动 6 项重大公共卫生服务项目,具体包括:① 15 岁以下人群补种乙肝疫苗项目。我国是乙型肝炎的高发地区,乙肝病毒携带者约占世界的 1/3,扩大乙肝疫苗接种范围是控制乙肝流行最有效的手段之一。国家计划用 3 年时间,在全国范围内对 1994 年至 2001 年出生的未免疫人群实施乙肝疫苗接种,进一步降低该人群乙肝病毒感染率和乙肝表面抗原携带率。② 农村妇女乳腺癌、宫颈癌检查项目。宫颈癌、乳腺癌是威胁农村妇女健康的主要公共卫生问题之一。实施农村妇女"两癌"检查项目试点工作,进一步提高农村妇女宫颈癌、乳腺癌早诊早治率。③ 增补叶酸预防神经管缺陷项目。对农村妇女孕前和孕早期进行免费补服叶酸,降低神经管缺陷发生率,提高出生人口素质。④ 实施"百万贫困白内障患者复明工程",对贫困白内障患者进行复明手术,解决他们因经济问题给生活带来的困难。⑤ 在贵州、云南等六省实施消除燃煤型氟中毒危害项目,扩大地氟病区的改炉改灶覆盖范围。⑥ 实施农村改水改厕项目。为农户进行无害化厕所建设,改善农村环境卫生和农民健康状况。

(二) 实施基本公共卫生服务项目和重大公共卫生服务项目的意义

国家实施基本公共卫生服务项目和重大公共卫生服务项目具有以下重要意义:

首先,正确把握基本公共卫生服务项目和重大公共卫生服务项目的基本内涵。国家根据经济社会发展状况、主要公共卫生问题和干预措施效果,确定实施国家基本公共卫生服务项目;针对主要传染病、慢性病、地方病、职业病等重大疾病和严重威胁妇女、儿童等重点人群的健康问题以及突发公共卫生事件的预防和处置需要,制定和实施重大公共卫生服务项目。通过实施国家基本公共卫生服务项目和重大公共卫生服务项目,明确政府责任,对城乡居民的健康实施干预措施,减少主要健康危险因素,有效预防和控制主要传染病和慢性病,有效应对突发公共卫生事件,使城乡居民平等地享有基本公共卫生服务,逐步实现基本公共卫生服务均等化。

其次,实施基本公共卫生服务项目是保障人民群众健康的必然要求。发展公共卫生事业、落实预防为主的工作方针,是卫生事业发展的必然选择。当前,我国公共卫生事业面临着巨大的挑战:① 新老传染病防控形势仍然严峻。② 慢性非传染性疾病已成为主要健康问题。③ 公共卫生服务城乡差异明显。④ 老龄化进程加快。实施国家基本公共卫生服务项目,免费向城乡居民提供基本公共卫生服务,对于有效控制疾病流行、提高居民对公共卫生服务的可及性、逐步缩小城乡和地区间差异、改善居民健康状况、促进社会和谐具有重要的现实意义和深远的历史意义。

最后,实施重大公共卫生服务项目是促进公共卫生逐步均等化的必然要求。实施重大公共卫生服务项目、促进基本公共卫生服务逐步均等化,是一项惠及城乡居民的民生工程,关系到千家万户的健康幸福。① 实施重大公共卫生服务项目有利于改善卫生服务的公平性和可及性。把基本医疗卫生制度作为公共产品向全民提供,实现人人享有基本医疗卫生服务是医疗卫生事业发展从理念到制度的重大变革。实施重大公共卫生服务项目,促进基本公共卫生服务逐步均等化是实现人人享有基本医疗卫生服务目标的重要举措,对于改善城乡居民卫生服务的公平性和可及性将起到重要的促进作用。② 实施重大公共卫生服务项目有利于提高卫生服务效率。我国人口众多、卫生资源相对匮乏,优先发展公共卫生事业,将疾病预防关口前移,既体现了卫生工作的内在规律,又符合我国现阶段的国情,有利于提高医疗卫生资源利用效率,减轻国家、社会和个人的负担,提高城乡居民健康水平。③ 实施重大公共卫生服务项目有利于医改重点工作的整体推进。人民群众对深化医药卫生体制改革工作十分关心,重大公共卫生服务项目启动标志着医改工作在贯彻落实上取得又一重要进展,有助于提高群众对医改的信心,从而理解医改、支持医改、参与医改;也有助于调动各方面的积极性,为全面推进医改营造良好的氛围,创造更好的条件。

(三) 基本公共卫生服务均等化的含义

基本公共卫生服务均等化有三方面含义:① 城乡居民,无论年龄、性别、职业、地域、收入等,都享有同等权利。② 国家基本公共卫生服务均等化是指每位中华人民共和国的公民,无论性别、年龄、种族、居住地、职业、收入,都能平等地获得基本公共卫生服务。可以理解为人人享有服务的权利是相同的,居民在需要获取相关的基本公共卫生服务时,机会是均等的。但是并不意味着每个人都必须得到完全相同、没有任何差异的基本公共卫生服务。目前国家提供的基本公共卫生服务中很多内容是针对重点人群的,如老年人、孕产妇、0~6 岁儿童、高血压等慢性病患者健康管理等,因此均等化并不是平均化。③ "以预防为主"的服务原则与核心理念。

第二节　公共卫生服务体系

一、公共卫生服务体系的概念及其构成

广义的公共卫生服务体系是指为全体人民健康提供公共卫生服务的各种组织机构的总称。这些组织机构构成具有不同作用、关系和相互作用的网络,为社区公众健康提供服务。政府公共卫生机构和卫生保健的提供者是公共卫生服务体系的主体。

狭义的公共卫生服务体系主要是指公共卫生服务的提供机构和提供者。前者包括国家、省市和地方的疾病控制机构、卫生监督机构、妇幼保健机构、社区卫生服务机构及公共卫生研究机构;后者包括公共卫生机构中的专业技术人员,也包括城乡不同所有制、各级医疗机构中从事预防、保健和健康教育工作的医务人员。

从世界范围看,各国的公共卫生服务体系大致由以下几部分组成:

卫生行政管理部门是指各级政府中承担医疗服务管理、人口健康服务、卫生行

政执法、医疗保障等任务的政府组成部门。例如,我国国家卫生健康委员会、美国联邦卫生和人类服务部等。

疾病预防控制等专业公共卫生机构(妇幼保健、职业病防治、卫生监督、血液中心、突发公共卫生事件与紧急医疗救援机构等)是指由政府和社会组织举办,负责疾病预防与控制、妇幼健康服务与管理、职业病防治、卫生监督等,并且提供专业公共卫生技术服务的事业单位。

基层公共卫生服务机构主要是指服务于基层和社区的社区卫生服务中心(站)、乡镇卫生院、村卫生室、诊所等,并且提供预防保健基础性服务的机构。

医疗服务机构是指依法定程序设立的从事疾病诊断、治疗活动的卫生机构的总称。包括综合医院、专科医院、康复医院、妇儿医院、疗养院、社区卫生服务中心等服务机构。

公共卫生科研机构包括专业公共卫生机构、政府部门和企业、社会组织举办的科研机构、高校和科研院所等专门从事公共卫生研究的机构。

我国公共卫生专业机构主要指中国疾病预防控制中心(Chinese Center for Disease Control and Prevention,CDC)、卫生监督所、健康教育所、卫生防病中心、预防保健中心、专科防治站(所)、食品卫生检验所、环境监测站等,但不包括国境卫生检疫机构。我国公共卫生专业机构参照行政机构的级别设置,形成国家、省、地(市)、县各级公共卫生专业机构。疾病预防控制中心和卫生监督所(卫生行政监督执法机构)设立在县(区、市)以上行政区域。

2002年,我国成立了疾病预防控制中心,该中心围绕国家疾病预防控制重点任务,开展重大疾病预防控制策略与措施的研究,做好各类疾病预防控制工作规划的组织实施;开展食品安全、职业安全、健康相关产品安全、放射卫生、环境卫生、妇女儿童保健等各项公共卫生业务管理工作,进行对全国疾病预防控制和公共卫生服务的技术指导、培训和质量控制,在防病、应急、公共卫生信息能力的建设等方面发挥指导作用。2015年,全国共有国家、省、市、县四级疾病预防控制机构4712个,其中各级疾病预防控制中心3478个、专科疾病防治所(站、中心)1234个。

公共卫生相关政策、法规、制度,是规范、约束公共卫生服务体系及其组成机构运行而制定的一系列法律、规章和制度体系的总和,是组成公共卫生服务体系的重要载体,也是国家意愿和公共卫生路线方针的核心体现。

二、公共卫生服务体系的管理模式

公共卫生服务体系的管理模式主要包括区域管理、垂直管理和混合管理三种模式。

区域管理模式是在分权制卫生管理体制下，由地方政府自主设立公共卫生机构，自主制定公共卫生发展的政策、法规，以满足当地居民健康需求和管理需要的自主管理模式。区域管理模式的优势在于能够较大程度调动地方政府的积极性，因地制宜制定符合地方实际的公共卫生发展政策；不足之处在于可能存在政策不统一、地方财力支持不足、基层执行力差等因素，导致地区公共卫生发展不平衡。

垂直管理模式是指中央政府相关部门按行政层级分别设置同类的公共卫生机构，统一制定公共卫生发展的政策、法规，并对各层级相关部门、机构垂直、统一管理的模式。垂直管理模式的优势在于政策执行效果好，中央、地方"一盘棋"，有助于不同地区平衡发展；不足之处在于政策制定缺乏灵活性，对地方的工作积极性容易产生负面影响。

混合管理模式是指区域内既有实行区域管理的公共卫生机构和法规、制度，也有实行垂直管理的公共卫生机构和法规制度。该模式兼具上述两种模式的优点和不足。

从全球范围看，混合管理模式在世界各国公共卫生体系中存在较为普遍。

三、国外公共卫生服务体系简介

国外公共卫生服务体系有代表性的国家大部分为发达国家，包括由国家财政支持的英国国家卫生服务体系（National Health Service，NHS）和以市场为导向的美国公共卫生服务体系等。

（一）代表性国家的公共卫生服务体系

1. 英国公共卫生服务体系

英国是政府主导型卫生服务体系的代表。从 1948 年起，英国建立了全民免费的国家卫生服务制度，之后历经多次改革，目前英国公共卫生服务体系是世界上最有效的、最公平的医疗服务体系之一。我国新一轮医改的方向也是建立政府主导型医疗服务体系，与英国医疗服务体系具有一定相似性。

英国的公共卫生监测预防网络是独立于综合医院、专科医院和社区卫生服务机构构成的医疗服务体系，主要由中央和地方两部分组成。中央一级机构包括卫生部等政府职能部门和疾病预防控制等全国性专业监测机构，主要负责疫情的分析判断、政策制定、组织协调和信息服务等。地方一级机构包括地方行政当局和公共卫生部门，如传染病控制中心的分支机构、国民保健系统所属医院诊所、社区医生等，构成整个疫情监测网的基本单元，主要负责疫情的发现、报告、跟踪和诊断治疗。近年来，英国政府通过应对疯牛病、口蹄疫、流感等对公众健康造成严重损害的重大公共卫生问题,不断改进,积累了丰富经验,形成了对付各种严重流行病的有效机制和网络。

2. 美国公共卫生服务体系

美国的公共卫生服务体系是一个联邦性质的体系,包括很多国家实体,如国家疾病控制和预防中心(CDC),食品和药物管理局(FDA);各州和地方政府卫生部门;与单个或多个卫生问题相关的联邦、州和社区的非政府组织;提供卫生教育和培训的多学科组成的公共卫生学院的公立和私立大学等。

美国公共卫生服务体系是以疾病预防和控制为核心的体系。美国疾病预防和控制主要由国家和地方卫生机构负责,并依托各级疾病控制中心构筑了强大的公共卫生防护网。在出现重大公共卫生危机时,总统有权视危机的严重性决定是否需要宣布国家进入紧急状态,启动联邦应急方案。美国有一整套系统,能使各州在危机时迅速得到联邦的援助,从而避免各州的危机影响到全国的疾病监控工作。为加强疾病预防监测工作,美国各级疾病预防控制机构采取了大量的监控措施。这些措施包括:国家重点疾病监控体系负责报告一系列危险疾病的所有病例,卫生保健工作人员全国监控体系防止卫生保健工作人员在职业中面临和感染疾病等。美国公共卫生体系的另外一个特点是拥有相对独立的公共卫生危机管理系统,即政府不能对公共卫生有过多干预,所有应急方案的制订必须建立在公共卫生专家系统意见的基础上,而不是政府行政命令。政府主要是监督该系统的运作,而不是干涉,并配合其具体执行措施(比如隔离等强制性措施)。尊重专家意见,保持这个系统的相对独立性,是一项重要的原则。

3. 新加坡公共卫生服务体系

新加坡公共卫生服务体系主要由四大集团提供医疗和预防保健服务:亚历山大私人有限公司、国立健保集团(NHG)、国立大学保健集团和新加坡保健服务集团(Sing Health),四大集团通过公共卫生保健机构的合作和联合形成了全面且可负担的优质卫生保健服务网络。新加坡的二、三级医院服务体系包括公立医疗机构,专科中心和私立医院,公立医疗机构承担了全国主要的住院和门诊服务,初级卫生保健服务由综合诊所及私人医生诊所提供。每个综合诊所作为一站式保健中心,提供门诊医疗、出院后续治疗、免疫注射、健康检查和教育、设备检测和药房服务。总体上,大约20%的初级卫生保健通过综合诊所获得,其余80%的初级卫生保健通过私人诊所获得。

拥有比较完善的护理保健体系也是新加坡卫生体系的一个重要特点,包括中长期护理机构和综合护理机构。目前,随着人口健康需求的变化,新加坡保健集团、国立健保集团、国立大学卫生系统正在向综合保健机构转变。

4. 日本公共卫生服务体系

日本公共卫生服务体系覆盖面很广,包括由厚生劳动省、8个派驻地区分局、13家检疫所、47所国立大学医学系和附属医院、62家国立医院、125家国立疗养所、5家国立研究所构成的独立的国家突发公共卫生事件应急管理系统;由都道府县卫生健康局、卫生试验所、保健所、县立医院、市村町及保健中心组成的地方管理系统。这"三级政府、两大系统"通过纵向行业系统管理和分地区管理的衔接,形成全国的突发公共卫生事件应急管理网络。日本公共卫生与突发公共卫生事件应急管理体系由主管健康卫生、福利、劳保的厚生劳动省负责建立并以之为核心,这一系统同时被纳入整个国家危机管理体系。

(二)公共卫生服务体系的国际经验及其启示

1. 健全行政管理体制

在公共卫生管理组织体系建设上,纵观英、美、日国家,都设立了一套统一的自上而下的管理体系。这些管理机构可能隶属于某一个国家行政机构,接受该部门的监督管理,也可能是一个实行自上而下垂直领导的独立管理机构。对于我国,应调整行政管理体制,整合资源,构建垂直公共卫生防控体系;调整不同层级公共卫生机构之间的关系,整合隶属不同部门的公共卫生资源;明确界定专门公共卫生机构职能和业务活动范围,提高公共卫生运行效率、服务水平和质量。

2. 完善疾病预防控制体系

日本和美国都保持疾病预防控制体系的相对独立性,在疾病预防控制方面效果显著。我国也应加强疾病预防控制机构的建设,改善疾病预防控制机构的设施条件,增加人员编制。疾病预防控制中心要着重加强危险因素监测和现场流行病学调查工作,提高现场快速反应处置能力和各项基础性工作实施水平。社区卫生服务中心要建立预防保健组织,按照属地管理的原则,在专业机构的业务指导下,做好辖区内计划免疫、健康教育、妇幼保健等基本公共卫生服务工作。

四、我国公共卫生服务体系

我国公共卫生经过几十年的发展变化,形成了具有中国特色的服务体系,其构成主体是各级专业公共卫生机构,负责疾病预防与控制、妇幼健康服务与管理、职业病防治、卫生监督等工作;基础是基层医疗卫生机构,提供预防保健基础性服务;县级及以上的医疗机构也是公共卫生服务体系不可缺少的组成部分。我国公共卫生专业机构主要指疾病预防控制中心、卫生监督所、健康教育所、卫生防病中心、专科防治站(所)、食品卫生检验所、环境监测站等,但不包括国境卫生检疫机构。我国公共卫生专业机构参照行政机构的级别设置,形成国家、省、地(市)、县各级公共卫生专业机构。疾病预防控制中心和卫生监督所设立在县(区、市)以上行政区域。

(一)我国公共卫生服务系统的发展历程

1. 起步阶段

由于卫生防疫工作是我国社会主义卫生事业的重要组成部分,新中国成立伊始,卫生部即设立了专管卫生防疫业务的公共卫生局,下设有防疫、保健两个处,分别负责急、慢性传染病、交通检疫和环境卫生、食品卫生、学校卫生、劳动卫生和卫生监督等各项卫生防疫工作。

2. 发展阶段

1953年起,公共卫生局改称为卫生防疫司,并批准建立卫生防疫站。而后卫生防疫站迅速在全国范围内按行政区域划分,从省(直辖市、自治区)、地(州、盟)、县(旗)、市辖区逐级组建。随着国家经济建设发展的需要,1960年,又分设了工业卫生局,负责工业卫生与放射卫生防护工作。1982年,卫生部进行机构改革,将原有的卫生防疫局和工业卫生局合并为卫生防疫司,下设7个处。1986年,卫生部增建了地方病防治局。

3. 改革阶段

随着卫生监督体系改革的进行,原有卫生防疫站的功能已经不能适应预防监督工作的要求,把原有的卫生防疫站分解为卫生监督所和疾病预防控制中心。为了加强卫生监督体系建设,卫生部制定了《关于卫生监督体系建设的若干规定》,全国31个省、自治区、直辖市都建立了省级卫生监督机构,超过80%的地(市)和50%以上的县(区)单独成立了卫生监督机构。2002年1月,国家成立了疾病预防控制中心和卫生部卫生监督中心,标志着我国疾病预防控制工作进入了一个新的发展阶段。CDC围绕国家疾病预防控制重点任务,开展重大疾病预防控制策略与措施的研究,做好各类疾病预防控制工作规划的组织实施;开展食品安全、职业安全、健康相关产品安全、放射卫生、环境卫生、妇女儿童保健等各项公共卫生业务管理工作,对全国疾病预防控制和公共卫生服务的技术指导、培训和质量控制,在预防、应急、公共卫生信息能力的建设等方面发挥指导作用。目前我国大多数省、市、区都建立了疾病预防控制中心,通过调整归并原有卫生防疫站、专科疾病防治所,使防病职能更加明确。至2002年7月,全国省级以上卫生监督体制改革已基本完成。

4. 后"非典"阶段

2003 年上半年,我国内地 24 个省、自治区、直辖市先后发生传染性非典型肺炎疫情。在战胜"非典"后,时任国务院总理温家宝在全国防治"非典"工作会议上明确提出了公共卫生建设的目标:"争取用 3 年左右的时间,建立健全我国突发公共卫生事件应急处理体系、疾病预防控制体系和卫生执法监督体系;用更长一段时间完善我国农村卫生保健体系、城市基本医疗服务体系、卫生科普宣传体系和财政经费保障体系。"

5. "新医改"阶段

2009 年开始了新一轮医疗改革,"新医改"提出了五项要求,促进基本公共卫生服务逐步均等化是其中之一。国家统一制定基本公共卫生服务项目,从 2009 年起全面加强公共卫生服务体系建设,逐步向城乡居民统一提供疾病预防控制、妇幼保健、健康教育等基本公共卫生服务。实施国家重大公共卫生服务项目,有效预防控制重大疾病及其危险因素,提高突发重大公共卫生事件处置能力。《全国医疗卫生服务体系"十三五"规划纲要》中提出,推进医疗机构与养老机构等加强合作。推动中医药与养老结合,充分发挥中医药"治未病"和养生保健优势。建立健全医疗机构与养老机构之间的业务协作机制,鼓励开通养老机构与医疗机构的预约就诊绿色通道,协同做好老年人慢性病管理和康复护理。

(二)我国公共卫生运行模式的演变状况

1. "预防为主"阶段

新中国成立以前,我国农村缺医少药,传染病、地方病肆虐,广大农民的健康水平十分低下。新中国成立以后,政府在发展经济的同时,大力发展农村卫生事业,广泛建立了基层卫生组织,在很长一段时期里,政府医疗卫生工作的重点放在预防和消除传染病等基本公共卫生服务方面,改善了农村的卫生状况。我国农村基本上实现了"小病不出村、大病不出乡"的目标,被世界卫生组织和世界银行誉为"以最少投入获得了最大健康收益"的"中国模式"。新中国成立以后,公共卫生服务的口号是"预防为主"。通过推行预防为主的方针和采用低成本的医疗技术,我国得以在经济发展水平不高的条件下保证人人享有基本的医疗保健服务。广大居民,尤其是农村居民无需支付高额费用就能享受到基本卫生保健服务。基本卫生保健服务的广泛可及性和公平性大大改善了我国城乡居民的健康状况。

2. "重治轻防"阶段

20 世纪 80 年代以后,过去成功的模式被人贴上了"平均主义"和"低水平"的标签,医疗卫生工作的重点也悄然从农村移向城市、从"重预防"移向"重医疗"、从低成本移向高科技、高成本。卫生系统的大型医疗仪器设备更新换代很快,医疗设备明显改善。随着医疗仪器的普遍改善,提高了医生对疑难病症的诊断水平,降低了误诊率。但是,大量宝贵的卫生资源流向耗资巨大的先进医疗设备,从而减少了用于卫生其他方面的资金。由于防疫比治病的收入低得多,谁都不愿把精力放在防疫上。防疫部门得不到足够的财政拨款,为了生存,许多卫生防疫机构只好想方设法自筹资金,靠创收弥补经费缺口。因此,相当多的保健站不得不把主要精力用于开展门诊、住院等有偿服务,使预防和控制大规模疫情的能力急剧下降。尤其是在农村很多地方,公共卫生事业已经到了崩溃的边缘。

3. 重塑"预防为主"阶段

自 2003 年"非典"危机以来,我国充分意识到公共卫生服务体系的不健全。事实表明,突发公共卫生事件给公众的生命健康和社会秩序带来了严重的危害。尽管建立和维护突发公共卫生事件预警系统代价很高,但它在整个社会中所发挥的"减灾""救生"和"恢复"作用极其重要。因此,2003 年之后我国开始重视健全突发公共卫生事件预警系统,并初步建立健全了卫生防疫系统。"非典"结束后,为提高突发性公共卫生事件的应急处理能力,我国对传统的分部门管理模式进行了调整,并设立专门的突发公共卫生事件应急指挥中心,负责全国应急处理的日常管理工作。我国还通过制定《突发公共卫生事件应急条例》《突发事件应对法》以及《国家突发公共卫生事件总体应急预案》,为公共卫生和应急处理系统的构建与实施提供制度性保障。在此基础上,我国进一步建立统一的国家公共卫生信息系统平台,以及以国务院、省、地市、县四级疾病预防控制机构为主体,农村乡(镇)卫生院、村卫生室、各级各类医疗卫生机构和城市社区卫生服务组织共同构建的疾病预防控制工作体系。

(三)我国公共卫生服务体系的组织管理

随着社会的飞速发展以及疾病传播和蔓延的国际化趋势,公共卫生管理的对象更加广泛,公共卫生服务体系的组织与管理面临的形式也越来越严峻,因此未来我国公共卫生服务体系的组织与管理应重视以下三个方面:① 建立和完善高效的公共卫生宏观调控和管理体系。针对公共卫生服务体系管理体制的职能方面存在的问题,应将卫生行政职能的重心前移,把重心从医疗转移到预防,面向全社会医疗体系,建立宏观调控和管理体系。② 要建立和完善科学的公共卫生危机公关体系。危机的发生是必然的,而且是随机的,因而需要时刻做好应对危机的准备。公共卫生服务体系管理需要建立完善的危机公关体系,坚定不移地坚持危机公关的处理原则。③ 建立和完善公共卫生信息流通渠道。信息传递不管是在平时的公共卫生管理上，还是在遇到危机情况时，都起着举足轻重的作用。因此，不仅要从硬件上建立和完善信息交流通道，还要培养工作人员和政府处理信息的能力。信息公开，在一定程度上不仅可以博取公众的信任，还可以减少随意性和不负责任行为的发生。

国家是公共卫生服务体系管理的主体，但管理的有效性需要社会各阶层的参与，因此公共卫生服务体系管理的重点是要动员和引导社会的力量。公共卫生管理的发展与社会的发展紧密结合在一起，充分了解社会经济、人文和科学发展现状是制定公共卫生管理发展政策的依据。从我国的现状来看，公共卫生管理事业的发展需要得到国家和社会更多的关注，为我国国民打造一个更加健康的生活环境。

（四）我国公共卫生服务体系的改革建议

1. 加强法制建设和执法监督

公共卫生作为一项公共政策，政府应在其中承担重要责任，而其有效的实施又依赖于多部门和社区、个人的广泛参与。我国目前已陆续制定的法律法规基本上都定位于公共卫生的某一领域，缺乏对公共卫生在社会经济发展中的职能定位、任务、性质、利益各方在其中责任和义务进行明确界定的"公共卫生法"或"卫生法"母法，这一方面使整个公共卫生体系缺乏明确的职能定位，另一方面也使公众健康不可能真正成为公共卫生服务体系的工作目标，直接导致了公共卫生的发展滞后于社会经济的总体发展。

2. 改革政府在公共卫生领域的职能

改革开放后，政府职能逐步由全能型政府向公共政府转变，但这一转变在公共卫生领域没有多大改变，政府仍沉溺于"事权"管理，政府职能得不到及时转变，卫生全行业管理无法有效实施。各级卫生行政部门仍注重各项业务或技术的具体管理，各级卫生行政部门的政府官员仍以业务专家的身份指挥着卫生服务该怎么提供，或在技术上该如何做。

职能改革后，政府将主要关注居民的健康状况和健康需求，并制定相关法律法规来规范公共卫生服务提供者的行为，保障居民享受公共卫生服务的权利和义务，筹集公共卫生资金并购买服务。政府职能将不再局限于具体机构的运行管理，将更好地从事务中脱身出来，实现全行业管理，更好地体现政事分开。政府也应注重于协调各部委对公共卫生的关注，促进国际社会对我国公共卫生的理解和重视。

卫生行政部门与各级疾控中心及医疗机构间主要是服务的购买关系，而不应直接管理其内部运行。这种改革将促使政府投入以供给为导向转向以产出为导向,即从重视机构的基础建设转向重视居民的健康需求。

3. 按照"财权、事权对等"原则,合理划分各级政府责任

中央政府承担的责任主要是清除基本公共卫生服务享受的差异,利用财政转移支付机制,提高基本公共卫生服务的公平性。对基本公共卫生服务或特定的项目,影响国家社会经济发展的重大公共卫生问题,采取中央政府向各级疾病预防控制机构项目管理直接拨款的方式。省级政府应在中央政府提供基本公共卫生服务经费的基础上,利用省内财政的转移支付机制,研究设立省级的基本公共卫生服务,促进省内基本公共卫生服务的公平。市、县级地方政府则是在上级政府确立的公共卫生服务基础上,因地制宜地开展公共卫生服务。

第三节 公共卫生服务补偿

政府对公共卫生服务的补偿主要涉及政府财政对公共卫生服务机构以及提供公共卫生服务的公立医疗机构的补偿。

一、政府财政对公共卫生服务机构的补偿

我国提供公共卫生服务的机构包括疾病控制机构、卫生监督机构、妇幼保健机构、传染病医院、精神病医院、乡镇卫生院、城市社区卫生服务中心(站)等基层卫生服务机构。其中,有些是政府财政全额拨款单位,如疾病预防控制机构和卫生监督机构;有些是差额拨款单位,如传染病医院和妇幼保健机构。

对公共卫生服务机构财政补偿力度存在地区差异、层级差异,导致经济欠发达的地区、基层机构资金匮乏、设备落后、人员外流,与发达地区机构、省市级机构形成鲜明对比。但是,疾病预防控制工作的重点是在经济不发达地区和基层,从而造成我国公共卫生服务网络的网底极其薄弱。鉴于此,2016 年出台的《公共卫生服务补助资金管理暂行办法》中规定,基本公共卫生服务项目补偿资金根据各地实施基本公共卫生服务常住人口数量、国家规定的人均经费标准等,统筹考虑区域财力状况和绩效评价情况确定,对西部、中部地区分别按照 80%、60%的比例,对东部地区按照 50%～10%的不同比例予以补偿;对中部地区"比照县",即根据《国务院办公厅关于中部六省比照实施振兴东北地区等老工业基地和西部大开发有关政策范围的通知》(国办函〔2007〕2 号)规定的比照实施西部大开发有关政策的县(市、区)和《国务院办公厅转发国务院西部开发办关于西部大开发若干政策措施实施意

见的通知》（国办发〔2001〕73 号）规定的湖南湘西、湖北恩施、吉林延边等民族自治州，比照西部地区按照 80％的比例补偿。重大公共卫生服务项目补偿资金根据任务量和补偿标准确定对各地的补偿金额，或根据项目分类特点，采取因素法进行分配。

（一）政府对公共卫生经费的补偿管理模式

1. 政府直接补偿给机构

这种支付方式包括政府财政提供社区卫生服务中心（站）的启动资金；对社区卫生服务中心（站）和乡镇卫生院按工作人员数量支付工资；为基层卫生服务机构支付设备经费和运转经费。国内有一些地区采用这种补偿方式，如成都市给每个新成立的社区卫生服务中心配置 2 万元的启动经费；银川市对社区卫生服务站按工作人员人头数拨付全额工资；宁夏回族自治区永宁县对乡镇卫生院拨付全额工资；长春市朝阳区的奖励设立不同级别，在支付 50％人员经费基础上再支付给机构。

2. 政府购买基层公共卫生服务

政府根据地区服务人口，或者根据公共卫生服务提供数量进行投入，有些地区建立了基本公共卫生服务包，有些地区没有建立服务包。上海市长宁区设立包括 10 大类 25 小类的基本卫生服务包，按照每服务人口 50 元的标准支付给社区卫生服务中心（站）。比较特殊的是，上海市确定支付水平时，根据服务包以及地区人口结构和疾病发病等状况进行了成本测算，根据政府财力进行补偿。天津市没有经过成本测算，而是按照政府财政实力确定补偿水平来确定基本卫生服务包，按照每服务人口 10 元的标准补偿。银川市没有明确建立公共卫生服务包，但是确定了社区卫生服务中心提供的公共卫生服务的内容和支付标准，年终按照实际提供的服务数量给予补偿。

3. 以服务合同确定服务病种并按照病种给予补偿

深圳市福田区社区卫生服务中心与所在街道（居委会）签订合同，为辖区居民提供一定医疗和公共卫生服务；山西省和顺县针对 3 种妇科疾病，政府制定任务书，确定服务内容、健康教育、治疗效果等，同时测算费用，进行招标，确定服务机构，签订合同购买服务。

4. 发放"公共卫生服务券"

在综合考虑公共财政支付能力、居民的实际健康需要、服务对象数量、服务项目的成本-效益、服务数量可以计量和服务质量可以控制等因素的情况下，确定所购买的公共卫生服务项目的类别,估算出单位服务量的服务成本,然后以此为依据,确定对公共卫生服务机构提供服务的补偿价格。接着,卫生主管部门设计、印刷公共卫生服务券并发放给服务目标人群;供方通过提供卫生服务,回收服务券,然后凭服务券向政府主管部门兑取服务费用。公共卫生服务券的形式在浙江省的很多地区广泛开展,并相继推出了"健康优生券"和"体检券"等。

各地在实际的补偿工作中,大多数是将以上几种支付方式的结合使用。例如,银川市对社区卫生服务中心(站),既按照工作人员数量支付工资,也按照公共卫生服务数量购买服务。

(二) 基本公共卫生服务补偿标准

为确保基本公共卫生服务,我国人均基本公共卫生服务经费补偿标准经过数次调整,2011 年从 15 元提高至 25 元,2011～2017 年,人均基本公共卫生服务经费补偿标准不断从 25 元提高到 50 元。各地的补偿标准根据各自实际情况,有所提高。例如,自 2017 年起,青海省基本公共卫生服务人均补偿标准统一提高到人均55 元,天津市人均基本公共卫生服务经费补偿标准由 50 元提高到 60 元。

福建省针对 2011 年基本公共卫生服务 10 类 21 项中提供服务时所需的时间、人力、物资消耗等进行量化测算,组织相关专家,采用头脑风暴法和德尔菲法,利用小组讨论的方式集思广益,结合本省基层卫生工作实际,提出该省城乡居民基本公共卫生服务项目补偿指导标准。具体内容见表 9-1。

二、政府财政对公立医疗机构的补偿

公共卫生作为一项社会公共产品,对保障群众身体健康、促进经济发展起到至关重要的作用。公立医疗机构作为公共卫生体系中不可或缺的重要部分,在公共卫生建设中起到重要的支撑作用,公立医疗机构的发展必然会推动公共卫生建设质量和效益的提高。然而对于公立医疗机构提供公共卫生服务的补偿问题,一直以来都没有得到有效的解决。公立医疗机构长期处于落实了公共卫生服务任务,但是得不到足够补偿的尴尬处境。

2009 年颁布的《中共中央国务院关于深化医药卫生体制改革的意见》中明确提出:政府对公立医疗机构承担的公共卫生任务给予专项补助,保障政府指定的紧急救治、援外、支农、支边等公共服务经费。这就要求医院开展公共卫生服务,政府要在一定程度上补偿医院损失。2010 年 2 月,原卫生部、中央编办、国家发展改革委等五部委发布的《关于公立医疗机构改革试点的指导意见》要求,政府应负责公立医疗机构基本建设和大型设备购置、重点学科发展、符合国家规定的离退休人员

表 9-1 福建省城乡居民基本公共卫生服务项目补偿指导标准

类别	项目内容	服务内容及经费测算说明	补助标准（元）	工作总量	耗材费用（万元）	人均分摊费用（元）	经费核拨依据	每万人口服务量/单位	补助标准（元）	服务每万人口乡村医生补助经费（元）
一、居民健康档案建立及管理	居民个人信息表的建立									
	居民健康体检表的建立	以 2009 年末全省 3627 万常住人口为基数计算，2011 年全省居民健康档案规范化电子建档率为 50%，则应建档管理数为 1764 万份	12	1764	21168	5.8	建立一份经审核个人信息，体检信息完整的健康档案，每份 3 元；更新档案记录并反馈时卫生院或社区卫生服务中心，每份 2 元；建档率以 50%计	5000	5	25000
	居民健康档案的电脑录入									
	居民健康档案的存放管理									
	居民健康档案的动态更新									
二、健康教育	播放不少于 6 种音像资料	乡镇卫生院和社区卫生服务中心数 1094 所，村卫生室和社区卫生服务站数 20253 个	5000	1094	547	2.5	以每个村卫生室或社区卫生室服务 1000 名居民，每万人口设置 10 个机构，300 元/所×10 所	10	300	3000
	发放不少于 12 种印刷资料		300	20253	608					

续表

类别	项目内容	服务内容及经费测算说明	补助标准(元)	工作总量	耗材费用(万元)	人均分摊费用(元)	经费核拨依据	每万人口服务量/单位	补助标准(元)	服务每万人口乡村医生补助经费(元)
二、健康教育	设置并更新健康教育宣传栏	宣传栏每期更新费用乡镇卫生院和社区卫生服务中心300元,村卫生室和社区卫生服务站150元	1800	1094	197		150元×6期×设置10所村卫生室和社区卫生服务站/每万服务人口	10	900	9000
			900	20253	1823					
	开展9次公众健康咨询活动	乡镇卫生院和社区卫生服务中心每年开展至少9次公众健康咨询活动,每次2000元	18000	1094	1969	2.5	30元×9次×设置10所村卫生室和社区卫生服务站/每万服务人口	10	270	2700
	开展健康知识讲座	乡镇卫生院和社区卫生服务中心每月至少开展1次讲座,每次1000元,村卫生室和社区卫生服务站每月至少1次,每次20元	12000	1094	1313		30元×12次×设置10所村卫生室和社区卫生服务站/每万服务人口	10	360	3600
			1200	20253	2430		200元×6次×设置10所村卫生室和社区卫生服务站/每万服务人口	10	1200	12000

续表

类别	项目内容	服务内容及经费测算说明	补助标准(元)	工作总量	耗材费用(万元)	人均分摊费用(元)	经费核拨依据	每万人口服务量/单位	补助标准(元)	服务每万人口乡村医生补助经费(元)
三、预防接种	预防接种及管理	0～6岁人口217万。则每万人口免疫规划约为费用:70元×0～6岁儿童总数/6年×90%	70	33	2310	0.6	每万人口每年新增需要建卡的新生儿约110人,建卡率90%,则实际建卡99人。协助建立儿童免疫接种证,每份1元	99	1	99
	疑似预防接种异常反应处理						每万人口中0～6岁儿童约600人,接种率90%,即每年实际通知和协助管理的接种对象为540人,服务成本平均每例2元	540	2	1080
四、0～6岁儿童健康管理	新生儿家庭访视	需要为36万新生儿提供上门访视,给予喂养指导、体格检查等,每例10元	10	36	360	2.6	每协助开展访视1例3元;每协助管理1例1元	99	3	297
	新生儿满月健康管理	结合接种乙肝疫苗第二针,在乡镇卫生院、社区卫生服务中心进行随访,体格检查和发育评估。每例10元	10	36	360		每万人口中新生儿110人,访视率与管理率均为90%,协助访视与管理数99人	99	1	99

续表

类别	项目内容	服务内容及经费测算说明	补助标准(元)	工作总量	耗材费用(万元)	人均分摊费用(元)	经费核拨依据	每万人口服务量/单位	补助标准(元)	服务每万人口乡村医生补助经费(元)
四、0~6岁儿童健康管理	婴幼儿健康管理	全省0~3岁儿童约120万人,则费用为:20元×8次×120万人/3年	160	36	6400	2.6	每协助管理1例10元。每万人口中需要负责通知及协助管理的婴幼儿108人	108	10	1080
	学龄前儿童健康管理	全省4~6岁儿童约为:120万人,则费用为:20元×1次×120万人	20	108	2400		每万人口中应管理人数为297人,每人次2元	297	2	594
五、孕产妇健康管理	孕早期健康管理					1.9	每万人口每年需建卡的孕妇约110人,建卡率90%,即实际协助建立孕产妇保健手册99份,每份3元	99	3	297
	孕中期健康管理	每例孕产妇系统管理费用200元。系统管理率85%,则实际管理孕产妇人数为34万人	200	34	6800		每例孕产妇系统管理中应进行7次随访,每年人口约110人,管理率85%,助完成孕产妇管理655人次,每次1.5元,则协助建卡及随访完成孕产妇管理655人次,每次1.5元,则协助开展1例孕产妇管理10元	94	10	940
	孕晚期健康管理									
	产后访视									

续表

类别	项目内容	服务内容及经费测算说明	补助标准(元)	工作总量	耗材费用(万元)	人均分摊费用(元)	经费核拨依据	每万人口服务量/单位	补助标准(元)	服务每万人口乡村医生补助经费(元)
六、老年人健康管理	老年人健康体检	根据统计年鉴65岁以上年龄组实际管理人数为236万人,每例服务成本80元	80	236	18880	5.2	每万人口中65岁以上老年人928人,管理率70%,则实际管理对象650人。每例10元	650	10	6500
	老年人生活方式和健康状况的评估、指导									
七、高血压患者健康管理	高血压患者的筛查(35岁以上门诊)									
	高血压患者随访评估	2011年全省高血压患者管理178万人,人均所需体检费用等服务成本约为80元	80	178	14240	3.9	今年每万人口中需要乡村医生或社区卫生服务站协助参与管理的高血压患者约为490名。每例10元	490	10	4900
	高血压患者健康体检									
八、2型糖尿病患者健康管理	糖尿病患者的筛查									
	糖尿病患者随访评估	2011年全省糖尿病患者管理46万人,人均所需体检费用等服务成本约为100元	100	46	4600	1.3	每万人口中需要乡村医生或社区卫生服务站协助参与管理的糖尿病患者127名。每例10元	127	10	1270
	糖尿病患者健康体检									

续表

类别	项目内容	服务内容及经费测算说明	补助标准(元)	工作总量	耗材费用(万元)	人均分摊费用(元)	经费核拨依据	每万人口服务量/单位	补助标准(元)	服务每万人口乡村医生补助经费(元)
九、重性精神疾病管理	重性精神病患者信息管理 重性精神病患者随访评估 重性精神病患者健康体检	目前根据摸底调查,全省已登记建档的重症精神病患者为10万人。每例服务成本约为100元	100	10	1000	0.3	每万人口中需要乡村医生或社区卫生服务站参与管理的重性精神疾患者约为28名。每例10元	28	10	280
十、传染病及突发公共卫生事件报告和处理	传染病和突发公共卫生事件的发现和登记 传染病和突发公共卫生事件报告 相关信息报告	费用:5000元×乡镇卫生院和社区卫生服务中心数+300元×村卫生室和社区卫生服务站数	5000 300	1094 20253	547 608	0.3	300元/所×设置10所村卫生室和社区卫生服务站/每万服务人口	10	300	3000
十一、卫生监督协管服务	食品安全相关信息登记报告	每个乡镇卫生院或社区卫生服务中心5000元,每个村卫生室或社区卫生服务站300元	5000	1094	547	0.3	配合开展食品安全信息报告	10	300	3000

续表

类别	项目内容	服务内容及经费测算说明	补助标准（元）	工作总量	耗材费用（万元）	人均分摊费用（元）	经费核拨依据	每万人口服务量/单位	补助标准（元）	服务每万人口乡村医生补助经费（元）
十一、卫生监督协管服务	职业卫生、饮用水卫生安全、学校卫生、非法行医和非法采供血等事件和线索的信息登记报告	每个乡镇卫生院或社区卫生服务中心服务成本约6000元，每个村卫生室或社区卫生服务站300元	300	20253	608	0.3	配合开展职业卫生、饮用水卫生、学校卫生、非法行医和非法采供血等信息报告			
			6000	1094	656					
	协助开展饮用水卫生、学校卫生、非法行医和非法采供血的定期巡访		300	20253	608		协助开展饮用水卫生、学校卫生、非法行医和非法采供血的巡查巡访。每年至少两次	10	300	3000
总计					90978	25.1				81736

费用和政策性亏损补贴等,对公立医疗机构承担的公共卫生任务给予专项补助,保障政府指定的紧急救治、救灾、援外、支农、支边和支援社区等公共服务经费。重申政府对于公立医疗机构承担公共卫生服务任务负有补偿责任。

(一)公立医疗机构公共卫生服务补偿中存在的问题

1. 补偿水平偏低

公共卫生服务内容繁多,缺乏成熟的成本测算手段,公立医疗机构公共卫生服务补偿通常是经验性的,缺乏依据,在大多数情况下公立医疗机构公共卫生服务都低于成本,远远不能弥补医院为应对公共卫生事件所付出的代价。例如,公立医疗机构开设的急救中心作为非营利性医疗机构,在完成院前急救任务中会产生一些消耗,这些支出在正常的急救医疗收费中得不到合理补偿,需要政府从财政资金中给予补偿。但目前政府的财政补偿仅限于在编人员的工资及急救车辆的购置,且这一补偿受到政府财力的限制,远远低于院前急救服务的总消耗。虽然在 SARS 之后,政府加大了对公共卫生事业的投入,但随着经济的发展,城市范围的扩大,人口的老龄化,各种急性病、意外事故引起的创伤,突发性公共卫生事件都在明显增加,政府投入与经济、社会的发展不协调,致使院前急救事业发展滞后,不能满足广大人民群众的需要。

2. 补偿范围太窄

公立医疗机构承担着传染病防治、戒毒、应急救治等公共卫生服务。政府应该对这些公共卫生服务的提供进行补偿,以体现对民生的责任和重视。但政府对公立医疗机构的补偿范围常常并不明确。据文献记载,我国大多数地区对公立医疗机构的公共卫生服务补偿主要针对政府下达的突击性任务,如紧急救援活动,对突发公共卫生事件的紧急响应;对于常规公共卫生服务几乎没有补偿。如上海长征医院设立的发热门诊基本不可能从就诊的患者那里得到多少回报,医院要用其他的收入来填补这部分消耗。医院开展的各项卫生服务,哪些应该划归为公共卫生服务?哪些属于由医院自己承担?哪些应该由政府买单?这些标准都不够明确。

3. 补偿方式不明确

对公共卫生服务是按项目补偿还是按服务单元或按病种补偿,是采用预付制还是后付制,并不明确。由于该服务未纳入政府预算,因此按项目补偿并不适合经常性公共卫生服务补偿。如采用按服务单元和按病种支付,政府给予公立医疗机构公共卫生服务补偿是否应该包含人力成本,亦不明确。

（二）公立医疗机构公共卫生服务补偿机制改革探索

1. 做好成本核算，明确补偿额度

医院为获得明确的补偿，应及时做好所开展的公共卫生服务的成本核算，做到账目明确，便于确定补偿额度。这就需要建立一个统一的成本核算标准。我国现有的成本测算方法有：医院总成本法、按病种核算法、按项目核算法、科室核算法。由于公立医疗机构开设的公共卫生服务种类较多，医院在进行成本核算时，针对不同类型的公共卫生服务可采取不同的方法。例如，对突发性公共卫生服务任务可按项目核算法；支边支农，医院可按科室核算等。医院做好成本核算不仅能为政府补偿提供便利的参考信息，同时也为医院获得补偿提供重要凭证。

2. 适度拓展补偿范围

考虑到公立医疗机构在提供公共卫生服务上的特殊性，政府除对下达的突发性公共卫生任务给予补偿外，还应对常规公共卫生服务进行补偿。例如，传染病报告与诊治、慢性病的防治、计划免疫、应对突发公共卫生事件的战略储备、特殊人群保健服务等。

上海市闵行区自 2007 年启动公共卫生服务补偿机制改革，补偿范围逐年扩大。2012 年补偿范围包括项目管理经费（慢性病防治经费、传染病防治经费、健康教育经费、妇幼保健经费等），契约化管理经费（社区艾滋病性病防治等），调节经费（根据各单位年度工作完成情况、考核情况以及特色专项工作确定调节经费进行奖励和分配）和其他公共卫生工作经费四大类。补偿标准逐年增加，由 2007 年的 40 元/人增长到 2012 年的 55 元/人。补偿依据由最初的服务数量和质量调整为涵盖服务数量、质量、服务利用度和满意度的综合绩效考核结果。考核形式包括基于信息系统的在线考核、过程考核和结果考核。确定补偿金额后，以按季度预拨和年度考核后结算核拨的方式进行补偿。

3. 明确补偿方式

公立医疗机构开设的公共卫生服务种类不同，政府可采取不同的方式对其进行补偿。并应在适当的时机补偿到位。

上海市闵行区对政府指定的紧急救治、救灾、援外、支农、对口支援等公共卫生服务，在 2012 年出台政策，提出项目按照服务成本给予专项补助，并在同年颁布的补偿方案中明确了补偿标准。医疗援助（援外、援疆）工作的补偿标准为：以 1 人工作 1 年为 1 个单位，不满 1 年按实际情况折算，1 个单位补偿 10 万元。医疗卫生应急救治、救灾工作等按项目进行补偿拨款。

4. 设公共卫生服务科,增加补偿的透明性

2009 年,武汉市卫生局正式启动大医院"创建公共卫生科"工作,包括武汉同济、武汉协和等大医院在内的全市 64 所二级以上医疗机构都必须设置公共卫生科。公共卫生科的职能主要包括疫情报告、传染病监测、门诊及住院患者疾病谱监测与分析、慢性非传染性疾病监测与分析、医院感染管理、预防接种、健康教育、妇幼保健、突发公共卫生事件应急等。通过设立专门的公共卫生服务科,公立医疗机构公共卫生服务范围得到明确的界定。政府可以针对公共卫生服务科开展业务的情况,对医院公共卫生服务状况做出评价,从而明晰补偿范围和补偿额度。

第四节　公共卫生服务支付

公共卫生服务供方即提供公共卫生服务的主体方。公共卫生服务供方既指服务机构也涵盖机构员工。目前我国提供公共卫生服务的机构包括:① 各级各类医疗机构,包括各级综合性医院和基层医疗机构。② 专业公共卫生机构,专业公共卫生机构是向辖区内提供专业公共卫生服务(主要包括疾病预防控制、健康教育、妇幼保健、精神卫生、急救、采供血、综合监督执法、食品安全风险监测评估与标准管理、计划生育、出生缺陷防治等),并承担相应管理工作的机构。专业公共卫生机构主要包括疾病预防控制机构、综合监督执法机构、妇幼保健计划生育服务机构、急救中心(站)、血站等,这些机构原则上由政府创办。

一、公共卫生服务供方支付方式

(一)对机构的支付

1. 总额预付制

公共卫生服务提供者在一定时期被支付固定数额的资金。在相应的工作范围内,提供者可自由使用资金。按照确定支付总额的方法,总额预付可分为按历史消耗确定的总额预付、按工作内容确定的总额预付、按工作人员数量确定的总额预付、按服务数量确定的总额预付以及按服务提供者绩效确定的总额预付等。

总额预付制是我国财政支付的传统方式。其优点是操作简单,但缺乏科学的核算标准。一般是根据历史经验或地方财力确定支付数额,所以会导致经济落后

地区或基层的疾病预防控制机构的公用经费和专项经费不足,从而影响机构公共卫生服务职能的实现。

很多国家对公共卫生服务机构实行总额预付制,我国各级政府对同级疾病预防控制机构的支付也是如此。

2. 按条目预算支付

按条目预算支付是提供给公共卫生服务机构固定数额的资金。资金总量分成具体项目,每项资金专用。

按条目预算支付容易操作和监督,服务提供者易于执行。按预算项目支付的专项经费预先确定了工作内容和每项工作支付的金额,能够引导服务提供者做具体规范的工作,但是此方式不利于灵活运用资金,限制了服务提供者选择成本最低的投入组合,如果条目预算资金分配不合理还会造成资源浪费的现象。

按条目预算一般用于政府支付其附属的健康服务机构,在我国、前苏联等国家应用广泛。

3. 按服务项目支付

按照提供的服务项目和服务数量支付,在公共卫生服务中这种支付方式主要用于计划免疫、妇幼保健等服务的费用支付。按服务项目支付有利于激励公共卫生服务机构多提供公共卫生服务,适用于提供不足的公共卫生服务支付;缺点是容易导致过度服务,造成资源浪费。

很多国家目前对预防性服务引入按服务项目支付的方式,英国的产前保健、免疫接种,德国的妇幼保健等公共卫生服务,美国老年医疗保险中的初级保健等服务都实行按服务项目支付。

4. 按人头支付

按人头支付中服务提供者得到的资金是固定的数额,可以激励提供者提高工作效率,有利于降低公共卫生服务的成本。但是服务机构为了减少消耗,也可能减少服务数量或者降低服务质量。

2009 年,我国开始推进的基本公共卫生服务项目,各地对提供服务的社区卫生服务机构多实行按人头支付的方式,被支付的机构则为居民提供慢性病管理、孕产妇保健和儿童保健等服务。

5. 按绩效支付

按绩效支付是指按照服务提供者的工作绩效进行支付,可以用于对服务提供机构和提供人员的支付。该支付方式已经广泛用于医疗服务的支付。目前按照绩效支付逐渐引入对公共卫生服务的支付。绩效支付多与其他支付方式一起实施。

基本公共卫生支付方式改革管理信息系统是根据国家基本公共卫生服务规范的实施要求,结合基层实际工作流程开发的。它针对基本公共卫生服务项目中所有人群的服务实行服务卡、指纹识别等模式的管理,以刷身份证、居民健康卡、指纹等方式在信息管理系统中留下服务记录,同时支持居民对服务质量的在线评价,卫生服务机构获得补助资金的数量与系统中显示的服务数量、质量挂钩,从而开创了"先服务,后付费,费随事走,以事定费",以购买服务的方式进行基本公共卫生服务支付方式改革的新模式。

这一模式改变以往按辖区常住人口数平均分配资金的方式,实行政府购买服务,居民就近选择服务机构,可刷身份证免费享受服务,服务机构根据服务数量、质量和群众满意度等考核结果拨付资金。通过支付方式改革,推动基层医疗机构转变运行机制,切实调动基层医疗机构和医务人员的积极性,提供更优质的服务;提高资金使用效率,使投入的财政资金发挥更好的社会效应。

(二) 对人员的支付

1. 按工资支付

按工资支付卫生工作者的依据是卫生服务提供者的工作时间,此支付方式在计划卫生保健体制下非常普遍。工资不会激励卫生服务提供者过度提供卫生服务,因为事先可以确定支付水平,所以管理成本比较低,也可以简化健康计划的制定。缺点是服务提供者没有动力提高生产率,如果公共卫生服务提供者相对于其他专业服务提供者的薪金较低,会导致公共卫生服务提供者的士气低下。

2. 按绩效支付

按绩效支付用于对服务提供人员的支付是根据预先设定的卫生服务目标和目标完成情况对个人进行的支付。与对机构的绩效支付相同,对人员按照绩效支付有利于激励公共卫生服务的提供,但是建立完善的考核机制和科学的信息系统比较复杂。在英国,按照绩效支付已广泛应用于国家卫生服务体系对执业医生的支付。

3. 按人头支付

对人员进行按人头支付存在一定的缺陷,如果人口流动性强,注册人口经常变动,医生就不会多提供预防服务,以防其提供的预防性服务节约了其他地区医生的治疗成本,这样就会导致人口流动性大的地区预防性服务提供不足。

4. 按工资与按绩效支付相结合

按工资与按照绩效支付联合使用,是目前公共卫生服务支付普遍使用的支付方式。

这一支付方式也存在一定的缺陷:目前在公共卫生服务机构绩效考核体系中,部门、科室的收入指标所占比重较大,会导致机构员工重视有偿的服务项目,而对无偿服务没有积极性,从而不利于公共卫生服务机构服务职能的实现。

当前我国疾病预防控制机构对于员工的支付采取的主要方式多是按工资与绩效支付结合的方式,即结构工资制。

二、支付方式对公共卫生服务供方的影响

在公共卫生服务供方支付中,当支付方式能够按照服务提供者实际工作付出和努力的程度进行支付且包含的激励因素较多时,服务提供人员的积极性会相应提高,也会促进服务绩效。而事先确定了支付水平的支付方式,如总额预付制,不能激励提供者的积极性,不利于公共卫生资金的有效利用。

当支付方式的支付水平不确定,并且能够促进竞争和鼓励患者自主选择时,会提高公共卫生服务的绩效。按服务项目支付能够提高工作效率,如英国存在于全科医生制度中的竞争机制,既可以鼓励医生提高服务质量以争取更多的患者,也大大提高了卫生系统的绩效;而按工资支付,由于有事先确定的支付水平,提供者之间缺乏竞争,并不能激励服务提供者提高工作效率。

将健康产出的结果与支付挂钩的方式可以鼓励预防性服务的提供。将预防性服务作为支付单元引入支付方式的按服务项目支付,以及按人头支付都能够鼓励提供者提供更多的预防性服务减少医疗费用的支出。

综上所述,各种支付方式均有其不同的产生背景及适用范围。在实践中,各种支付方式的混合使用,往往可以发挥各种支付方式的优势,起到更好的效果。就目前而言,结合服务绩效考核的支付更有效,但也相应地增加了管理成本。具体使用何种支付方式,往往因时、因地、因事、因人而异,而且从长远看,也很难有一种完美的、普遍适用的支付方式。

思考题

(1) 公共卫生的定义是什么? 具有哪些特征?

(2) 基本公共卫生服务均等化的含义是什么?

(3) 简述公共卫生服务体系的概念及其构成。

(4) 公共卫生服务供方支付方式有哪几种? 支付方式对公共卫生服务供方的影响有哪些?

(5) 政府对公共卫生经费的补偿管理模式有哪几种?

第十章　疾病经济负担

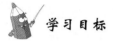

学习目标

（1）掌握疾病经济负担的概念及其分类，灾难性卫生支出的概念。

（2）熟悉疾病经济负担测算的方法。

（3）了解疾病经济负担现状和控制疾病经济负担的措施，健康投资和疾病经济负担的关系。

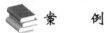

案　　例

　　患者陈某，女，2009 年体检查出多囊肝、多囊肾。2016 年 7 月，陈某被诊断为尿毒症，需进行血液透析，她每周去医院透析 3 次，经新农合报销后，每次透析需自付费用约 260 元。2019 年 4 月，陈某出现门静脉高压、透析时低血压、大量腹水，医生建议她去省城大医院检查。进了医院，经过一系列检查，肾内科医生建议只能保守对症治疗，想要彻底解决问题，还需要去肝胆外科和泌尿外科，看能否做肝肾联合移植手术。于是陈某又分别挂了这两个科室的号，门诊自费 7 000 余元完成相关检查，医生说可以进行肝肾联合移植手术，建议等待移植，让家人准备治疗费用及给予供体家属的补偿费约 70 万。治疗过程中需要有人陪护，加强营养。出院后需要服用抗排斥药、定期复查，每年费用大概 6 万元。这对于普通家庭而言，是一笔不小的数目。

第一节　疾病经济负担概述

　　疾病不仅会损害个人的健康和生命,给患者带来生理上、精神上的痛苦,而且更会造成极大的疾病负担与疾病经济负担,甚至会影响整个社会和经济的发展。研究和测算疾病负担以及疾病经济负担已经成为卫生经济学的重要领域之一,对各种疾病经济负担进行分析,并制订出科学的治疗方案、疾病控制方案、健身方案和卫生政策,在很大程度上可以帮助各级政府机构明确健康投资的意义,对合理配置卫生资源是非常有帮助的。

一、疾病经济负担的概念

　　疾病负担(burden of disease)是指疾病、失能(伤残)和过早死亡对健康和社会造成的总损失。世界银行(World Bank,WB)在 1990 年开始对全球疾病负担(Global Burden of Disease,GDB)进行研究,来自美国哈佛大学、世界卫生组织以及其他国家和地区的 100 多位研究者对全球多个地区疾病导致的死亡、失能以及伤害带来的总损失进行了评估,首次为卫生决策者全面了解全球健康状况提供了信息。为标准化评估各种疾病、风险因素和区域的疾病负担,研究者们发明了一个新的测算指标——伤残(失能)调整生命年(Disability Adjusted Life Year,DALY)。第四次国家卫生服务调查表明,9.2%的贫困家庭是治疗病伤的医疗费用所致,25.3%的贫困家庭是病伤导致劳动力损失所致,因疾病或损伤引起贫困的比例与第三次卫生服务调查相比,比例有所增加。2012 年,世界卫生组织对东亚地区疾病负担构成的研究发现,传染病、产科疾病、围产期疾病和营养不良在疾病负担中所占比例为 10.7%,伤害为 11.1%,慢病(又称"慢性非传染性疾病"或"慢性病")为 78.2%。慢病已经成为了威胁东亚地区人群健康的最主要疾病。

　　当人们罹患疾病后,一般会利用医疗卫生服务(门诊、住院和自购药物等)来促进健康状况的恢复,如果医治无效或者延误了医治的最佳时期,疾病加重,可能还会出现休工、休学,甚至早亡。在这个过程中,疾病的经济损失和时间损失就发生了。疾病经济负担(economic burden of disease)又称疾病经济损失、疾病费用、疾病成本(cost of illness,COI),是指由于发病、伤残(失能)以及过早死亡带来的经济损失和资源消耗的总和。Malzberg 较早对疾病经济负担进行研究,他在 1950 年对精神疾病的疾病经济负担进行了估计。其后有众多研究者对疾病经济负担展开了大量的研究,研究范围涉及整个国家或地区,研究对象有全疾病、单病种或者多病种。

二、疾病经济负担的分类

完整的疾病经济负担按疾病对社会与人群的影响分为直接经济负担(direct economic burden)、间接经济负担(indirect economic burden)和无形经济负担(intangible economic burden)。

(一)直接经济负担

直接经济负担包括直接医疗负担(direct medical costs)和直接非医疗负担(nonmedical direct costs)。

1. 直接医疗负担

直接医疗负担即是购买卫生服务的费用,如挂号费、检查费、诊断费、治疗费、处置费、手术费、药品费、康复费等治疗疾病的费用。直接医疗负担可以发生在医院内,如各级各类医院、诊所、基层医疗卫生机构,也可以发生在医院外,如零售药店等。直接医疗负担的分类与各国医疗卫生服务体制和支付制度有关,如美国直接医疗负担分为四个部分:门诊费、住院费、药品费和急救费;我国一般分为三个部分:门诊费、住院费和药品费。

2. 直接非医疗负担

为了获得利用医疗卫生服务机会,治疗疾病过程中支持性活动的费用以及疾病发生过程中造成的财产损失,如交通费、膳食费、营养费、住宿费、陪护人员费用和财产损失费等,统称为直接非医疗负担。交通费不仅包含患者及陪护家属往返于住所与医疗机构,以及医疗机构之间的费用,还包括跨省甚至跨国寻求救治而产生的交通费用。疾病治疗和康复的过程可能会产生一些特定的费用,如用于患者所需的特殊膳食、特殊衣服、方便患者移动的工具(如轮椅等)、清洁、陪护等。财产损失费是指如酗酒或醉酒引发车祸带来的损失费,还有吸毒引发犯罪行为带来的损失费。

(二)间接经济负担

间接经济负担来源于发病,由失能和早亡所带来的时间的损失从而导致有效劳动生产力损失,包括早亡成本(mortality costs),因病休工、休学的成本(morbidity costs)和家人陪护的成本(informal care costs)等。由于健康状况不佳影响工作效率;因病就医的劳动力会损失社会劳动时间,甚至失去工作;另外,在就医过程中如果有成人劳动力陪护,那么陪护的劳动力则会损失社会劳动时间等,这些都是疾病引起的间接经济负担。但是由于精神损失和健康状况不佳而引起的工作效率下降在实际工作中难以测算,由此所带来的经济损失也很难定量估算。

(三) 无形经济负担

无形经济负担也叫无形成本,是指患者及其亲友因疾病或失能给家庭和本人造成的痛苦、焦虑与不便所带来的生活质量的下降,从而导致其他相关成本的花费。如果是重大疾病或者是疑难杂症,还可能会使患者及家属背上沉重的思想包袱,这种负担是无形的。例如,恶性肿瘤患者因为疼痛、害怕死亡而变得焦虑、烦躁和不安;传染病患者害怕被歧视和不被社会接受而变得孤独。一些研究使用生命质量来测算无形成本,但这部分成本很难量化和货币化。

三、疾病经济负担的研究意义

(一) 有利于了解疾病对社会经济带来的影响

发病率、患病率、死亡率以及死因顺位等指标可反映疾病的严重程度和危害性。但是这些指标只能反映出疾病发生的频率,不能说明疾病所产生的卫生资源的消耗和对国家、社会带来的经济负担。疾病经济负担分析将这种影响定量化,以便人们从社会经济的角度进一步理解疾病问题,分析疾病经济负担的构成、发展趋势及影响因素,挖掘减轻经济负担的潜力,控制疾病费用的上涨幅度。

(二) 有利于帮助决策者确定重点卫生问题

为了将有限的卫生资源投入到最亟待解决的疾病防控领域,减少卫生资源投入的随意性,在资源配置之前往往需要弄清楚卫生问题的优先重点。通过分析卫生现状、人口变化以及将不同疾病的经济负担排序,既能弄清楚哪些疾病危害了人群健康,又能弄清楚哪些疾病影响了或者严重影响了社会经济的发展,哪些问题是亟待解决的卫生问题,从而为确定重点卫生问题、合理配置卫生资源提供信息,为卫生政策的制订提供参考。

(三) 有利于了解疾病对患者家庭带来的影响

为了反映疾病给患者家庭带来的负担,可测算出家庭疾病经济负担,获得患者治疗疾病自付的医疗费用占家庭可支配收入的比例,确定灾难性卫生支出的界定标准。对我国不同地区、不同人群家庭支付医疗费用比例超过界定标准的分析结果,可以了解家庭遭遇灾难性卫生支出打击的严重程度,为研究影响灾难性卫生支出发生的因素、制定有针对性的政策和措施、降低家庭疾病经济负担、减少灾难性卫生支出的发生率、提高卫生公平性提供信息。

(四)有利于对卫生项目和干预措施进行卫生经济学评价

疾病经济负担的测算一方面反映了疾病给人群和社会带来的总的经济损失;另一方面也可看成是卫生部门采取各种措施通过不懈的努力,在防病治病、恢复劳动力、提高劳动力生命质量所取得的成绩,即实施卫生项目和措施获得的效益。疾病经济负担也就为成本-效益评价提供了一个衡量尺度。另外在疾病负担测算过程中所使用的一些反映生命质量的指标,比如质量调整生命年和伤残(失能)调整生命年是用于成本-效用评价中测算效用值最常用的指标。

(五)有利于为医疗保险方提供信息

医疗保险制度通过风险转移和补偿转移,将个体的由疾病风险所导致的经济损失分摊给所有受同样风险威胁的成员,用集中起来的医疗保险基金补偿由疾病带来的损失。疾病经济负担的测算为医疗保险费用的偿付标准和偿付方式提供了信息,包括医疗费用消耗的数量和生产能力减少的情况等;同时大量的研究证明医疗保险能有效降低患者的疾病经济负担,增加参保人员抵御风险的能力,这也为推行全民医疗保障制度起到积极的宣传和推动作用。

第二节　疾病经济负担测算

疾病经济负担测算的研究角度非常重要,不同的决策者会从不同的角度看待问题,这也决定了研究所需要分析的内容不同。从社会角度出发,需要关注疾病所引起的社会经济损失和给人群带来的经济消耗,即社会整体疾病经济负担(social economic burden of diseases),研究内容应包括所有的直接经济负担、间接经济负担、无形经济负担等。如果是从保险方出发,则只需要关心保险报销范围以内的疾病经济负担。从医疗机构出发,医疗机构只关注救治患者时医院所花费的成本,而较少关心患者劳动力损失和出院后康复所产生的经济负担。从患者的角度出发,患者会关心自己以及家庭所需要支付的现金卫生支出(out of pocket,OOP),如果是拥有医疗保险的患者对直接经济负担就只会关心起付线以下、封顶线以上和共付比的多少。

从 20 世纪 80 年代后期开始,国际社会越来越重视卫生公平性,不仅关心人们健康状况的改善,更关心健康的公平性,关心由于疾病支付的医疗费用对家庭生活方式和生活质量产生的影响,家庭疾病经济负担(family economic burden of diseases)的测算就变得越来越重要。国际上在对家庭疾病经济负担进行研究时,已将家庭现金支付的医药费用和家庭消费性支出结合起来进行分析,并用"灾难性卫生支出"这个指标来反映家庭疾病经济负担的大小。

一、社会整体疾病经济负担测算

(一)疾病负担测算相关指标

疾病经济负担的测算往往是以疾病负担的测算为基础,与疾病负担测算有关的指标主要包括以下四类:

1. 疾病指标

发病率(以及按年龄、性别、职业等不同特征计算的发病专率)和患病率是最常用的表示疾病发生频率的指标。急性病由于起病急而持续时间较短,故多用发病率作为测算指标;慢性病由于病程迁延,疗程相对较长而多用患病率来表达。发病率和期间患病率的公式为

$$发病率 = \frac{一定期间内某人群中某病新病例数}{同时期暴露人口数} \times k \quad (k = 100\%, 1000‰, \cdots)$$

$$期间患病率 = \frac{某观察期间一定人群中现患某病的新旧病例数}{某期间平均人口数} \times k$$

$(k = 100\%, 1000‰, \cdots)$

2. 伤残/失能指标

病残率用来表示病残在人群中发生的频率,可以对人群中严重危害健康的具体病残进行单项统计。病残率的公式为

$$病残率 = \frac{病残人数}{调查人数} \times k \quad (k = 100\%, 1000‰, \cdots)$$

描述某类疾病在人群中对健康的危害可以用某病病残率来表示。某病病残率的公式为

$$某病病残率 = \frac{某病病残人数}{调查人数} \times k \quad (k = 100\%, 1000‰, \cdots)$$

国际上常用失能权重值来表示不同疾病对人群健康损害的严重程度,见表 10-1。

权重取值在 0～1 范围，当权重值为 0 时表示完全健康，权重值越接近 1 则疾病所致失能严重程度越高，当权重为 1 时表示死亡。

表 10-1　部分疾病失能权重值

疾病名称	平均权重值	权重值范围
肺结核	0.271	0.264～0.294
艾滋病病毒携带/艾滋病		
艾滋病病毒携带	0.135	0.123～0.136
非抗逆转录病毒治疗的艾滋病病人	0.505	
抗逆转录病毒治疗的艾滋病病人	0.167	0.145～0.469
乙型肝炎	0.075	
糖尿病		
单纯糖尿病	0.015	0.012～0.018
糖尿病合并足部症状	0.133	0.130～0.136
糖尿病合并视网膜病变	0.552	0.511～0.595
高血压性心脏病	0.246	0.201～0.300
缺血性心脏病		
急性心肌梗死	0.439	0.405～0.477
心绞痛	0.124	0.105～0.141
脑血管疾病		
首次中风	0.920	
中风幸存者	0.266	

资料来源：World Health Organization. Global burden of disease 2004 update：disability weights for diseases and conditions.

3. 死亡指标

表达疾病死亡的指标很多，经常使用的有粗死亡率、死亡专率、死亡率、病死比、早亡等。

（1）死亡率：是一定时期内，一定人群中，死于某病（或死于所有原因）的频率，是测算人群死亡危险最常用的指标。死亡率的公式为

$$死亡率 = \frac{某期间内（因某病）死亡总数}{同期平均人口数} \times k \quad (k = 100\%, 1000\permil, \cdots)$$

死于所有原因的死亡率是未经过调整的率，也称粗死亡率。死亡率也可按不同特征分别计算死亡专率。

（2）病死率：表示一定时期内（通常是 1 年），患某病的全部患者中因该病死亡的比例。病死率既可以表示确诊疾病的死亡概率，也可以表明疾病的严重程度，还可以反映医疗技术水平的高低。病死率的公式为

$$病死率 = \frac{某期间内因某病死亡人数}{同期患某病的病人数} \times 100\%$$

4. 时间损失指标

病人患病后因病休工、休学或者是因病早亡，都会带来工作学习时间的损失，造成间接经济损失。在测算经济损失时，必然会使用到与时间有关的指标。

潜在减寿年数（potential years of life lost，PYLL）是疾病负担测算中的常用指标，研究中用它来估算不同疾病死亡者总的减寿年数。可用于比较不同疾病所致的寿命减少年数，衡量某种死因对人群的危害程度，确定重点疾病，明确重点卫生问题。潜在减寿年数的公式为

$$PYLL = \sum_{i=1}^{e} a_i d_i$$

式中，e 为预期寿命（岁）；i 为年龄组（通常计算其年龄组中值）；a_i 为第 i 年龄组的剩余年龄；d_i 为第 i 年龄组的死亡人数。

表 10-2 是根据世界卫生组织 2009 年公布的中国男性的年龄别期望寿命计算出的城市男性恶性肿瘤死亡减寿年数。

表 10-2　中国 2009 年城市男性恶性肿瘤死亡减寿年数计算

年龄组（岁）	死亡率（1/10 万）	年龄组人口（万人）	死亡人数 d_i（人）	年龄组期望 a_i 寿命（年）	减寿年数
<1	9	879	758	72.2	54693.37
1～	5	3797	1734	72.2	125215.10
5～	3	3976	1169	68.4	79935.72
10～	3	4554	1520	63.5	96533.70
15～	5	5061	2477	58.6	145152.86
20～	7	5041	3501	53.8	188376.72
25～	8	4317	3451	49.1	169431.78
30～	14	4449	6336	44.4	281302.93
35～	30	6024	18035	39.7	715978.81
40～	61	6400	39027	35	1365946.55
45～	112	5230	58532	30.4	1779378.54

年龄组 (岁)	死亡率 (1/10万)	年龄组人口 (万人)	死亡人数 d_i (人)	年龄组期望 a_i 寿命(年)	减寿年数
50～	202	4863	98186	26	2552848.78
55～	322	4536	146158	21.8	3186244.54
60～	467	3248	151616	17.9	2713922.37
65～	679	2323	157760	14.3	2255965.79
70～	1037	1863	193212	11.2	2163978.46
75～	1559	1260	196415	8.4	1649882.11
80～	2021	593	119878	6.2	743242.32
＞85	2386	273	65202	4.5	293409.17
合计	—	68686	1264966	—	20561439.61

资料来源:World Health Organization. Lifetables for WHO member states in 2009. http://apps. who. int/gho/data/? vid=710# [2012-12-02].

另外测算时间损失的指标还包括:两周患病持续天数,两周患病休工、休学天数,病休、误工时间(卧床天数、缺勤天数、病休天数等),医院病床占用日等。两周患病持续天数和两周患者休工、休学天数的公式为

$$两周患病持续天数 = \frac{调查人群中调查前两周患病持续总天数}{调查人数}$$

$$两周患病休工、休学天数 = \frac{调查人群中调查前两周患病休工、休学总天数}{调查人数}$$

5. 生命质量指标

疾病除了会影响人生存时间的长短,还会影响生命的质量。目前在卫生领域对疾病结局综合评价的指标常见的主要有两个:质量调整生命年(quality-adjusted life years , QALYs)和伤残(失能)调整生命年(disability adjusted life years, DALYs)。质量调整生命年和伤残(失能)调整生命年反映的是一个问题的两个方面,前者是尚还保留的,后者是损失掉的。

(1) 质量调整生命年:是综合反映生命时间长短和生命质量好坏的最常用的一个指标,QALYs 全面考虑了健康的生理、心理和社会适应三个维度。假定在死亡和完全健康之间对健康状况赋予 0~1 的权重,0 代表个体健康状况接近于死亡状态或已死亡,1 则表示处于完全健康状态。权重越大,个体越健康。相比较于完全健康的状态,因疾病或失能造成的生活痛苦会让人感觉到活过 1 年的时间小于完全健康的生活 1 年,对于经过生命质量权重调整后的生命年就称为质量调整生

命年。计算公式为

$$QALY = \sum_{i=1}^{n} w_i y_i$$

式中，w_i 为效用值作为权重；n 为功能状态数；y_i 为各种状态下的生存年数。

表 10-3 是某地鼻咽癌患者的 $QALY$ 随着随访时间的变化情况。

表 10-3　某地鼻咽癌患者的 $QALY$ 随着随访时间的变化情况

随访时间（年）	男		女		合计	
	例数	QALY	例数	QALY	例数	QALY
0～	18	15.59	8	19.43	26	16.77
1～	43	20.37	9	22.19	52	20.69
2～	33	16.27	15	18.06	48	16.83
3～	35	18.34	16	14.34	51	17.08
4～	21	20.33	5	15.42	26	19.39
5～	22	15.62	7	14.43	29	15.33
6～	12	11.37	7	13.44	19	12.13
7～	4	13.83	3	11.95	7	13.02
8～	13	17.24	4	15.92	17	16.93
9～	8	16.79	1	22.42	9	17.41
10～	3	13.81	2	7.43	5	11.26
11～	4	17.77	2	13.88	6	16.48
12～	8	7.58	1	15.87	9	8.5
合计	224	17.09	80	16.35	304	16.9

资料来源：黎燕宁,农东晓,覃焕桦,等. 鼻咽癌患者治疗后质量调整生命年的研究[J]. 实用癌症杂志,2008,23(2):153-155,158.

（2）伤残（失能）调整生命年：是指由于发病、失能和早亡所损失的全部健康生命年，包括早亡所致生命年损失（years of life lost，YLLs）和伤残所致生命年损失（years lived with disability，YLDs）。它是一个综合指标，比死亡率等单一的指标更好，它能评价非死亡状态（疾病和失能）带来的损失；另外它是对特定状况和疾病客观、独立而且统计学上合理的负担评价；根据疾病负担单位成本的变化，还可以对干预措施进行成本-效用分析。

$DALY$ 的计算主要依赖于疾病的年龄别发病率和死亡率、平均发病年龄及持续时间，因此在收集疾病资料时应尽量保证数据的准确性，以保证计算的 $DALY$

能较准确地反映疾病负担。由表 10-4 可见,2012 年心血管疾病、恶性肿瘤和意外伤害居东亚地区疾病负担的前 3 位。

表 10-4　2012 年东亚地区前 10 位疾病负担病种(*DALY*/10 万人口)

排名	病因	*DALY*
1	心血管疾病	6576.7
2	恶性肿瘤	5195.3
3	意外伤害	3116.3
4	呼吸系统疾病	1843.8
5	肌肉骨骼系统疾病	1334.9
6	传染病和寄生虫病	1264.2
7	围生期疾病	997.4
8	感觉器官疾病	731.3
9	糖尿病	643.3
10	消化系统疾病	602.2

资料来源:《2012 全球疾病负担报告》。

6. 卫生服务利用指标

卫生服务利用是指实际发生的卫生服务的数量,卫生服务利用指标分为门诊服务利用、住院服务利用和预防保健利用等。门诊服务利用包括两周就诊率、两周就诊人次数等;住院利用指标包括住院率、住院天数等;预防保健服务利用指标包括计划免疫、妇幼保健、康复、健康体检、慢性病防治等。严格来讲,患者患病后只有利用了卫生服务才会产生直接医疗负担。两周就诊率和住院率的公式为

$$两周就诊率 = \frac{调查人群中调查前两周就诊人次数}{调查人数} \times 100\%$$

$$住院率 = \frac{调查人群中调查前一年住院人次数}{调查人数} \times 100\%$$

(二)疾病直接经济负担测算方法

1. 自下而上法

自下而上法(bottom-up approach)是利用疾病的平均治疗成本乘以疾病的发病率/患病率估算疾病经济负担。人们很多时候难以获得某种疾病所有的治疗成本,在测算时往往根据患者利用的不同卫生服务种类的平均费用乘以卫生服务实际利用次数。在我国,卫生服务利用的最主要的三种形式是门诊、住院和自我医

疗,直接医疗负担就转化成了两周就诊、住院和自我医疗所购买的所有医疗服务的费用,计算公式为

$$DMC_i = (PH_i \times QH_i + PV_i \times QV_i \times 26 + PM_i \times QM_i \times 26) \times POP$$

式中,DMC 为直接医疗负担;i 为某种疾病;PH 为每次住院治疗的平均费用;QH 为 12 个月内人均住院治疗的次数;PV 为每次门诊的平均费用;QV 为两周内人均门诊次数;PM 为每次自我医疗的平均费用;QM 为两周人均自我医疗的次数;POP 为某年人口数。

直接非医疗负担的计算公式为

$$NDMC_i = (PHI_i \times QH_i + PVI_i \times QV_i \times 26 + PMI_i \times QM_i \times 26) \times POP$$

式中,$NDMC$ 为直接非医疗负担;PHI 为平均每次住院治疗用于交通、营养伙食和陪护人的费用;PVI 为平均每次门诊用于交通和其他非医疗费的费用;PMI 为平均每次自我医疗用于交通和其他非医疗费的费用。i、QH、QV、QM、POP 的含义和上面直接医疗负担的公式一致。

2. 自上而下法

自上而下法(top-down approach)也叫作流行病学归因法,主要用于测算归因于某个危险因素暴露的疾病经济负担。这种方法需要计算人群归因分值(population-attributable fraction,PAF)。计算公式如下:

$$PAF = \frac{p(RR - 1)}{p(RR - 1) + 1}$$

式中,p 为疾病患病率;RR 为相对危险度。

获得人群归因分值后,将归因分值与某种或某几种疾病的直接经济负担相乘,即可获得某种或某几种疾病归因于某个危险因素的疾病经济负担。表 10-5 为利用自上而下法测算出的中国 2002 年和 2005 年吸烟所致部分疾病的 PAF 和人均治疗费用。

表 10-5　吸烟所致部分疾病的 PAF 和该疾病的人均治疗费用

疾病名称	发病率 *	2002 年		2005 年	
		PAF	人均治疗费用(元/人)	PAF	人均治疗费用(元/人)
慢性阻塞性肺病(COPD)	7.50‰	71.600%	2431.11	71.600%	3675.00
高血压	26.20‰	14.440%	234.69	13.182%	354.77
冠心病	64.90‰	3.081%	2672.06	2.780%	4039.24
脑血管病	6.60‰	32.156%	6615.25	30.021%	10000.00

续表

疾病名称	发病率 *	2002 年		2005 年	
		PAF	人均治疗费用（元/人）	*PAF*	人均治疗费用（元/人）
糖尿病	5.60‰	22.594%	2441.17	20.798%	3690.21
肺癌	0.834‰（男）0.395‰（女）	37.090%	11105.89	34.658%	16788.31
食道癌	0.0336‰	23.787%	11331.62	21.924%	17129.53
胃癌	0.5059‰（男）0.3198‰（女）	16.826%	11171.90	15.398%	16888.09
结肠癌	0.0237‰（男）0.0268‰（女）	12.404%	10039.20	11.300%	15175.84
鼻咽癌	0.0119‰	21.184%	25224.26	19.472%	38130.46
乳腺癌	0.520‰（女）	21.363%	4541.22	19.640%	6864.77
男性不育症	52.10‰	13.283%	1033.76	12.111%	1562.69
早产	39.50‰	20.459%	3928.25	18.792%	5938.17
流产	22.00‰	32.000%	992.29	32.000%	1500.00

资料来源：李玲，陈秋霖，贾瑞雪，等. 我国的吸烟模式和烟草使用的疾病负担研究［J］. 中国卫生经济，2008,27(1):26-30.

（三）疾病间接经济负担测算的方法

1. 人力资本法

人力资本法(human capital method)是根据患者损失了工作时间从而带来收入的降低来测算间接经济负担，可以用人均国民生产总值或人均国民收入来计算。具体计算方法为

$$疾病间接经济负担 = \frac{误工日 \times 人均国民收入}{365} \quad 或$$

$$疾病间接经济负担 = 损失时间 \times 人均国民生产总值$$

如果计算早亡带来的间接经济负担，损失时间可以用潜在减寿年数(PYLL)表示，也可以将人力资本法和伤残调整生命年(DALY)结合起来核算疾病间接经济负担。具体计算方法为

$$疾病间接经济负担 = 人均国民生产总值 \times DALY \times 生产力权重$$

但需注意的是:早亡所带来的未来收入的减少要贴现,还要考虑未来每年的收入会按照一定的增长率增加。因为各年龄组人群的生产力并不相同,巴纳(Barnum)建议将0～60岁人群分为四个年龄组,各年龄组的生产力赋予一定权重,具体见表10-6。我们可以在对我国人群生产力充分调查的基础上,通过一定的方法获得和提出适合中国国情的年龄组生产力权重赋值。

表 10-6　各年龄组生产力权重赋值

年龄组	权重
0～14	0
15～44	0.75
45～59	0.80
≥60	0.10

表10-7内容反映的是2003年广西壮族自治区35～79岁城市居民冠心病造成的间接经济负担。以2003年广西壮族自治区人均国内生产总值5099元/人为基础,按生产力权重0.5计算,造成的间接经济损失为1181.65万元。

表 10-7　2003 年广西壮族自治区 35～79 岁城市居民冠心病 DALY 损失和经济损失

年龄(岁)	总 DALY(个)			每千人口 DALY(个)			经济损失(万元)
	男	女	合计	男	女	合计	
35～	172.96	122.23	295.52	0.33	0.25	0.29	113.01
45～	1140.36	227.52	1367.89	3.10	0.69	1.97	557.63
55～	672.55	289.72	962.27	3.35	1.49	2.43	392.53
65～	1181.89	616.40	1798.29	9.23	4.60	6.86	91.69
75～79	89.46	121.74	211.21	3.35	3.36	3.49	10.76
合计	3257.23	1377.62	4634.85	2.60	1.17	1.91	1181.65

资料来源:韦波,陈娜萦,蒙晓宇,等. 广西城市居民冠心病的疾病经济负担分析研究[J]. 中国初级卫生保健. 2005;19(1):23-25.

人力资本法是使用的较为广泛的测算间接经济负担的方法,但这种方法也有一定的缺陷,比如用人均国民生产总值或人均国民收入代替人的劳动价值不合适,因为个人的劳动价值受到年龄、性别、教育程度等多种因素的影响;另外也存在一定的伦理道德问题,比如将人的生命价值货币化。

2. 支付意愿法

支付意愿法(willingness to pay method)是通过询问患者为了避免某种疾病或

者死亡的发生所愿意支付的最高的费用。需要说明的是,支付意愿法是在假定的情境下收集的数据,例如,询问一个肺癌患者"你宁愿出多少钱也不愿意患肺癌",这时需要假定有一个"市场",可以购买到使肺癌痊愈的卫生服务商品;另外,患者愿意支付的最大价值包含了消费者剩余。这种方法最大的优点是体现了更广泛意义上健康的价值,包括生命时间的长短、生命质量、劳动力价值、心理压力、精神状态等;缺点是主观性比较强,受患者的偏好影响,不同的人口社会学特征会获得不同的支付意愿。

3. 磨合成本法

磨合成本只估计由于患者生病离开岗位到其他人完全能胜任该项工作这一过程中所产生的社会损失。磨合成本法(friction cost method)的前提假设是短期工作的损失可以被新员工弥补,而雇佣新员工所带来的成本只是聘用、培训新员工使其从不熟练到熟练这个过程中产生的成本,这个过程就叫作磨合期。有研究者认为磨合成本只计算付费生产力的损失,没有计算未付费生产力的损失、家人陪护的时间等,属于不完全的间接成本的测算。

4. 其他方法

在西方国家,测量疾病间接经济负担的方法较多,除上述方法外,还常见到一些其他方法。① 隐含法,即根据相关领域中现有的某些规定作为测算依据,比如用人寿保险等赔偿规定估算因病死亡给社会带来的经济损失。② 培养法,即计算将一个人培养成劳动力或培养到一定年龄所需要的费用,并把它作为疾病死亡造成的经济损失,这种方法多在估计未成年人或刚参加工作的年轻人死亡给社会造成的经济损失时使用。

(四) 数据收集的方法

获取疾病经济负担数据的最主要的途径是问卷调查。调查对象分为医疗卫生机构和患者。医疗机构可以获取住院有关费用情况,通过住院患者的病案首页筛选出研究的疾病种类,收集住院患者在住院期间发生的与住院有关的直接医疗费用及其相关信息。目前大多数医院信息系统缺乏门诊就诊疾病种类和费用的匹配信息,但随着医院信息系统的不断建设和完善,未来患者在门诊就诊的费用情况将来源于医疗机构。从医疗卫生机构获取的数据可靠、准确、快捷,不需要耗费太多的人力、物力,但因无法获取一个患者因同一个疾病在不同的医疗机构多次住院的全部费用,难以获取门诊费用、院外自购药品、自我医疗、交通费、伙食营养费、住宿费、陪护费等花费,休工、休闲时间等,这种途径收集的数据无法反映特定疾病的全部直接经济负担。

对患者调查可以弥补通过医疗机构收集数据不全的缺陷,获得与直接经济负担、间接经济负担等有关的所有数据。收集直接疾病经济负担常见的两种方式:一种是回顾性调查,另一种是前瞻性调查。前者调查耗时较少,但由于人们对一些小额的支出和较少的时间损失容易遗忘,产生回忆偏倚,影响准确性;后者是追踪调查患者,并将患者在未来一定时期内发生的每一笔费用和每一次时间损失都记录下来,调查结果误差较小,准确性较高,但是需要耗费大量的人力、物力和财力。

除了上面所介绍专项疾病经济负担调查外,我国每 5 年开展一次的国家卫生服务调查也是测算疾病经济负担的重要数据来源。

(五) 测算时的注意事项

1. 时间价值

在测算间接经济负担时,往往涉及伤残和早亡损失的健康寿命年,这些寿命年是未来的时间,所带来的经济损失是未来的损失,资金在生产和流通过程中随着时间推移而产生增值,因而需要对未来的经济损失进行贴现。也就是说,现在发生的疾病引起的死亡或伤残在未来某年损失的工资(或国民生产值)不能直接使用,而应该把它变成现值,才可以与现在的治疗费等加在一起表达疾病的负担,这就是贴现的过程。某年经济负担的现值的公式为

$$某年经济负担的现值 = \sum_{t=0}^{n} \frac{B_t}{(1+i)^t}$$

式中,B_t 为疾病第 t 年的负担;i 为贴现率;t 为时间(年);$\frac{1}{(1+i)^t}$ 为贴现系数。贴现率可以采用现行银行利率,也可以参考其他类似研究采用一个固定利率(例如选用 3%)。

2. 可比性问题

同一种疾病在测算经济负担时选择不同的调查方法,使用不同的测算思路,采用不同的折算方法,都会带来测算结果的差异,所以在进行比较的时候一定要注意可比性问题。例如,美国的吸烟有关经济负担的测算常用计量经济模型,但中国目前的有关研究常用疾病别法,两者不能直接用于比较;又比如在一个研究测算"非典"带来的间接经济负担的时候使用的是人力资本法,而另一个研究使用的是支付意愿法,两者也不能直接比较。

3. 数据的夸大和缩小问题

直接经济负担一定是实际发生的损失,也就是实际就诊和治疗的情况,如果在测算时使用某病的患病率或者发病率代替就诊率则可能会夸大直接经济负担,由

于各种原因,特别是经济支付能力,实际就诊的人数往往比实际患病或发病的人数低。另一方面,如果发病率和患病率中有较高漏报率,则又会大大缩小真正的疾病经济负担,不足以反映真实负担情况。

二、家庭疾病经济负担测算

(一)家庭疾病经济负担

在一些医疗保险制度不健全的国家或地区,人们不得不自己自付医疗卫生费用,一旦家庭成员生病,整个家庭将面临着巨大的医疗卫生支出,给家庭带来经济负担。如果医疗费用与家庭可用资源密切相关,那么这种对生活水平的破坏可以视为灾难性的。所谓灾难性卫生支出(catastrophic health payment)是指一定时期内,家庭的自付医药费用超出自身的承受能力,导致严重的经济风险和生活水平的下降,进而陷入破产、贫困。

灾难性卫生支出的计算需要两个重要的指标,一个是以家庭医疗卫生自付费用(OOP)作为分子,另一个是以家庭经济情况作为分母。家庭经济情况用家庭收入、总支出或消费等指标反映。三个指标各有一些特征和缺陷。家庭收入不直接受医疗支出的影响,但是医疗费用支出与家庭收入的比例也不能反映出不同家庭的健康筹资水平。假设两个家庭拥有相同的收入和医疗费用,但一个家庭有用来支付医疗费用的储蓄,而另一家没有储蓄,只能通过减少现有消费来支付医疗费用。这两个家庭的医疗费用与收入的比率是无差异的,但是没有储蓄的家庭的医疗费用与家庭总开支的比率将会更大一些。假设现有消费的机会成本变得更大,对于没有储蓄的家庭会遭受更为巨大的灾难性影响。如果以家庭总支出作为分母的话,灾难性卫生支出将受医疗支出在总支出中所占的预算份额大小的影响。比如低收入国家的贫困家庭对于医疗支出的预算份额可能会很低,这种较为紧张的预算意味着较多的支出被用于维持基本生活消费,如购买食品,这些贫困家庭几乎没有剩余预算来支付医疗费用。在这种方法中,对医疗费用无支付能力的家庭将被视作未发生灾难性卫生支出。一种解决的方法是将总支出用"可支配支出"或者"支付能力"来代替,"可支配支出"或"支付能力"可以定义为家庭支出扣除食品支出的部分。

设 T 为 OOP,x 作为总的家庭支出,$f(x)$ 作为食品支出;$x-f(x)$ 作为家庭可支配支出,衡量家庭支付能力。当 $\frac{T}{x}$ 或 $\frac{T}{x-f(x)}$ 超过一定的标准(z)时,即为一个家庭遭受了灾难性卫生支出。如果分母为总的家庭支出(x),一般研究认为,当 z

为 10％时,则视作发生了灾难性卫生支出。世界卫生组织用"支付能力"$[x-f(x)]$作为分母时,则采用 40％的标准,但这一标准可以根据各国的实际情况自行确定。

(二) 灾难性卫生支出的发生频率和强度测算

1. 灾难性卫生支出的发生频率

灾难性卫生支出发生频率(incidence rate of catastrophic heath expenditure)为发生灾难性卫生支出的家庭数量与接受调查的家庭总数之比。灾难性卫生支出发生率计算公式为

$$H = \frac{1}{N} \sum_{i=1}^{N} E_i$$

式中,H 为灾难性卫生支出发生率;N 为调查家庭数量。当 $\frac{T_i}{x_i} > z$ 或 $\frac{T_i}{x_i - f(x_i)} > z$,$E_i = 1$;当 $\frac{T_i}{x_i} < z$ 或 $\frac{T_i}{x_i - f(x_i)} < z$,$E_i = 0$。$E_i$ 为分类变量,$E_i = 1$ 表示该家庭发生灾难性卫生支出,$E_i = 0$ 表示该家庭没有发生灾难性卫生支出。T_i 为第 i 个家庭的 OOP,x_i 为第 i 个家庭总的家庭支出,$f(x_i)$ 为第 i 个家庭的食品支出,z 为界定的标准。

有研究对安徽省农村居民家庭灾难性卫生支出进行调查,并采用不同的标准(z)进行判断。随着标准(z)从 15％增加到 25％,灾难性卫生支出的发生率(H)分别从 17.35％、32.70％下降到 8.14％、21.26％,当标准 z 从 25％增加到 45％时,灾难性卫生支出的发生率(H)分别从 8.14％、21.26％下降到 1.58％、11.89％。见表 10-8。

表 10-8　不同判断标准下安徽省农村居民家庭灾难性卫生支出发生状况(％)

指标	界定标准 15％		界定标准 25％		界定标准 40％	
	户数	百分比	户数	百分比	户数	百分比
2011 年	537	17.35％	252	8.14％	49	1.58％
2012 年	1012	32.70％	658	21.26％	368	11.89％
年度差距	475	15.35％	406	13.12％	319	10.31％

资料来源:《安徽省卫生费用核算研究报告(2001—2011)》。

2. 灾难性卫生支出的发生强度

灾难性卫生支出发生率不能说明医疗卫生支出在家庭支出中所占比例超过灾难性支出标准的程度,要说明这个问题,必须计算灾难性卫生支出发生强度(catastrophic health expenditure gap）。一般用灾难性卫生支出的平均差距（average gap of catastrophic health expenditure）来衡量灾难性卫生支出发生强度或严重程度。即用发生灾难性卫生支出的家庭的 $\frac{T}{x}$ 或 $\frac{T}{x-f(x)}$ 与标准 z 的差值合计除以调查家庭数量。灾难性卫生支出的平均差距的计算公式为

$$G = \frac{1}{N}\sum_{i=1}^{N} O_i$$

式中，G 为灾难性卫生支出的平均差距；$O_i = E_i\left(\frac{T_i}{x_i}-z\right)$ 或 $O_i = E_i\left(\frac{T_i}{x_i-f(x_i)}-z\right)$。$O_i$ 为发生灾难性卫生支出的家庭的 OOP 占家庭总支出或家庭可支配支出的比重与界定标准之差。N、T_i、x_i、z 的含义与上面灾难性卫生支出发生频率的公式一致。

3. 灾难性卫生支出的相对差距

当我们想要了解现金卫生支出（OOP）对发生灾难性卫生支出家庭生活水平的平均打击程度时，一般用灾难性卫生支出的相对差距这个指标。灾难性卫生支出的相对差距（relative gap of catastrophic health expenditure）是指发生灾难性卫生支出家庭 OOP 占家庭总支出或家庭可支配支出的比例与界定标准间的差距之和，除以发生灾难性卫生支出家庭数。灾难性卫生支出的相对差距又称为平均超支水平（mean positive overshoot，MPO），即为灾难性卫生支出发生强度与发生频率之比。公式为

$$MPO = \frac{O}{H} = \frac{\sum_{i=1}^{N} O_i}{\sum_{i=1}^{N} E_i}$$

式中，$\sum_{i=1}^{N} E_i$ 即为发生灾难性卫生支出的家庭数，其他相关符号含义同上。

灾难性卫生支出也有一定的缺陷，首先它只能对支付了医疗费用而出现灾难性经济负担的家庭进行分析，忽略了那些根本没有支付能力而放弃治疗的家庭。随着健康状况的逐步恶化，这些家庭比那些出现灾难性医疗费用的家庭可能经历更为严重的损失。其次，除了医疗费用，疾病还会导致收入的损失，有时候收入的减少比健康受损对家庭生活水平的影响还要严重。

第三节　疾病经济负担研究的应用

一、疾病经济负担现状

(一)国际疾病经济负担现状

1. 各国疾病经济负担

全球疾病经济负担主要来源于慢病。有研究表明全世界死亡人数的 63% 是由慢病造成的,特别是心血管疾病、癌症、呼吸系统疾病和糖尿病,慢病已经给人类带来了巨大的经济负担。2010 年,世界经济论坛和哈佛大学公共卫生学院的研究人员对全球慢病经济负担研究发现:2011～2025 年,心血管疾病、呼吸系统疾病、癌症、糖尿病和精神疾病会带来约 47 万亿的经济损失,占全球 2010 年 GDP 的 75%。五大慢病中,除精神类疾病之外的四类高发疾病将给中低收入国家造成约 7 万亿美元的经济损失。就单类疾病计算,仅心血管疾病和精神类疾病两类,在 2030 年前就将分别耗费全球经济 20 万亿美元和 16 万亿美元,共占五大慢病总消耗的七成。

2010 年,心血管疾病在全球范围内致死 1700 万人,给全球经济造成的直接和间接损失大约 8630 亿美元。这一经济损失在 2030 年将增值 1.044 万亿美元,增长 22%。2015 年,全球糖尿病总花费约 1.31 万亿美元,占全球 GDP 的 1.8%,其中间接花费约占总花费的 34.7%。北美地区是国内生产总值受影响最大的地区,同时也是全球绝对成本花费最大的地区。而中等收入的国家糖尿病花费占 GDP 的比例要高于高收入国家。

澳大利亚、加拿大、法国、德国和荷兰等经济发达国家的疾病经济负担分别为 333 亿美元(2000 年)、567 亿美元(1998 年)、1222 亿美元(2002 年)、2777 亿美元(2004 年)和 507 亿美元(2003 年),占当年各国 GDP 的 9.1%、9.3%、8.4%、10.2%和 10.0%。由表 10-9 不难看出,慢病成为了这五个国家的主要的疾病经济负担。

表 10-9　各国疾病别疾病经济负担构成情况

疾病类别	澳大利亚 (2000 年)	加拿大 (1998 年)	法国 (2002 年)	德国 (2004 年)	荷兰 (2003 年)
感染性疾病	2.1%	1.1%	2.1%	1.7%	2.4%
肿瘤	5.1%	2.9%	6.4%	7.9%	5.0%
内分泌、营养、代谢疾病	4.2%	1.9%	4.2%	5.3%	2.6%
血液系统疾病	—	0.3%	0.7%	0.5%	0.5%
精神疾病	6.5%	5.6%	9.0%	10.1%	15.6%
神经系统疾病	8.6%	3.4%	8.6%	8.2%	7.3%
循环系统疾病	9.6%	8.1%	11.4%	15.7%	10.9%
呼吸系统疾病	6.5%	4.1%	6.5%	5.2%	4.6%
消化系统疾病	10.9%	4.2%	11.0%	14.8%	10.2%
泌尿系统疾病	3.6%	3.1%	4.8%	3.8%	3.6%
妊娠/分娩	2.3%	1.5%	2.3%	1.4%	3.3%
皮肤病	2.4%	1.8%	1.4%	1.6%	1.9%
肌肉骨骼系统	8.1%	3.2%	7.4%	10.9%	7.7%
先天畸形,染色体变异	0.4%	0.2%	0.4%	0.5%	0.6%
围生期疾病	0.6%	0.4%	0.4%	0.4%	0.8%
诊断不明	9.7%	2.1%	4.0%	4.6%	9.4%
意外	—	—	—	—	3.6%
损失和中毒	7.0%	3.8%	5.8%	4.9%	—
其他类别	—	6.9%	5.5%	2.5%	0.8%
未归类	12.5%	45.4%	8.0%	0.0%	9.3%
合计	100.0%	100.0%	100.0%	100.0%	100.0%

资料来源:Heijink R, Noethen M, Renaud T, et al. Cost of illness: an international comparison. Australia, Canada, France, Germany and the Netherlands[J]. Health Policy, 2008, 88(1):49-61.

　　传染病对经济不发达地区和国家造成的经济负担也不能忽视。传染病与贫困密切相关,贫困使社会、经济和环境状况更易造成传染病的传播,受到疾病危害的人群因为贫困而无法得到充分的预防或医疗护理。传染病每年造成约 1000 万人死亡,其中低收入国家的死亡人数占 32%,而非洲的死亡人数所占比例超过了

60%。传染病使数亿人致残,影响其健康生活和生产能力,全球每年由于传染病损失 3.5 亿 DALYs。传染病所造成的社会经济影响极大。

2015 年,全球 1040 万人患有结核病,180 万人因该病死亡(包括 40 万艾滋病毒感染者)。超过 95%的结核病死亡发生在低收入和中等收入国家。六个国家占到结核病新发病例的 60%,印度在数量上居首,随后是印度尼西亚、中国、尼日利亚、巴基斯坦和南非。同年,估计有 100 万名儿童染上了结核病,17 万名儿童死于结核病(不包括艾滋病毒阳性儿童)。就结核病治疗和预防而言,2016 年在低收入和中等收入国家的投资比所需的 83 亿美元少 20 亿美元。现行投资水平如果得不到提升,到 2020 年时这一鸿沟还会加大。

2012 年,越南艾滋病的社会经济负担为 83013.55 万美元,占当地 GDP 的 0.5%,社会直接经济负担占 15.38%,社会间接经济负担占 84.62%。由于越南艾滋病流行呈低流行、局部高发的特点,发病以青壮年为主,平均发病年龄是 43 岁,这些人是家庭的主要生产力,因此对社会经济的影响较大,对于流行较集中的农村和城市艾滋病的社会疾病负担较重。

在发展中国家,伤害也是疾病经济负担的重要构成。伤害每年造成 500 多万人死亡,这大约等于艾滋病毒/艾滋病、疟疾和结核病死亡人数总和。据研究估计,1990 年全球健康不良总人数中,15%以上是由伤害造成的,到 2020 年预计将增至 20%。超过 90%的伤害死亡事件发生在低收入和中等收入国家。低收入国家中,随着经济的发展和车辆数目的增加,相关交通事故及其造成的伤害和死亡数目呈上升趋势。2015 年,伤害夺走了全球近 500 万人的生命,其中 27%的人由道路交通伤害导致。低收入国家的道路交通伤害死亡率最高,每 10 万人中有 28.5 人死于伤害(全球比率为每 10 万人中有 18.3 人)。中低收入和中高收入国家的 10 个主要死亡原因中也有道路交通伤害。

2. 家庭经济负担

目前,灾难性卫生支出在全球广泛发生,低收入国家更甚。有研究称,在低收入国家中,1/4 的家庭面临着发生灾难性卫生支出的风险,有 40%的家庭会通过动用储蓄、借钱或者是变卖家产来支付卫生费用。卫生筹资中个人来源筹资的高比例构成、低支付能力、缺乏预付制的医疗保险系统等都是引起灾难性卫生支出发生的重要因素。表 10-10 是全球部分国家发生灾难性卫生支出的家庭比例,可以看出拉丁美洲和一些处于转型期的国家发生率最高。

表 10-10　各国发生灾难性卫生支出的家庭比例情况(%)

国家	发生灾难性卫生支出的家庭比例	可信区间		国家	发生灾难性卫生支出的家庭比例	可信区间	
		下限	上限			下限	上限
巴西	10.27	9.49	11.04	葡萄牙	2.71	2.42	3.01
柬埔寨	5.02	4.57	5.47	韩国	1.73	1.65	1.80
加拿大	0.09	0.06	0.13	南非	0.03	0.02	0.04
埃及	2.80	2.39	3.21	西班牙	0.48	0.31	0.64
法国	0.01	0.00	0.02	瑞士	0.57	0.47	0.68
德国	0.03	0.02	0.04	泰国	0.80	0.70	0.89
毛里求斯	1.28	1.10	1.46	英国	0.04	0.01	0.07
墨西哥	1.54	1.36	1.71	美国	0.55	0.42	0.69
菲律宾	0.78	0.71	0.85	越南	10.45	9.90	11.00

资料来源:Xu K, Evans D B, Kawabata K, et al. Household catastrophic health expenditure: amulti-county analysis[J]. Lancet, 2003, 362, 111-117.

(二)中国疾病经济负担现状

中国国民健康面临着双重疾病负担,一是传染性疾病,包括病毒性肝炎、艾滋病、结核病以及一些新发现的传染病等;二是慢性非传染性疾病,包括循环系统疾病、恶性肿瘤、糖尿病等。

1. 疾病经济负担总体情况

根据第三次国家卫生服务调查数据测算,2005 年我国疾病总的经济负担为23968 亿元,其中直接经济负担为 9753 亿元,间接经济负担为 14215 亿元。疾病经济负担占同年 GDP 的 13.1%(2005 年 GDP 为 183218 亿元),直接经济负担相当于 GDP 的 5.3%,间接经济负担相当于 GDP 的 7.8%。按当年价格计算,与 1993年相比,2005 年我国疾病经济负担增加了 6.5 倍,其中直接经济负担增加了 5.5倍,间接经济负担增加了 7.3 倍,各类经济负担的增幅都大于 GDP 增幅(4.2 倍)。2005 年全国门诊、住院医疗费用总额为 7589 亿元,患者在诊疗过程中用于交通、陪护、营养等辅助费用的总额为 877 亿元,相当于诊治费用的 16%。14215 亿元间接经济损失中,由于短期、长期失能造成丧失劳动能力带来的经济损失为 4417 亿元(31%);由于疾病和损伤造成劳动力人口早亡(及劳动力人口减寿人年数)带来的经济损失为 8922 亿元(63%);社会、家人照顾患者的交通、误工等费用为 877.1亿元(6.2%)。

2. 传染病疾病经济负担

虽然我国大力加强传染病防控工作,使得传染病总发病情况得到一定的控制,但是病毒性肝炎、结核、艾滋病以及一些新发传染病,如高致病性禽流感、甲型H1N1流感等仍然威胁着人群的健康,带来疾病经济负担。第三次国家卫生服务调查数据测算,2005 年我国传染性疾病经济负担为 648 亿元(2.7%),其中直接经济负担为 212 亿元(32.72%),间接经济负担为 436 亿元(67.28%)。对单个传染性疾病经济负担研究发现肺结核患者人均疾病经济负担 95% CI 为(5733.02±330.23)元。人均直接经济负担 95% CI 为(5538.84±324.30)元,人均医疗费用为(3816.84±247.42)元。2009 年在河南省农村艾滋病高发地区调查显示,艾滋病患者家庭直接花费为 964.30 元/年,间接花费为 820.81 元/年,疾病经济负担为1785.11 元/年,占家庭收入的 22.06%。

3. 慢性病疾病经济负担

20 世纪 80 年代以来,中国人口以及疾病模式发生转变,慢病已成为影响中国民众健康的最为突出的威胁。老龄化、不良饮食习惯、身体活动减少等不健康行为增加、城市化所带来的污染加剧造成了慢病危险因素的快速增长。2012 年中国卫生部公布的《中国慢性病防治工作规划(2012—2015 年)》显示,中国确诊的慢性病患者已超过 2.6 亿人,因慢性病导致的死亡占总死亡的 85%,导致的疾病经济负担已占总疾病经济负担的 70%,是群众因病致贫、返贫的重要原因。

2010 年我国慢性病防治费用主要发生在心脑血管疾病,占 34.08%,其次是消化系统疾病、骨骼肌肉系统疾病、生殖泌尿系统疾病、内分泌紊乱和恶性肿瘤,分别占 16.42%、10.19%,7.98%、7.42% 和 7.35%。内分泌紊乱费用中主要为糖尿病费用,所占比重达到 81.35%。总体来看,排在前 6 位的慢性病防治费用占全部慢性病费用的比重达到 83.44%;前 3 种慢性病防治费用占慢性病费用的比重高达60.69%。有研究表明,如果每年能够将心血管病死亡率降低 1%,折合成 GDP,相当于我国 2010 年实际 GDP 的 68%,超过 10.7 万亿美元,相当于约 70 万亿元人民币。

2011 年,杭州、合肥、武汉、成都、无锡、铜陵、宝鸡和石河子城市居民的健康调查显示,8 个城市居民高血压、糖尿病、冠心病、脑血管病、慢性胃肠炎、慢性阻塞性肺疾病、类风湿性关节炎、椎间盘疾病、恶性肿瘤、胆结石胆囊炎患者年平均经济负担分别为 2677 元、4726 元、7825 元、21688 元、6341 元、8843 元、8871 元、15448元、60401 元和 7443 元,分别占 2011 年城镇职工年工资收入(41799 元)的 6.4%、11.3%、18.7%、51.9%、15.2%、21.2%、21.2%、37.0%、144.5% 和 17.8%;上述疾病均以直接医疗费用负担为主,直接非医疗费用经济负担和间接经济负担所占比例较低。详见表 10-11。

表 10-11　8 个典型城市慢性病患者年平均经济负担情况

疾病名称	直接医疗费用经济负担		直接非医疗费用经济负担		间接经济负担	
	费用（元）	构成比	费用（元）	构成比	费用（元）	构成比
高血压	2410	90.0%	57	2.1%	210	7.9%
糖尿病	4402	93.1%	156	3.3%	168	3.6%
冠心病	7127	91.1%	162	2.1%	536	6.8%
脑血管病	18475	85.2%	1345	6.2%	1868	8.6%
慢性胃肠炎	5630	88.8%	347	5.5%	364	5.7%
慢性阻塞性肺疾病	7303	82.6%	462	5.2%	1078	12.2%
类风湿性关节炎	8341	94.0%	119	1.4%	411	4.6%
椎间盘疾病	13220	85.6%	325	2.1%	1903	12.3%
恶性肿瘤	53636	88.8%	2567	4.2%	4198	7.0%
胆结石胆囊炎	6076	81.6%	623	8.4%	744	10.0%

资料来源：秦江梅,张艳春,张丽芳,等. 典型城市居民慢性病患病率及患者疾病负担分析[J]. 中国公共卫生,2014,30(1):5-7.

4. 家庭疾病经济负担

2008 年第四次国家卫生服务调查中,将我国 66 个样本县按照社会经济状况分为一、二、三、四类农村,2008 年全国城市居民医药费用开支平均为 801.3 元,一类农村居民医药费用为 543.8 元,二类农村居民医药费用为 433.3 元,三类农村居民医药费用为 431.6 元,四类农村居民医药费用为 258.2 元。利用第四次国家卫生服务调查数据研究,发现我国发生灾难性卫生支出的比率为 13.0%,致贫比率为 7.5%。家庭成员中有住院病人、老年人或慢性病人,以及在农村或贫困地区居住的家庭,其发生灾难性卫生支出的比例较高。多种不利因素的组合增加了灾难性卫生支出发生的风险。参加新型农村合作医疗的家庭比参加城镇职工或居民基本医疗保险的家庭,发生灾难性卫生支出的比例高。对卫生保健服务的需求和利用、人口学因素、医疗保险的福利类型以及供方支付方式,均是灾难性卫生支出的影响因素。

二、疾病经济负担影响因素

为了控制不合理的疾病经济负担的增长,寻找增长可控制的因素,很多研究会分析影响疾病经济负担的因素。一般来讲,影响疾病经济负担的因素有如下几类: ① 患者本身的情况。如年龄、性别、婚姻状况、文化程度、收入情况等直接或间接影响健康的因素。② 疾病本身的情况。如疾病的严重程度,疾病的分期、分型,有无合并症、并发症,疾病的治疗手段等。③ 患者患病后是否利用卫生服务。如果患者患病后未利用门诊服务、住院服务或者甚至没有自购药品进行自我医疗,严格意义来讲,就未产生直接疾病经济负担。④ 患者利用卫生服务的地点。卫生服务的地点距离住所越近,越不容易发生很高的交通费和住宿费等;如果患者四处求医,则需要支付较多的交通费、住宿费、膳食费和陪护费等,增加直接疾病经济负担。⑤ 患者利用卫生服务机构的级别。级别越高,医疗服务项目收费标准越高,产生的疾病经济负担越大。⑥ 患病后第几次利用卫生服务。如果患者是第一次利用医疗服务因需要确诊疾病,不可避免地需要借助各种检查和诊断的手段,增大经济负担,诊断清楚后再次利用医疗服务,费用会有所下降。⑦ 医疗费用偿付方式。按照服务项目付费是一种"后付制",对医院和医生来讲几乎没有财务风险,制度上对供给者诱导需求没有约束,可能会增加疾病经济负担。

三、疾病经济负担控制措施

(一)政府加强健康投资力度,从根本上减少疾病经济负担

居民的健康状况是反映一个国家和地区经济发展水平、居民整体素质以及社会卫生保健水平的重要指标。中国政府已将推进"健康中国"建设提升为国家战略,凸显了中国政府保障全民健康的坚定决心。相比较于医疗服务投入,健康投资对于居民健康状况是一个成本小、收益大的较优选择。健康投资作为一种预防疾病的手段对健康状况的改善起着重要作用。广义地讲,健康投资是社会为恢复和提高人民的健康、发展各种有利于人民健康的事业而投入的全部经济资源,包括人民的基本生活资料、教育、卫生保健和环境保护等方面的经济投入。

健康投资产生经济效益和社会效益两个方面,健康投资通过不断地提高医疗保健服务质量,逐步满足社会对医疗卫生保健日益提高的需要,有效地保护劳动力资源和保障人民健康,促进社会生产的不断提高,保证社会效益;同时,健康投资使得劳动力的发病率或患病率降低,节省了很多不必要的卫生消耗,减少了很多疾病的经济负担,提高经济效益。政府应加大对卫生事业的支持和对健康项目的扶持,减少疾病的负担,增强人民的体质。但是,健康投资要以一个国家和地区的经济水平、经济发展的需要、人口健康素质以及健康投资的目的为出发点,合理配置健康投资,保障健康投资的社会效益和经济效益的最大化。

（二）实施"健康老龄化"战略，减少老年人疾病负担

《2012年世界卫生组织全球疾病负担评估》报告显示，中国45%的DALYs由60岁及以上老年人的健康问题所致。全球范围内高收入国家的这一比例为49.2%，中低收入国家则为19.9%。在各种健康问题中造成中国老年人疾病负担的首要健康问题包括：脑卒中（3590万DALYs），恶性肿瘤（3000万DALYs），缺血性心脏病（2260万DALYs），呼吸系统疾病（1600万DALYs），糖尿病（560万DALYs），心理健康状况如抑郁、自杀和老年痴呆症（530万DALYs），高血压性心脏病（360万DALYs），跌倒（300万DALYs）。实施"健康老龄化"战略，减少老年人疾病负担，具有重要意义。健康老龄化，即从生命全过程的角度，从生命早期开始，对所有影响健康的因素进行综合、系统的干预，营造有利于老年健康的社会支持和生活环境，以延长健康预期寿命，维护老年人的健康功能，提高老年人的健康水平。

实施"健康老龄化"战略，减少老年人疾病负担，可采用下列措施：① 加强老年人健康教育，倡导积极健康的生活方式。结合老年人群特点，将健康讲座、科普宣传、自我保健知识宣教落到实处，创新形式，使老年人普遍认识到疾病的发生与不良生活习惯相关，改变落后的健康观念，掌握相应的健康知识与技能；主动纠正不健康的生活习惯，实现向新的健康生活方式平稳过渡，建立科学的生活方式、合理的饮食结构。② 加强老年人健康公共卫生服务工作，提高老年健康管理水平。做好国家基本公共卫生服务项目中的老年人健康管理服务工作，建立和完善老年人电子健康档案，动态记录老年人身体机能变化以及主要健康问题。例如，记录老年人慢性病史、健康教育与咨询史等内容。并可建立健康管理信息平台，功能可覆盖网上查询健康档案、网上生活习惯调查和评估、网上随访干预指导及健康教育咨询等服务。适当调整老年人健康体检的项目和内容。推广老年痴呆、跌倒、便秘、尿失禁等防治适宜技术，开展老年常见病、慢性病、口腔疾病的筛查干预和健康指导，做到老年疾病早发现、早诊断、早治疗，促进老年人的功能健康。③ 加强医疗保障体系建设，为维护老年人健康奠定坚实基础。进一步加大对贫困老年人的医疗救助力度。在做好低保对象、特困人员中老年人医疗救助工作基础上，将低收入家庭老年人纳入重特大疾病医疗救助范围。对符合条件的计划生育特殊困难家庭的老年人给予相应医疗救助。同时，大力发展医养结合服务，推动居家老年人长期照护服务的发展。发挥中医药特色，提供老年健康多元化服务。

（三）做好慢病防控工作，有效降低疾病经济负担

第四次、第五次国家卫生服务调查数据表明，我国慢性病患病率由2008年

20.0%增加到2013年24.5%。慢性病患病率的迅速上升,直接导致卫生服务需求量的快速增加,居民的疾病负担不断增加,阻碍了家庭和社会经济的快速发展。由此可见,想要减少疾病经济负担,做好慢病防控工作是关键。有研究建议政府应提升对健康、慢病相关行动的政治关注度,采取多种措施加强对慢病的防控,制定多部门参与的国家慢病防治中长期规划;开展国际合作,计划并实施大规模(以省为单位)的慢病防控试点项目;多手段、多部门合作综合干预慢病高危因素;利用本轮医改契机,重塑卫生系统,提高其对慢病危险因素早诊早治、早期发现和治疗心脏病和脑卒中的急性发作、复发的能力。而健康相关行为和生活方式是影响慢性病发生、发展的重要因素,不断提高居民健康意识,使其保持良好的生活习惯也是降低慢性病发病率的重要举措。

(四)完善基本医疗保障制度,减少因病致贫的发生

医疗保障对降低广大人民群众的疾病经济负担,减少因病致贫具有重要作用,受到了政府的高度重视。《国务院关于印发"十三五"深化医药卫生体制改革规划的通知》(国发〔2016〕78号)明确提出,到2017年,全国公立医院医疗费用增长幅度力争降到10%以下,到2020年,增长幅度稳定在合理水平。个人卫生支出占卫生总费用的比重下降到28%左右。要实现这一目标,最重要的是充分发挥基本医疗保障制度的作用。

完善基本医疗保障制度,减少因病致贫的发生,可采用下列措施:① 推动基本医疗保险制度整合。在城乡居民基本医保实现覆盖范围、筹资政策、保障待遇、医保目录、定点管理、基金管理"六统一"的基础上,加快整合基本医保管理机构。理顺管理体制,统一基本医保行政管理职能。② 加大医保改革创新力度,扩大覆盖范围,提高保障水平,改革和完善医保支付制度。进一步发挥医保对医疗费用不合理增长的控制作用。③ 健全重特大疾病保障机制,全面开展重特大疾病医疗救助工作。在做好低保对象、特困人员等医疗救助基础上,将低收入家庭的老年人、未成年人、重度残疾人、重病患者等纳入救助对象,将因病致贫家庭的重病患者纳入救助范围,发挥托底保障作用。

(五)合理配置卫生资源,减少直接非医疗负担

直接非医疗负担包括交通费、膳食费、住宿费等,这部分费用几乎都要由患者及其家庭自付。政府减轻这些负担的主要措施就是合理配置医疗资源,以家庭医生签约服务和医疗联合体为重要抓手,加快分级诊疗制度、双向转诊制度建设。① 推进家庭医生签约服务。组建以家庭医生为核心、专科医师提供技术支持的签

约服务团队,向居民提供长期连续的基本医疗、公共卫生和健康管理服务。② 组建医疗联合体。按照政府主导、自愿组合、区域协同、方便群众的原则,以资源共享和人才下沉为导向,建立医疗资源纵向联合体,提升基层服务能力。③ 健全分级诊疗配套政策,合理划分和落实各级医疗机构诊疗职责,明确转诊程序和标准,实行首诊负责制和转诊审批责任制。④ 探索对纵向合作的医疗联合体等分工协作模式实行医保总额付费,引导双向转诊。完善不同级别医疗机构的医保差异化支付政策,促进基层首诊。

(六)控制医疗费用过快增长,减低疾病经济负担

相关数据显示,2016 年医院次均门诊费用为 245.5 元,比 2015 年上涨 5.0%,其中,次均门诊药费(111.7 元)占比 45.5%;人均住院费用为 8604.7 元,比 2015 年上涨 4.1%,其中,人均住院药费(2977.5 元)占 34.6%。医疗费用增长有合理和不合理的部分,为了控制医疗费用不合理增长,减低疾病经济负担,可采用下列措施:① 加大政府卫生投入,深化公立医院改革,破除以药补医,公立医院取消药品加成,统筹考虑当地政府确定的补偿政策,精准测算调价水平,同步调整医疗服务价格。② 建立符合医疗卫生行业特点的人事薪酬制度,调动医务人员积极性。地方可以按国家有关规定,结合实际,合理确定公立医院薪酬水平,逐步提高人员经费支出占业务支出的比例,并建立动态调整机制。使医院和医生能专注于服务质量和效率的提升,引导其逐步回归公益性,降低医疗费用。

改变目前以按服务项目付费为主的支付方式,变"后付制"为"预付制"。全面推行按病种付费为主,按人头、床日、总额预付等多种付费方式相结合的复合型付费方式,鼓励实行按疾病诊断相关分组付费(DRGs)方式。到 2020 年,医保支付方式改革逐步覆盖所有医疗机构和医疗服务,全国范围内普遍实施适应不同疾病、不同服务特点的多元复合式医保支付方式,按项目付费占比明显下降。

加强基层医疗机构服务能力建设,注重卫生人才培养,提高卫生技术水平,提高现有人员基本诊疗能力,促进基层卫生服务质量的提高,增强居民对基层卫生服务机构的认同感;通过均等化公共卫生服务的提供带动基本医疗的开展,在居民中树立口碑,增加辖区居民对机构的信任;利用医疗保障制度设计,拉开患者在不同机构就诊个人支付比例。充分利用互联网技术,改善群众就医体验;发展和规范社会办医,满足多元化医疗服务需求。总之,通过多种途径合理引导就医流向,降低总体医疗费用。

思考题

（1）什么是疾病的直接经济负担与间接经济负担？

（2）疾病经济负担测算在卫生经济分析中有什么意义？

（3）在测算疾病经济负担时有那些收集数据的途径？测算时为防止数据的偏性应注意什么？

（4）什么是灾难性卫生支出？灾难性卫生支出有哪些研究指标？

（5）健康投资和疾病负担之间有何关系？

第十一章　医疗服务成本

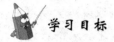

学习目标

（1）掌握医疗服务成本的基本概念及分类。
（2）熟悉医疗服务成本的基本测算方法。
（3）了解医疗服务成本核算及分析的框架与步骤。

某医院共有员工1000人。其中洗衣房员工10人,人事科员工5人,挂号处员工15人,检验科员工20人,呼吸科员工20人。某年度医院成本核算时,洗衣房直接人力成本为50万元,人事科直接人力成本为80万元,挂号处直接人力成本为100万元,检验科的直接人力成本为150万元,呼吸科的直接人力成本为200万元。若需对上述科室之间进行人力成本分摊,该如何计算各科室成本分摊后的人力成本?

第一节　医疗机构成本概述

一、医疗机构成本核算和管理的意义

医疗机构成本核算和管理的重要性主要体现在以下五个方面:
（1）有助于合理利用医院资源。医院资源能否合理配置和有效使用决定着整个卫生资源利用的状况和卫生服务系统远行的绩效。医院成本信息为资源有效配置提供了决策依据。

(2) 有利于提高医院经济管理水平。我国目前进行的医药卫生体制改革对医院提高经济管理水平提出了新的和更高的要求,在这种形势下,医院发展首先取决于医院文化内部挖掘和经济管理水平。成本管理是医院经济管理的重要手段。

(3) 有利于增强成本节约意识。有些三级医疗机构出现了高收入、低产出的态势。这种高收入、高消耗的经济运行状况耗费了大量的社会资源,缺乏成本和经济管理意识与手段是主要原因之一。

(4) 服务于医院经济管理人才的培养。我国医院管理人员构成以医学专家型为主,在强调医学技术重要性的同时,对经济管理重视不够,也缺乏对经济管理特别是成本核算的理解和应用。因此,有必要加强对医院所有人员经济管理知识,包括成本知识方面的培训。

(5) 促进现代医院经济管理制度的建立。医疗服务既是特殊的服务行业,也具有一定的经营性质。医疗服务的生产和提供有其自身的经济规律。发达国家的医院经济管理比较系统化。缩短与他们的差距,尽快适应社会主义市场经济的需要,是完善和建立现代医院的要求。成本核算和管理作为经济管理理论和知识的重要内容对医院新的经济制度的建立是必不可少的。

二、医疗服务成本信息的应用

医院成本信息对于医院经济决策具有很大的帮助作用,其应用主要体现在以下几个方面:

(1) 评价医疗机构的财务状况。评价医疗机构的财务状况可能是成本信息最主要的作用。一个组织财务状况通常与该组织的经济活力和能力密切相关。对企业的财务状况进行分析和评价是保证企业正常和有效开展经营活动的基础,绝大多数经济决策都直接或间接取决于财务状况分析。成本消耗、成本构成和成本分布是评估财务状况的基础信息。

(2) 评价管理水平。成本核算信息最重要的用途是评价管理水平,可以通过成本分析和对医院工作人员资源使用行为进行评价,了解其资源浪费情况,这在一定程度上能够反映出该医疗机构的管理水平,有着较高管理水平的医疗机构通常资源浪费较少。成本核算信息在此的应用能够有效防止固定资产流失和资源浪费。

(3) 评价效率。提高医疗服务提供的效率是卫生服务决策者追求的重要目标之一。所谓效率就是产出与投入的比值,也就是以最小的成本生产既定的产出。对效率进行评价意味着利用一定的标准去衡量实际成本高低。例如,把某地区治疗单纯性阑尾炎,按病种付费标准定为 1500 元,该地区某医院治疗阑尾炎的平均医疗费用为 2000 元,则就成本而言该医院效率较低。

(4) 评价决策的执行。成本信息还可以用来决定医院经济决策是否得到了有效的执行。医院内部管理的重要手段之一就是预算和成本核算,院、科两级经济责任制是其中的重要形式。成本信息对评价医院执行经济方面的规章制度也很有用途,比如通过对医院收费价格和成本的比较,可以发现医院成本回收的情况。

(5) 制定价格。成本信息不仅是医院进行经济管理的基础,而且对政府或者医疗保险部门制定医疗服务价格也十分有用,我国目前的医疗服务定价政策是以成本为基础的。同时,医疗保险部门确定医疗服务的价格水平也必须考虑成本因素。

三、医疗服务成本的基本概念

成本(cost)是指一个组织或者个体为了生产或提供一定的产品或服务所消耗的所有活劳动和物化劳动的货币总和。成本概念中有两个要素:一是生产的产品或提供服务的单位,二是消耗的货币价值。因此,在成本核算时,首先要明确成本核算的对象。由于成本核算对象的不同,也产生了总成本和单元(或单位)成本两个概念。为了开展成本核算,满足不同的需要,首先要根据不同分类方法对总成本和单元成本进行分类。

(一) 按计入成本的计入方法分类

1. 直接成本

直接成本是指在提供医疗服务过程中发生的能直接计入某一成本计算对象的费用。例如,医院内科卫生人员的工资和材料消耗就是内科提供医疗服务的直接成本。

2. 间接成本

间接成本是指不能直接计入而要按一定标准分摊到某种核算对象成本的费用。例如,医院行政和后勤人员是医院正常运行的必要保障,所有临床科室提供的医疗服务都凝聚了行政后勤人员的劳动,但是这部分消耗却不能直接记录在某个科室成本中,它必须通过一定的方法分摊到不同科室中,才能体现其产品或服务。

直接成本和间接成本是相对的,一项费用究竟是直接成本还是间接成本,关键看成本核算的对象是什么。如果要核算医院管理部门的成本,则医院管理部门人员的工资就是直接成本；如果以临床科室作为成本核算对象，则医院管理部门人员的工资就是间接成本。一般来说，如果以医院的某个科室作为核算对象，直接成本主要包括：科室人员的工资，科室耗费的供应品，科室专用设备的折旧，科室直接消耗的购置费、交通费、租赁费等；间接成本主要包括：通用设备的折旧费，分摊来的行政后勤人员工资，分摊来的其他科室的成本。

（二）按成本与医疗服务量的关系分类

按成本总额与业务量之间的依存关系，可分为固定成本、变动成本和混合成本三大类。

1. 固定成本

固定成本是指在一定时期和一定产出量范围内，不随医疗服务产出量变化而变化的成本。如固定月工资、固定资产折旧等。固定成本同卫生服务量的关系可以用图 11-1 表示。

2. 变动成本

变动成本是指按照医疗服务产出数量的变化，也以固定比例发生变化的成本。也就是说，如果医疗服务产出增加 10%，成本也相应增加 10%。对应每个服务单位的产出，都发生相应的固定成本的增加。变动成本同卫生服务量的关系可以用图 11-2 表示。

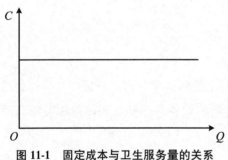

图 11-1　固定成本与卫生服务量的关系

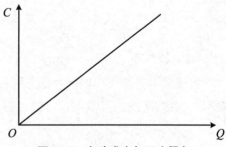

图 11-2　变动成本与卫生服务

3. 混合成本

混合成本（mixed cost）是介于固定成本和变动成本之间，总额即随业务量变动但又不成正比例变动的那部分，同时兼具变动成本和固定成本两种不同性质的成本项目。

（1）半变动成本（semi-variable cost）通常有一个基数，一般固定不变，相当于固定成本，在这个基数的基础上，卫生服务量增加，成本也随之成比例增加，这又相当于变动成本。例如，医院住院病房的照明，正常情况下，在每单位时间（如月、年）

内是固定的。但是，如果服务量（住院人次数）增加，因照明时间增加，成本也会上升。半变动成本同卫生服务量的关系可以用图 11-3 表示。

（2）半固定成本（semi-fixed cost）又称阶梯式变动成本。是指随医疗服务产出量变化而发生变化、但变化并不按照一定比例的成本。在一定服务量范围内成本总额是固定的，当卫生服务量超出这个范围时，成本总额就跳到一个新的水平上，并在一定范围内维持不变，直到另一个跳跃。半固定成本同卫生服务量的关系可以用图 11-4 表示。

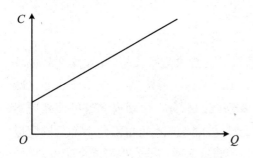
图 11-3　半变动成本与卫生服务量关系

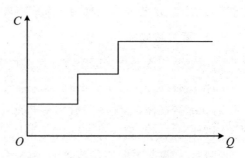
图 11-4　半固定成本与卫生服务量的关系

在医疗服务过程中，很少有单纯的固定成本或变动成本，一般都是混合成本，但在经济管理中，为合理制订计划及控制经济活动，必须把全部成本分为固定和变动两类，从而可以加强管理，通过降低固定成本总额，增加卫生服务量，降低每人次卫生服务变动成本，达到每人次卫生服务成本的降低。

（三）按成本的可控制性分类

收集成本信息的最重要的目的之一是帮助管理者进行成本控制。为便于评价成本管理控制的过程，必须将成本分摊到每个成本责任中心，如某个科室，科室管理者负责成本控制。这时就很自然的出现一个问题，对一个科室来说，管理者应该负责多大比例的成本呢？要回答这个问题，就需要将成本分成可控成本和不可控成本两类。

1. 可控成本

可控成本是指在即定的时间内，成本责任中心或科室管理者可以控制和影响的成本。例如，医院某科室管理者应当对该科室内发生的部分直接成本负责，医院院长应当对医院总成本的可控部分负责。

2. 不可控成本

不可控成本是指某个部门不能够控制的成本。例如，医院某个科室对于行政后勤和其他科室发生的成本就不能进行控制,这些成本对该科室而言,属于间接成本。

(四)未来成本

决策选择是一个向前看的过程。实际已经发生的成本是用来预测未来成本的基础,但是必须对其进行调整,除非未来的条件和过去的条件基本一致。为决策需要,下述四种类型的成本是选择决策方案的基础:可缩减成本、沉没成本、增量成本和机会成本,这些成本总称为未来成本。

1. 可缩减成本

可缩减成本是指当医院或者医院内某科室的规模进行压缩,或者受到其他外力的作用必须控制成本支出时,未来能够缩减的成本。例如,某医院由于服务量减少需要缩减规模,可缩减的成本将是首先要缩减的部分。变动成本与可缩减成本关系密切,其往往包含在可缩减成本中。不过,可缩减成本也可能包括部分固定成本,例如,如果某科室床位数减少,医务人员和管理人员的开支也可能会减少。

2. 沉没成本

如果成本与环境变化没有关系,这部分成本称为沉没成本。在上述例子中,要缩减医院规模,较大比例的成本,如折旧和工资等,可能都是沉没成本,是不可避免的。

3. 增量成本

增量成本(incremental cost)是指因某一具体的管理行为或者决策而引起的成本变化,在对各种方案的成本进行比较决策时,当选定某一方案为基本方案,然后将其他方案与之相比较时所增加的成本。即两个方案之间的成本差额,是差别成本的一种表现形式。增量成本有时也与边际成本相混淆,两者的主要区别在于,边际成本主要是按单位产品的增加来计算的,而增量成本则主要是按总产量的增加来计算的。例如,如果某医院与医疗保险部门签订一份合同,每年会新增 1000 人住院。因新增 1000 人住院而增加的成本就是增量成本。增量成本和可缩减成本之间存在密切联系,它们可以认为是一个硬币的两个面。我们用增量成本表示某一能引起成本数量增加的管理行为或决策行为的成本变化,用可缩减成本表示某一能引起成本数量减少的管理或决策行为的成本变化。

4. 机会成本

若甲、乙两个决策方案只能选择其中一个,那么,如果选择甲方案,则被放弃的乙方案所能带来的收益就是选择甲方案的机会成本。因此,机会成本是指在成本值一定和有多种选择方案的情况下,相对于选择的方案,所放弃的方案的潜在收益。例如,某医院有 1000 万的投资,它可以用来购买某种大型医疗设备,也可以用来扩建门诊楼。如果扩建门诊楼的潜在收益是 1200 万、购买医疗设备的潜在收益是 900 万,则扩建门诊楼的机会成本为 900 万,而购买医疗设备的机会成本为 1200 万。

5. 边际成本

边际成本是指在原卫生服务量的基础上再增加一个单位的服务量所支付的追加成本。例如,一天做 3 个阑尾炎的手术成本共计 450 元,做 4 个阑尾炎手术是 560 元,则第 4 个手术的成本即边际成本是 110 元(平均成本由 150 元降至 140 元)。只要边际成本低于平均成本,所增加的服务量或多或少将使平均成本继续降低。当平均成本等于边际成本时,这时所能获得的经济效益最大,而每单位服务量的平均成本最低。

许多重要的经济理论都是通过对边际成本和边际效益(即在原卫生服务成本的基础上增加一个单位的成本所增加的服务量或效益)的比较而进行阐述的。边际分析是预测或评价卫生计划方案经济决策后果的一种方法。有时我们对卫生计划方案的评价和决策不仅是在做与不做之间选择,而且常常是在做多少、做到什么程度之间进行选择,这就要用到边际成本和边际效益。

第二节　医疗服务成本测算

卫生服务成本测算是指在卫生服务中已消耗的劳动资料价值和卫生服务人员为自己劳动所创造的价值总和。卫生服务成本测算属于管理范畴,是以量的形式进行卫生服务单位科学管理的一个重要方法。

一、医疗服务成本测算方法

(一)测算总成本

根据 2010 年《医院会计制度》关于费用类项目的规定,医疗成本包括人员经费、耗用的药品及卫生材料费、固定资产折旧费、无形资产摊销费、提取医疗风险基金和其他费用,不包括财政补助收入和科教项目收入形成的固定资产折旧和无形资产摊销。医院统一负担的离退休人员经费在"管理费用"科目核算,不在本科目核算。使用财政基本补助发生的归属于医疗业务成本的支出,在本科目核算;使用财政项目补助发生的支出,在"财政项目补助支出"科目核算,不在本科目核算。医院开展科研、教学项目使用自筹配套资金发生的支出,以及医院开展的不与本制度规定的特定"项目"相关的医疗辅助科研、教学活动发生的相关人员经费、专用材料费、资产折旧(摊销)费等费用,在本科目核算,不在"财政项目补助支出""科教项目支出"科目核算。

上述所有成本之和为医疗服务总成本。

(二) 测算各科室成本

成本中心或科室的确定以成本归集和便于计算成本为准。建议将医院二级核算科室定为成本中心。

(1) 直接成本科室:是指直接为病人提供服务的科室,其确定依据以需要计算的单位成本为准,如计算项目成本,医技科室、手术室和临床科室为直接成本科室;若计算诊次、床日成本,只有临床科室为直接成本科室。

(2) 间接成本科室:是指间接为病人提供服务而直接为直接科室提供服务的科室。间接成本科室包括以下各科室:① 全院性间接科室。是指为全院所有科室提供服务的间接科室,包括全院性行政科室和全院性后勤科室。② 局部性间接科室。是指只为医院中的部分科室提供服务的间接科室,如医务科、护理部、门诊办公室、病案室、挂号室、消毒供应室等。

将科室分为全院性间接科室、局部性间接科室的原因是在成本分摊的过程中,不同科室的分摊范围不同。

各核算科室确定后,将其归为 6 类:行政科室、后勤科室、医疗辅助科室、医技科室、临床门诊和临床病房科室。各核算科室的数据可通过科室调查表获取。

计算方法:人员工资将根据各科室人员数直接计入,其他类别的成本将利用分摊系数从医院总成本中分摊到各个科室。

(三) 测算直接成本科室成本

若测算项目成本,医技科室和临床科室为直接成本科室。其他为间接成本科室(中心),若测算诊次床日成本,临床科室为直接成本科室(中心),其他为间接成本科室(中心)。

通过分摊,将间接成本科室(中心)的成本归集到直接成本科室。直接成本科室的成本加上分摊到的成本构成各直接成本科室(中心)的总成本。

分摊采用阶梯分摊法。分摊系数包括:房屋使用面积百分比、人员数百分比、工作量百分比相对值单位等。

分摊层次如图 11-5 所示,行政科室成本首先分摊到其他科室;其次分摊到后勤科室成本;再次分摊到医疗辅助科室成本;最后分摊到医技科室成本。A1、A2、A3、A4 表明分摊由高向低分摊的层次。

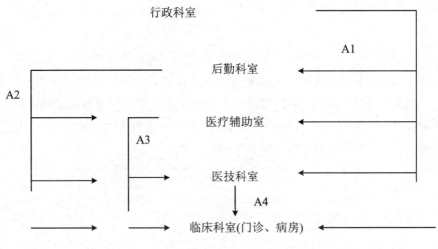

图 11-5 科室成本分摊层次

(四)测算单位成本

1. 测算项目成本

测算项目成本的主要内容包括:① 选择代表项目。② 确定涵盖代表项目的医技和临床科室。③ 依据分摊系数,将医技和临床科室的成本分摊到代表项目上。④ 数据用"项目情况调查表"收集。可采用医疗服务收入系数法和分配系数法。

(1)医疗服务收入系数法。

在测算步骤的第三步,得到了涵盖服务项目的医疗技术科室和临床科室的总成本,通过成本调查表得到上述科室的收入,采用医疗服务收入系数法将科室成本分摊到项目上去。公式如下:

$$某服务项目总成本 = 该科室成本 \times \frac{该服务项目收费单价 \times 该服务例数}{\sum 各项目单价 \times 各项目例数}$$

上述公式经转换得到项目成本计算公式为

$$某项目成本 = 该项目收费单价 \times \frac{该项目所在科室成本}{该项目所在科室医疗收入}$$

(2)分配系数法。

① 劳务费分配系数。用于分配科室成本中的工资、补贴及职工福利费等费用,可从技术系数和操作时间求得。

在医院中提供医疗服务的医务人员有:主任、副主任医师,主治医师,医师、护士长、护士,卫生员五种技术等级。设平均工资分别为 200 元、135 元、100 元、75元、70 元,现以医师的 100 元工资数为比例基数,设技术系数为 j,各项目劳务费用分配系数为 L,操作人数为 p,平均操作时间为 H。则:

$$J_{1-5} = 2;1.35;1;0.75;0.7$$

$$L = H\sum p_j$$

即各医疗项目的劳务费分配系数等于各医疗项目的平均操作时间乘以各类操作人员的人数和技术系数之积。例如,某医院 A 项手术的平均操作时间为 2 小时,该项手术由主任医师 1 人、主治医生 2 人、医生及护士长 3 人、护士 5 人、卫生员 1人参加,则 A 项手术的劳务费分配系数为

$$L_A = 2\times(1\times 2+2\times 1.35+3\times 1+5\times 0.75+1\times 0.7)$$
$$= 24.3$$

设该手术室有 n 项手术,以 L_1 为比例基数,则:

$$L_{1-n} = \frac{L_1}{L_1},\frac{L_2}{L_1},\cdots,\frac{L_n}{L_1}$$
$$= 1,\cdots,X_n$$

② 直接材料分配系数。直接材料分配系数是指各成本计算科室的直接材料对成本计算项目的分配系数。这些材料,相对于各成本计算项目,属于间接费用。因此,计算项目总成本时,也需进行分配。制订直接材料分配系数时,先用技术测定法或经验估计法计算每一成本计算项目的材料耗用量(金额)P,然后,制订分配系数。设某科室有 n 项医疗项目,以 P_1 为比例基数,材料分配系数为 r,则:

$$r_{1-n} = \frac{P_1}{P_1},\frac{P_2}{P_1},\cdots,\frac{P_n}{P_1}$$
$$= 1,\cdots,X_n$$

③ 操作时间分配系数。操作时间分配系数用于分配除劳务费和材料费以外的间接费用。制订操作时间分配系数时,须对各项目的具体操作时间进行技术测定,也可以运用经验估计法估计。对每一项目多次测定所得的不同技术数据或由多人估计所得的不同经验数据,可以用水平法计算其平均操作时间(H)。

$$H = \frac{a+4b+c}{6}$$

式中,a 为最短时间;b 为一般时间;c 为最长时间。

设操作时间分配系数为 h,以 H_1 为比例基数,则:

$$h_{1-n} = \frac{H_1}{H_1},\frac{H_2}{H_1},\cdots,\frac{H_n}{H_1}$$

$$= 1, \cdots, X_n$$

制定以上三项费用分配系数后,就可以对成本计算项目进行科室费用分配。

劳务费的分配:科室的劳务费用,按该成本计算项目的劳务费分配系数 L 同该项目的业务量 M 加权后,计算出各项目的劳务费分配率 R;各项目的劳务费分配率乘以该科室的劳务费总额 E,就可以求出各项目的劳务费分配数。公式如下:

$$R = \frac{LM}{\sum_{i=1}^{n} L_i M_i}$$

$$R_A = \frac{L_A M_A}{\sum_{i=1}^{n} L_i M_i}$$

$$E_A = E R_A$$

例 1　某月份甲医院手术室劳务费总额为 1000 元。该手术室有 $A_1 \sim A_5$ 5 个手术项目。劳务费分配系数分别为 8,5,4,2,1。各项手术项目的例子数分别为 10,20,30,40,20,则劳务费分配数见表 11-1。

表 11-1　手术室劳务费用分配表

手术项目	劳务费分配系数 L	手术例数 M	$L \times M$	劳务费分配率 R	劳务费分配数 E(元)
A_1	8	10	80	20%	200
A_2	5	20	100	25%	250
A_3	4	30	120	30%	300
A_4	2	40	80	20%	200
A_5	1	20	20	5%	50
合计		120	400	100%	1000

医疗机构手术医生的工资,通常计入各临床科室费用账户中。因此,在计算手术室的工资费用时,须先将各临床科室的工资费用,按每月各医生的实际手术时间摊入手术室成本账户。

直接材料的分配:计算方法与劳务费分配相同。

设直接材料分配系数为 r,项目业务量为 M,分配率为 R,分配数为 E,则:

$$R = \frac{rM}{\sum_{i=1}^{n} r_i M_i}$$

$$R_A = \frac{r_A M_A}{\displaystyle\sum_{i=1}^{n} r_i M_i}$$

$$E_A = E R_A$$

例2 某月份甲医院手术室手术材料费用为 2500 元。该手术室有 $A_1 \sim A_5$ 5 个手术项目。直接材料费分配系数分别为 10,7,5,3,1,手术例数同上例,则手术材料费分配数见表 11-2。

表 11-2 手术室手术材料费用分配表

手术项目	直接材料分配系数 L	手术例数 M	$r \times M$	手术材料分配率 R	手术材料分配数 E(元)
A_1	10	10	100	18.87%	471.75
A_2	7	20	140	26.42%	660.50
A_3	5	30	150	28.30%	707.50
A_4	3	40	120	22.64%	566.00
A_5	1	20	20	3.77%	94.25
合 计		120	530	100.00%	2500

折旧和大修理费的分配:单项项目单独使用的设备,直接计入该项目成本;科室共同使用的财产的折旧和大修理费,按项目操作时间分配系数与项目工作量加权后计算分配率,然后按本月(年)费用发生数计算分配数。

间接费用的分配:间接费用包括管理费用、辅助费用和其他间接费用。这些费用一般与项目的操作时间成正比。因此,可按操作时间系数与项目工作量加权后计算间接费用分配率,然后按本月(年)间接费用的发生数计算分数。方法与上例同。

2. 测算诊次、床日成本

确定临床门诊和病房科室;各门诊科室的成本除以科室的门诊人次得到各科室诊次成本;各临床病房科室成本除以床日得到各科室平均床日成本;医院总成本除以医院总的门诊人次得到医院平均诊次成本;医院总成本除以医院总的床日数,得到医院平均床日成本。

第三节　医疗服务成本分析

一、分析方法

（一）对比分析法

对比分析法是根据实际成本指标与不同时期的指标进行对比,揭示不同成本之间的差异,并分析差异产生原因的一种方法。在分析时,可采用实际指标与计划指标对比、本期与上期指标对比等形式。通过对比分析,可一般地了解医院成本的升降情况及其发展趋势,查明原因,找出差距,提出进一步改进的措施。

（二）比率分析法

比率分析法即比率,是通过计算有关指标之间的相对数,进行分析评价的一种方法,一般有以下三种形式。

1. 相关比率分析法

通过计算两个性质不完全相同而又相关的指标的比率进行分析的一种方法。通常计算相关比率指标的公式如下:

$$成本收益率 = \frac{收支结余}{成本总额} \times 100\%$$

$$收入收益率 = \frac{收支结余}{医疗收入 + 药品收入} \times 100\%$$

2. 构成比率分析法

构成比率分析法是计算某项指标的各个组成部分占总体的比重,并进行数量分析的一种方法。

3. 效率比率分析法

效率比率是某项经济活动中所费与所得的比例,反映投入与产出的关系。利用效率比率指标,可以进行得失比较,考察经营成果,评价经济效益。

（三）因素分析法

因素分析法是将某一综合性指标分解为各个相互关联的因素,通过测定这些因素对综合性指标差异额的影响程度的一种分析方法。在成本分析中采用因素分析法,就是将构成成本的各种因素进行分解。测定各个因素变动对成本计划完成情况的影响程度,并据此对医院的成本计划执行情况进行评价,并提出进一步的改进措施。

(四)相关分析法

相关分析法是指分析某个指标时,将与该指标相关但又不同的指标加以对比,分析其相互关系的一种方法。

(五)趋势分析法

趋势分析法主要是通过对比两期或连续数期的财务或非财务数据,确定其增减变动的方向、数额或幅度,以掌握有关数据的变动趋势或发现异常的变动。在具体运用趋势分析法时,一般有两种分析方式:① 绝对趋势分析。通过编制连续数期的报表,并将有关数字并行排列,比较相同指标的金额或数据变动幅度,以此来说明其发展变化。② 相对数的趋势分析。可采用环比动态比率和定期动态比率等进行分析。

(六)本量利分析

本量利分析即成本数量-利润分析,也称盈亏平衡点分析、保本分析等。它的核心是假定在收费单价和费用耗用水平不变的条件下,研究结余与服务数量的关系。本量利计算包括四个假设和限制:① 总成本划分为变动成本和固定成本。② 单价、单位变动成本和固定成本总额不变。③ 在相关范围内,总收入和总成本都是线性的。④ 数量是影响成本的唯一因素。

开展本量利分析时,首先要计算单位边际贡献。其公式为

$$单位边际贡献＝单价－单位变动成本$$

边际贡献首先用于支付固定成本,如果不够支付固定成本,医院将出现亏损。当服务量增加时,所产生的边际贡献也逐步用来支付固定成本,直到所有的固定成本都已付清。当边际贡献正好等于固定成本的时候,它的利润为零。这一点称为盈亏平衡点。

1. 边际贡献方程式

$$结余＝业务收入－成本$$
$$＝业务收入－(变动成本＋固定成本)$$
$$＝业务收入－变动成本－固定成本$$

$$= 边际贡献 - 固定成本$$

$$= 业务量 \times 单价 - 业务量 \times 单位变动成本 - 固定成本$$

$$= 业务量 \times (单价 - 单位变动成本) - 固定成本$$

$$= 业务量 \times 单位边际贡献 - 固定成本$$

2. 边际贡献率方程式

因为: $边际贡献率 = \dfrac{边际贡献}{业务收入}$

$$边际贡献 = 业务收入 \times 边际贡献率$$

所以: $结余 = 边际贡献 - 固定成本$

$$= 业务收入 \times 边际贡献率 - 固定成本$$

3. 盈亏临界分析

$$盈亏临界点业务量 = \frac{固定成本}{单价 - 单位变动成本}$$

$$盈亏临界点业务收入额 = \frac{固定成本}{边际贡献率}$$

$$盈亏临界点作业率 = \frac{盈亏临界点业务量}{正常业务量} \times 100\%$$

安全边际是指正常业务额超过盈亏临界点业务收入额的差额。安全边际率即安全边际与正常业务收入额的比值。安全边际率越大,发生亏损的可能性越小。

$$安全边际 = 正常业务收入额 - 盈亏临界点业务收入额$$

$$安全边际率 = \frac{安全边际}{正常业务收入额} \times 100\%$$

4. 影响结余各因素的变动分析

变动分析,是指本量利发生变动时相互影响的定量分析,它是本量利分析中最常用的一项内容,变动分析主要包括以下两个方面:

(1) 分析业务量、成本和收费水平等因素发生变动时,测定其对结余的影响。分析的主要方法是将变化了的参数带入本量利方程式,测定其造成的结余变动。比如与某医疗服务项目相关的业务量、收费水平、单位变动成本、固定成本诸因素中的一项发生变化时,医疗机构需要预测其对结余的影响,预计未来期间的结余。再比如,由于医院拟采取某项行动,将使有关因素发生变动时,医疗机构需要测定其对结余的影响,作为评价该行动经济合理性的尺度。还有,由于外界因素变化或医院拟采取某项行动,有关因素发生相互关联的影响,医疗机构需要测定其引起的结余变动,以便选择决策方案。

(2) 分析实现目标结余所需的有关条件。上面的分析以影响结余的诸因素为已知数,结余是待求的未知数。在医疗机构里有时会碰到另一种相反的情况,即结余是已知数,而其他因素是待求的未知数。这包括采取减少固定成本或者减少变动成本或者提高收费水平或者增加业务量中的单项措施以实现目标结余;也可以同时采取影响多个因素的综合措施来实现结余目标。

二、医疗服务成本与价格

医疗服务价格是对医疗过程中所耗费的人力、物力等成本的补偿,然而当前部分医疗服务价格不能够真实地反映医疗服务成本时,将导致公立医院医疗服务行为扭曲,形成"以药养医"的现状。卫生服务价格主要受卫生服务成本、卫生服务市场供求关系、价格政策、财政补贴,以及消费者支付意愿和支付能力等因素的影响,因此,调整医疗服务价格,应在医疗服务成本的基础上综合考虑其他因素。

成本定价法是卫生服务价格制定的主要方法之一,以成本为中心的定价方法包括:成本加成定价法、收支平衡定价法和边际贡献定价法。

1. 成本加成定价法

成本加成定价法即在卫生服务产品单位成本的基础上加上根据预期制定的利润率作为价格,包括完全成本加成定价和进价加成定价。完全成本加成定价是首先确定单位变动成本再加上平均分摊的固定成本组成的完全成本,在此基础上加上一定的加价率。卫生服务价格的公式为

$$卫生服务价格 = 单位完全成本 \times (1 + 加成率)$$
$$= (单位变动成本 + 单位固定成本) \times (1 + 加成率)$$

进价加成定价法是在购入药品或原材料价格的基础上加上一定的比例。零售价格的公式为

$$零售价格 = 进货成本 \times (1 + 成本加成率)$$

我国医疗机构药品价格的形成即是进价加成定价法。

2. 收支平衡定价法

收支平衡定价法即上一节的本利量分析,是指对业务数量、销售价格、固定成本、变动成本、盈亏等相互之间的内在关系所进行的分析。可以通过收支平衡分析确定保本价格。当总收入等于总成本时可以保本,即利润为零,这时候的价格为保本价格。具体公式为

$$总收入 = 保本价格 \times 保本业务量$$
$$总成本 = 固定成本 + 变动成本 = 固定成本 + 单位变动成本 \times 保本业务量$$
$$保本价格 = \frac{固定成本}{保本业务量} + 单位变动成本$$

3. 边际贡献定价法

边际贡献定价法以弥补成本中的变动成本为定价基础,不计算固定成本。这种定价方法一般在市场竞争激烈时使用。

2017 年,为进一步理顺医疗服务价格的定价机制,改进管理方式,深入推进医疗服务价格改革,经国务院同意,提出《推进医疗服务价格改革的意见》,指出要逐步理顺医疗服务比价关系;推进医疗服务定价方式改革,扩大按病种、按服务单元收费范围,逐步减少按项目收费的数量;加强医疗服务成本监审和价格监测等,这些要求均体现出医疗服务成本核算在推进医疗服务价格改革乃至整个医疗卫生体系改革中的重要作用。

 思考题

(1) 什么是卫生服务成本?

(2) 卫生服务成本的分类有哪些?

(3) 卫生服务价格未来改革的方向和重点有哪些?

第十二章 卫生经济学评价

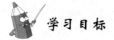

学习目标

(1) 掌握卫生经济学评价的基本概念、基本理论和主要分析方法。

(2) 熟悉国内外卫生经济学评价研究的主要应用。

(3) 了解卫生经济学评价的内涵及其价值。

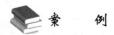

案 例

　　肺癌的癌症死因在我国排第一位,发病率和死亡率逐年上升,已经成为我国最严重的公共卫生问题之一。

　　从 20 世纪发达国家已经开展肺癌的早期筛查。研究发现,传统的"痰细胞+胸片"的筛查模式不能降低肺癌患者的死亡率。近年来,肺低剂量螺旋CT(LDCT)的筛查方法逐渐崭露头角。美国、荷兰等大规模肺癌筛查的研究证实,LDCT 有助于发现早期肺癌,尤其是针对周围型非小细胞肺癌的检出率约为胸片 X 光的 10 倍,可降低 20%的肺癌死亡率。但同时,美国国家肺癌筛查实验(NLST)结果显示,每 320 次 LDCT 检查才能筛查出 1 例肺癌,筛查项目成本高昂。

　　癌症筛查策略的筛查效果直接影响后续诊断和治疗的及时性和有效性。但筛查的花费如此巨大,这种早期筛查还有必要吗？我国人口众多,地域间经济发展水平差异较大,短期内怕难以实现全国范围肺癌筛查的普及,需要选择和确定适合不同经济水平地区采用的、有重点的、成本经济且具有可行性的筛查方法。那么如何在众多的筛查方案中进行最优选择呢？如何确定哪些个体需要接受筛查,如何针对不同危险程度的个体制定个体化的筛查频率呢？

——案例来源:2018 年 4 月 18 日 Up To Date"肺癌的筛查"

第一节　卫生经济学评价概述

一、卫生经济学评价内涵

卫生经济学研究的中心问题是解决资源稀缺性和需求无限性的矛盾。有限的卫生资源用于一个卫生方案(项目),就不可能用于其他方案,或者说如果用于一种方案的卫生资源投入多了,势必影响用于另一种方案的资源投入。无论是微观的个体决策,还是宏观的卫生事业发展决策,同样面临着在不同方向上配置有限资源的难题。特别是在当前人口红利逐渐消失、老龄化加剧,卫生费用控制要求日趋增加的形势下,如何实现有限卫生资源更有效地配置和使用显得尤为重要。例如,在有限的经济资源中,多少投资于卫生?投资于卫生领域的资源,应该分别投资多少在预防保健部门和医疗机构?在慢性病治疗中,是应该更多地把资源投向治疗技术的改善,还是健康行为的干预?在手术中是应该更多使用医生资源,还是护士资源?等等。因此在利用有限的、稀缺的卫生资源去满足不同卫生服务需求时就面临抉择,即如何使有限的卫生资源实现更有效地分配和利用,避免卫生资源的浪费。

卫生经济学评价(health economic evaluation,HEE)就是应用技术经济分析与评价方法,对卫生规划的制订、实施过程或产生的结果,从卫生资源的投入量(卫生服务成本)和卫生资源的产出(效果或效益)两个方面进行科学分析,从而为政府或卫生部门从决策到实施规划方案,以及规划方案目标的实现程度,提出评价和决策的依据。简而言之,即通过分析卫生规划方案的经济效果(成本与效果、投入与产出),对备选方案进行评价和择优。依据评价结果,为卫生决策提供依据,减少和避免资源浪费,使有限的卫生资源得到合理的配置和有效的利用,最终实现有限卫生资源的健康产出最大化,这就是卫生经济学评价的意义。

二、卫生经济学评价方法的产生与发展

卫生经济学评价的发展大致可以分为以下三个阶段:

1. 成本-效益分析方法的早期阶段

卫生经济学评价方法的产生可追溯到 17 世纪中期。英国著名古典经济学家

和统计学家威廉·配第试图计量人的生命的价值,并认为评价一个人的价值应根据这个人对国民生产的贡献。这是经济学家最早采用成本-效益方法进行的卫生经济学评价。

19 世纪 50 年代,英国的威廉·法尔(William Farr)在著作中计算了生命的经济价值。英国的古典经济学家爱德文·查特维克认为,经济学家应该把对人类的投资看成是对资本的投资。美国政治经济学家欧文·费雪尔(Irving Fisher)运用疾病成本的概念研究了结核病、钩虫病、伤寒病、疟疾和天花的经济成本。奴赖·桑得于 1948 年在他所著的《人口经济学》一书中列举了疾病造成的经济损失的具体事例。

这个阶段是卫生经济学评价方法产生的早期阶段,出现了有关成本-效益分析(cost-benefit analysis,CBA)方法思想的萌芽以及发展,即提出了生命的价值问题,并试图加以计量分析;把劳动者看成是资本,对人的投资就是对资本的投资;认为对疾病的预防所带来的效益比治疗有更好的经济效益。

2. 成本-效益和成本-效果分析方法的逐步形成和发展阶段

20 世纪 50 年代后期,成本-效益和成本-效果分析(cost-effectiveness analysis,CEA)的理论和方法逐步形成和发展起来。美国政府间关系咨询委员会委员希尔曼·莫希金(Selma J Mushkin)于 1958 年在《公共卫生报告》上讨论了健康投资的作用,在评价健康投资的经济效益时,他详细讨论了 3 种评价方法:培养费用法、期望效益法和经济贡献法。

20 世纪 60 年代初,美国卫生经济学家艾贝尔·史密斯对卫生费用进行了分类和比较分析,将卫生费用分为投资性费用和经常性费用。美国的赖斯于 1966 年发表了《计算疾病成本》一书,1967 年又与柯柏合作发表了《人类生命的经济价值》一书,提出采用人力资本法计算疾病成本。苏联卫生经济学家巴格图里夫和罗兹曼发表了《防治疾病经济效益的研究方法》一书。1971 年,Weisbrod 等人采用内部收益率(internal rate of return, IRR)评价了脊髓灰质炎研究的成本效益,这也是卫生领域开展的最早的成本-效益分析。

20 世纪 70 年代,成本-效益和成本-效果分析的方法被许多国家所接受,并广泛应用到医疗、预防、计划生育、医疗器械和药品等各个方面,作为评价卫生计划和决策的工具。

3. 成本-效用分析方法的产生

由于成本-效果分析的结果常为健康状态的中间指标,对于一些以改善健康为目标的项目方案来说这个结果可能不大可靠和稳定。例如,癌症筛查项目,可以将"发现更多的病例"作为结果指标。但对于发病和死亡来说,结果会随着癌症类型和发展阶段的变化而变化,此时"发现病例"就不是一个可靠的指标了,而"挽救的生命年"以及"改善生命质量"可以更好地表现卫生服务方案的目的。从重视生命数量到同时关注生命质量(quality of life,QoL),这种思考方式的转变,促使了成本-效用分析(cost-utility analysis,CUA)的产生。

在这种背景下,20 世纪 80 年代成本-效用法(具体内容详见本章第五节)出现了,即通过比较项目投入成本量和经质量调整的健康产出量来衡量卫生项目治疗措施效率。该分析方法通常采用合成指标,如质量调整生命年、失能调整生命年等,来综合反映卫生服务方案对生存年限和生命质量的影响。初期该分析方法曾被称为广义的成本-效果分析(Torrance,1971),继而被称之为效用最大化分析法(Torrance,1972)和健康状况指数模型(Torrance,1976)。"成本-效用分析"的第一次使用是在 1981 年(Sinclair et al,1981),随后这一称呼被固定下来并得到许多国家研究者的广泛认可。但尚有一些学者仍坚持使用"成本-效果分析"这一经典称谓来指代"成本-效用分析"。目前,成本-效用分析广泛地应用在卫生保健项目的经济学评价以及药物经济学评价中。

三、卫生经济学评价的基本概念

(一) 成本分析的相关概念

对卫生服务方案全面的成本研究,是卫生经济学评价的重要理念。

1. 成本

卫生经济学评价中的成本是指实施某项卫生服务规划或方案所消耗的全部人力资源和物质资源。

2. 直接成本

直接成本(direct cost)是指用于卫生服务所消耗的资源或所花的代价。一般把与伤病直接有关的预防、诊断、治疗、康复等所支出的费用(或人力、物力的消耗)作为卫生服务的直接成本。这些费用不管是由国家、地方政府支出的,还是由集体或个人支付的,只要是与卫生服务有关的支出就是直接成本。

3. 间接成本

间接成本(indirect cost)是指因伤病或死亡所引起的社会成本或代价。具体包括休学、休工、因病或死亡所损失的工资、资金或丧失劳动生产力所造成的产值的减少等。

4. 机会成本

机会成本(opportunity cost)就是将同一卫生资源用于另一最佳替代方案的

效益。由于卫生资源是有限的,当决定选择某一方案时,必然要放弃其他一些方案,被放弃的方案中最好的一个方案的效益被看作是选择某一方案时所付出的代价。

5. 增量成本

在各种方案的成本比较决策时,当选定某一方案为基本方案,然后将其他方案与之相比较时所增加的成本,即两个方案之间的成本差额,是差别成本的一种表现形式。增量成本有时会与边际成本混为一谈,两者的主要区别在于,边际成本主要是按单位产品的增加来计算的,而增量成本则主要是按总产量的增加来计算的。

(二) 健康产出的相关概念

所谓健康产出或结果(health outcome)是指卫生服务方案实施后取得的有益的健康结果,其主要的产出指标包括以下几类。

1. 效果

广义的效果(effectiveness)是指卫生服务产出的一切结果。这里主要指狭义的效果,即有用的效果。卫生服务效果采用反映健康状况改善的自然指标来衡量。从指标性质上可以分为中间产出指标和最终产出指标、相对效果指标和绝对效果指标(如死亡人数和死亡率)、正向效果指标和负向效果指标(如副作用的降低)等。从指标类别上主要包括生理生化指标(如血压值、血红蛋白的改变)、流行病学指标(如发病率、死亡率降低)、临床疗效指标(如治愈率、好转率的提高)以及健康指标(如人群期望寿命延长)等。

2. 效益

效益(benefit)是有用效果的货币表现,即用货币表示卫生服务的有用效果。效益一般可分为直接效益、间接效益和无形效益(社会效益)。

(1) 直接效益(direct benefit):指实行某项卫生计划方案之后所节省的卫生资源。如发病率降低就会减少诊断、治疗、住院、手术或药品费用的支出,减少人力、物力资源的消耗,这种比原来节省的支出或减少的消耗就是该卫生计划方案的直接效益。

(2) 间接效益(indirect benefit):指实行某项卫生计划方案后所减少的其他方面的经济损失。如由于发病率的降低或住院人数和天数的减少,避免患者及陪同家属的工资、奖金的损失等。

(3) 无形效益(intangible benefit):指实行某项卫生计划方案后减轻或避免了

患者身体和精神上的痛苦,以及康复后带来的舒适和愉快等。

3. 效用

卫生服务领域中,效用(utility)是指人们对不同健康水平和生命质量的满意程度。成本-效用分析中健康产出的常用指标主要包括质量调整生命年和失能调整生命年。

(1)质量调整生命年:是经生命质量权重调整后的期望寿命,用于评价和比较健康干预效果。由于实施某项卫生服务方案挽救了人的生命或延长了人的寿命,但不同的人延长的生命质量不同,将不同生命质量的生存年数换算成相当于完全健康人的生存年数。

(2)伤残(失能)调整生命年:指从发病到死亡所损失的全部健康寿命年,包括因早逝所致的寿命损失年和疾病所致伤残(失能)引起的健康寿命损失年两部分。伤残(失能)调整生命年是对疾病引起的非致死性健康结果与早逝的复合评价指标,用来衡量人们健康的改善和疾病的经济负担。

四、卫生经济学评价的主要内容

(一)全面经济学评价与部分经济学评价

采用哪种经济学评价方法取决于评价的问题是什么,但无论基于哪种方法的经济学评价都可以分为部分评价和全面评价两种。经济学的全面评价主要具有两个特征:① 评价时要同时考虑被评价项目的投入(成本)和产出(结果)。② 要在两个或两个以上方案之间进行比较和择优。不具备上述两个特征的评价,即只进行成本分析或结果分析,都不是完整的经济学评价。

全面卫生经济学评价要求从成本和产出两个方面,对不同的备选方案进行分析比较,所以其最基本的任务就是要确认、衡量、比较和评价各备选方案的成本和产出,解决技术方案的选优问题。测算成本时,要包括直接成本、间接成本和社会成本,要充分考虑方案的机会成本、增量成本;评价产出时,需依据不同的目的将规划产生的结果划分为效果、效益和效用并分别进行测量。卫生经济学评价的内容如图 12-1 所示,卫生经济学评价中的成本和产出的测量或估计如表 12-1 所示。

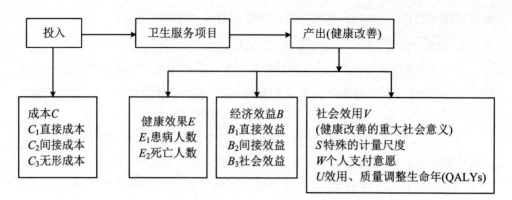

图 12-1　卫生经济学评价的内容

表 12-1　卫生经济学评价中的成本和产出的测量或估计

研究类型	成本的测量	产出的鉴别	产出的测量
成本分析	货币单位	—	—
成本-效果分析	货币单位	效果单一,备选项间结果不同	自然参数(如血压值的降低点数、痊愈率的提高、寿命年的增加等)
成本-效用分析	货币单位	效果单一或多重,备选项间结果未必相同	健康生命年数(如 QALYs 的改善)
成本-效益分析	货币单位	效果单一或多重,备选项间结果未必相同	货币单位

(二) 成本-效果象限图

解读成本-效果分析的重要手段之一是成本-效果象限图(cost-effectiveness plane)。通过成本-效果象限图中基准方案和备择方案间的成本差和效果差在四个象限的分布,来进行方案的评价和择优(具体内容详见第十三章)。

五、卫生经济学评价的基本步骤

卫生经济学评价的主要步骤如下:

1. 确定评价目的和分析角度

明确研究目的和问题是卫生经济学评价研究的首要工作,而对研究问题和角度的选择取决于备选方案所涉及的问题。研究目的不同,选择的产出指标和评价方法不同,也可以据此选择做部分评价或全面评价。

评价角度会影响到评价指标选择、成本和产出的测算范围及经济学评价结果,所以明确测算角度对解读评价结果很重要。卫生经济学评价的角度可以分为宏观角度和微观角度，例如基于患者视角、卫生保健系统视角、全社会视角。

2. 确定各种备选方案

实现卫生规划的预期可以采用不同的方案。卫生经济分析评价工作的前提是评价人员对所有可能的备选方案的全面认识，并能够提出各备选方案的具体实施措施以方便进行方案间的比较。

3. 排除明显不可行的方案

在正式的卫生经济学评价开始之前，可以先在众多备选方案中排除具有明显缺陷的方案，筛选时应遵循以下标准：

(1) 在政治上能得到支持或承诺的方案。

(2) 对相似的备选方案进行归类，选择其中具有代表性的方案进行评价。

(3) 优先考虑具有高度成本-效益的方案，反之则予以排除。

(4) 具有严重约束条件或实际操作不可行的方案予以排除。

4. 备选方案健康产出的测量

应明确方案中所有可预见的健康产出（效果、效益或效用），并予以测量。上述三类产出指标或是体现了健康指标的改善、或是体现健康水平的提高、或是体现经济资源消耗的降低、或是经济收入的增加，或者是兼而有之。有时评价研究很难获得最终的结果信息，可以选取中间结果替代。

5. 备选方案成本的估计

成本的测算在卫生经济学评价中非常关键，其范围应根据研究视角合理确定。假如研究视角确定为全社会角度，那么成本的测算范围就不能仅立足于患者或医疗结构，而且仅测算方案中服务提供本身的成本，还应包括备选方案整个活动周期内卫生服务提供的伴生成本，而成本的支付方是谁则无关紧要。如果基于医疗保险角度的评价，则此时的成本不包括社会或者患者个人的支付成本。

6. 贴现和贴现率

卫生服务方案的实施和产出可能在不同的年份分别发生，不同年份的货币具有不同的时间价值。贴现（discount）是将不同时间点发生的成本和产出，按相同的利率换算成同一"时间点"上的成本和产出的过程。贴现使用的利率即为贴现率（discount rate），贴现的目的是排除货币时间价值的影响，以便于各方案之间合理的比较。

在卫生经济学评价中，贴现率的高低对评价结果影响较大，尤其是对前瞻性研究。一般国际上贴现率应用较多的在 3%～5% 范围，不同国家之间不尽相同。因此,贴现率也常常被纳入敏感性分析,很多国家推荐的变化范围一般在 $0\%\sim10\%$。

7. 敏感性分析

敏感性分析(sensitivity analysis)是对经济学评价结论可靠性进行论证的过程,它通过测算一个或是几个主要变量在一定范围内的变动来核查该变动对评价结论造成的影响。换句话说敏感性分析是用来评价改变假设和改变在一定范围内的估计值是否会影响到结论稳定性的一种方法。经济学评价中许多用以测算成本及产出的数据资料都具有不确定性,如疾病转归概率、药费价格、住院天数、贴现率等,因此方案的评价结果并非是固定的,可能是在一定的可信区间范围内变动。敏感性分析是审慎地变化这些不确定因素以检验其对评价结果影响程度的过程。如果评价结果没有被相关不确定因素的估计值变动所影响,那么这个因素就是决策相对自信因素;相反,如果评价结果受不确定因素的影响很大,那么在评价结果的稳定性时就需要斟酌了。

敏感性分析对经济学评价很重要。首先,它不仅可以提醒研究人员多加重视各关键参数对评价结果的影响。其次,它也提示评价人员在收集数据时需要尽可能找出有根据的估计值,以便得出评价结果的一个可信范围,减少研究的偏倚。

8. 评价结论

根据对成本和产出的测算,选择相应的卫生经济学评价方法对各备选方案进行比较、分析和评价,并结合其他相关因素(如安全性、有效性、法律、伦理等方面)的分析,对备选方案做出最后的选择或决策建议。

六、卫生经济学评价在我国的应用

相对于国外,卫生经济学评价应用于我国卫生领域的时间较短,开始于 20 世纪 80 年代。1981 年,中美合作在上海采用成本-效益分析法和成本-效果分析法分析了防治丝虫病、麻疹疫苗接种和饮食行业体检的效果和经济效益。1982 年,江苏省昆山县开展了血吸虫病防治工作的成本-效益分析。1992 年,卫生部对山东省高密县防氟改水工程进行了成本-效用分析。目前卫生经济学评价的原理和方法已被应用于我国卫生服务多个领域,主要包括以下五个方面:

(1)卫生政策经济效果评价。在制定卫生政策时,需要先利用卫生经济学评价法论证其经济效益,从而保障能充分发挥政策效力。例如,筹资政策、价格政策、资源配置政策等的制定或者基于投入-产出分析评价卫生资源利用效率。

(2)卫生规划方案经济效果论证。为了实现卫生政策目标、达到规划目的,往往可以采取多种实施方案。有限的卫生资源应投向哪个方案?卫生经济学评价可以为选择最优方案、实现方案目标提供依据。

（3）卫生技术措施经济效果论证。在既定资源条件下，卫生经济学评价对选择某种设备、药物、医疗措施或手术方案等适宜的卫生技术提供依据。例如，医院是否应该引入 da Vinci 外科手术机器人设备；2 型糖尿病预防是应选择药物预防，还是健康行为预防等。

但卫生经济评价不等同于卫生技术评估（health technology assessment，HTA），后者包含了对卫生技术的技术特性、临床安全性、有效性、经济性、伦理性和社会适应性的全面系统的评价。卫生经济学评价是专指对卫生技术的经济性的评价，属于 HTA 工作的一部分。但由于卫生经济学评价的特点，使得其也是卫生技术评估内容的主要集成者。

（4）医学科学研究成果综合评价。医学科研过程是受多因素影响的复杂过程。卫生经济学评价可以将医学和经济学结合起来，计算并评价科研成果应用于真实世界中的经济结果，从而提供相应的经济信息，有助于形成对医学科研成果的综合评价。

（5）药物经济学及产出研究。通过描述、分析药物治疗和药学服务的成本和产出以及对个人、卫生保健系统和社会的影响，可为药品研发、药品定价与报销和临床用药指南等提供科学依据。

第二节　最小成本分析

一、最小成本分析的内涵

最小成本分析（cost-minimization analysis，CMA）是指通过比较多个产出结果相同的卫生服务方案的成本，进行方案评价和选择的方法。其应用的前提是备选方案的产出结果基本相同或相近（如某治疗方案的治愈人数相同）。

最小成本分析属于卫生经济学评价的一种特例，也是一种成本评价或效率评价的方法，不同于单纯的成本核算。两者的区别在于：单纯的成本核算不考虑备选方案的产出结果；而最小成本分析则需要首先对备选方案的产出结果进行测算和比较，确认各方案间的产出结果相同后再进行成本间的比较。

二、最小成本分析的方法及适用条件

最小成本分析通过比较备选方案的成本,选择或优先考虑成本最小的方案。因此,最小成本法主要的研究内容就是各备选方案的成本测算、分析和比较。

卫生经济学评价中的成本有多种分类。例如,直接成本和间接成本、有形成本和无形成本、固定成本和变动成本、平均成本和边际成本、机会成本和沉没成本等。最小成本分析时成本的测算范围和内容需要根据分析角度和评价目的进行科学确定。例如,基于全社会视角的某临床治疗方案的成本分析,其成本就应该包括该临床服务的直接成本和因此产生的间接成本;而测算不同抑郁症治疗方案的成本时,除了考虑临床治疗服务等有形成本,还应包括家人及照护者的精神负担等无形成本。同时,以下几个成本概念在卫生经济学评价中的应用意义也不相同。

1. 平均成本和边际成本

在卫生经济学评价中,采用平均成本和边际成本分析结果反映的问题不同:边际成本可反映变动成本的变化,平均成本则反映了单位总成本(固定成本和变动成本总和)的变化。一般来说,平均成本常用来评价某备选方案的可行性,而边际成本常用来选择最佳服务效率的方案。

2. 机会成本和沉没成本

卫生经济学评价的实质是在不同的备选方案中择优,因此会涉及不同方案的机会成本的衡量。按照机会成本的内涵,只有被选择方案的产出结果不低于机会成本的方案才是可取的方案。机会成本并非实际支出,只是在卫生经济分析与评价时要认真考虑的一个现实的因素。而沉没成本是已经发生了的、不能回收的成本,是不受未来决策影响的、与未来规划决策无关的成本,因此在进行规划决策时应不予考虑。

三、最小成本分析的适用条件

作为卫生经济学评价的特例方法,最小成本分析是基于各备选方案的产出结果相同为前提,这也是最小成本法在应用时的明显的局限性。而实际上,备选方案的产出结果多不相同,这也导致该方法应用的范围很小。

第三节　成本-效果分析

一、成本-效果分析的内涵

成本-效果分析主要评价使用一定量的卫生资源（成本）后的个人健康产出。这些产出表现为健康状态的变化，用非货币的单位表示，如发病率的下降、治愈率的提高、延长的生命年等，也可采用一些中间指标，如免疫抗体水平的升高、血压的下降值等。

成本-效果分析的指导思想是以最低的成本去实现确定的预期目标，或者消耗一定卫生资源获得最大的健康产出或效果，即从成本和产出两方面对备选方案之间的经济效果进行评价。当方案之间的成本相同或接近时，选择健康产出较大或健康效果较好的方案；当方案之间的健康产出相同或接近时，选择成本较低的方案。成本-效果分析一般用于相同产出指标或同类指标的比较上，如果产出目标不同，活动的性质和效果就不同，那么能反映产出的指标之间的可比性就较低，难以进行有意义的比较。

二、成本-效果分析的指标选择

（一）效果指标的确定原则

成本-效果分析是采用相对效果指标（如糖尿病患者发现率、控制率等）和绝对效果指标（如发现人数、治疗人数、项目覆盖人数等）作为产出或效果的衡量单位。这些反映效果的指标是衡量目标实现程度的尺度。因此，在选择方案的效果指标时要遵守下列原则：

1. 有效性原则

效果指标要能准确衡量方案预期目标，并能反映目标内容。例如，疾病防治的效果指标应当是发病率和死亡率，而不是病死率。

2. 客观性原则

效果指标要得到专业人员的认可，能客观反映目标内容，即使由非相关专业人员来衡量，也应该使结果保持一致，尽量避免主观决断。

3. 特异性原则

效果指标要有针对性,要能反映目标内容的变化情况,而无需考虑其他情况的变化。比如选择"休学/休工天数"作为衡量居民健康状况的指标就缺乏特异性,因为健康状况如何只是导致休工或休学的原因之一。

4. 灵敏性原则

效果指标应及时、准确地反映事物的变化情况。当方案的效果发生变化时,其效果指标必须发生相应的变化。

在实际分析应用中,大多数研究都采用单位效果成本作为不同项目方案的比较指标。如发现一例病人的成本、治疗一例病人的成本、治愈一例病人的成本等。同时,成本-效果分析可以分别从单项效果和综合效果来进行比较分析。

(二) 多个效果指标的处理方法

项目方案的效果指标有时不止一个,而可能是多个,尤其是社会卫生规划或卫生服务计划方案的效果指标更是不止一个。当有多个效果指标时,不同方案之间的比较就显得复杂了。此时,需要采取适当的办法对效果指标予以精简,简化指标需要从以下几个方面进行考虑:

1. 卫生项目方案的目标尽量单一

将方案中那些在实际工作中难以实现的目标去掉;彼此之间有从属关系的目标,去掉从属的目标;将方向基本一致的目标进行合并;对那些不能协调的目标进行权衡之后放弃其中的一个。

2. 精选效果指标

去掉满足效果指标条件较差的指标;将对卫生计划方案重点内容评价的指标作为效果指标;将较次要的指标作为约束条件对待。

3. 综合效果指标

当效果指标较多时,可以采用综合评分法,对各效果指标根据其数值给予一定的分数,并根据效果指标对方案评价的重要程度给予一定权重,经过计算使各效果指标换算成一个综合性指标,作为方案总效果的代表值,用于不同方案之间的比较和评价。各方案的成本相同时,比较各方案效果指标的综合得分,当各方案的成本不相同时,可以将成本也看作是一个指标即负的效果指标给予评分,然后比较各方案的综合得分。

三、成本-效果分析的方法

(一) 成本-效果分析思路

(1) 当备选方案的成本基本相同时,可通过比较各方案的效果大小来进行选择,效果最大的方案则为优选方案。

(2) 当备选方案的效果基本相同时,可通过比较各方案的成本的高低(即最小成本分析)来进行选择,成本最小的方案则为优选方案。

(3) 当备选方案的成本和效果都不相同时,可通过计算备选方案的平均成本-效果比(average cost-effectiveness ratio, ACER)来评价备择项目是否有效。其计算方式是各备择方案的成本除以该项目的效果的比率。该指标可以用来评价各备选方案的效率,ACER 越低,表示平均获得一个单位的效果的成本越低,方案的经济效益越好。ACER 的计算公式如下:

$$ACER = \frac{C}{E}$$

式中,C 为成本;E 为效果。

(4) 当方案项目不受预算约束时,成本可多可少,效果也随之变化。要获得更高的效果则意味着耗费更高的成本,需要在已存在低成本方案的基础上追加投资。此时可通过计算增量成本和增量效果的比率进行评价选择,即增量成本-效果比(incremental cost-effectiveness ratio, ICER)。ICER 的计算公式如下:

$$ICER = \frac{\Delta C}{\Delta E} = \frac{C_2 - C_1}{E_2 - E_1}$$

将 ICER 与阈值(threshold)相比较,若 ICER 低于阈值,表明追加的投资具有成本效果,即追加投资方案在经济上可行。

例如,某地对居民进行肺癌的筛查以实现肺癌的早诊早治,现有 A、B、C 三个筛查方案,各方案成本-效果如表 12-2 所示,试评价分析三个筛查方案的经济效果,以供选择。

表 12-2　肺癌筛查的不同方案的成本和效果

方案	普查总成本(元)	查出病人数(人)	每查出一例成本(元)
A	225000	250	900
B	270000	400	1000
C	550000	500	1100

从表 12-2 中可以看到,每查出 1 例病人的成本 A 方案是 900 元,B 方案是

1000 元,C 方案是 1100 元。从 A 到 C 随着方案成本的增加,效果即筛查出的病人数也在依次增加,项目的效率(每查出一例病人的成本)也在依次增加。如果决策者认为查出一例病人的价值为 1500 元,由于价值高于 C 方案每例成本 1100 元,决策者通常会选择 C 方案。如果以 A 方案为标准方案,讨论在此基础上增加投资转而实施 B 方案还是 C 方案时,成本-效果比这一指标就不适用了,可以采用增量成本与增量效果比这一指标。

B 方案比 A 方案多查出 150 例病人(即增量效果),增量成本为 130000 元,平均额外发现一例病人的成本为 1300 元;C 方案比 B 方案多筛查出 100 例病人,多花了 200000 元,平均多发现一个病人的成本是 2000 元。通过比较 *ICER*,对三个方案的正确选择见表 12-3。

表 12-3　增量成本-效果比确定的方案选择表

每查出一例病人的成本(元)	选择方案
<900	—
900~1300	A
1300~2000	B
>2000	C

根据这种分析方法,假定决策者对筛查出一例病人的预算阈值为 1500 元,则在三个方案中最佳的应该是 B 方案。

（二）案例分析

现有三种化疗方案治疗非小细胞肺癌,要求分析三种化疗方案的成本-效果,选择最优方案。各方案的成本是基于患者角度定义为治疗的直接成本,具体内容如表 12-4 所示。关键在于根据方案目标确定适宜的效果评价方法,即选择合适的结果指标,并进行效果测算。这里的效果采用"有效率"为指标。具体指标定义及测算信息来源如表 12-4 所示。

表 12-4　效果测算及其资料选用工作表

指标定义		指标测算	测量方法
成本	直接成本(患者角度)	化疗一个周期的平均化疗药物成本及对症治疗不良反应药物成本、化验检查费、处置费、护理费、床位费、消耗品费等	化疗药物的规格、价格等信息来自生产厂家;其他治疗费用信息从就诊机构病案中搜集

续表

指标定义	指标测算	测量方法
效果　有效率＝(完全缓解例数＋部分缓解例数)/总例数×100%	按照 WHO 实体瘤近期疗效客观评价标准:可分为完全缓解(CR)、部分缓解(PR)、稳定(SD)和进展(PD)四种类型	CT 检查、核磁或胸片影像学检查

　　三组化疗方案的成本和效果比较见表 12-5,三组方案的成本和效果分析结果见表 12-6,其中数据表明 A 方案的平均总费用最低(8414 元)、C 方案的总有效率最高(44.4%)。哪一个方案的经济效果最好呢? 接下来比较单位效果的 C/E 以确定最优。

表 12-5　三组化疗方案的成本与效果比较

治疗方案	成本(元)					
	化疗药费	不良反应治疗费	化验检查费	床位费	护理费	总费用
A	4074.8	1082.6	2407.0	700	150	8414.4
B	5821.8	1607.2	2357.4	350	70	10206.4
C	8585.2	1901.4	2462.2	700	130	13778.7

治疗方案	病例数(例)					效果
	总病例	CR	PR	SD	PD	总有效率
A 组	24	0	9	11	4	37.5%
B 组	20	0	8	9	3	40.0%
C 组	27	1	11	12	3	44.4%

表 12-6　三组化疗方案的成本和效果分析

治疗方案	C(元)	E	C/E	$ICER(\Delta C/\Delta E)$
A	8414.4	37.5%	224.4	—
B	10206.4	40.0%	255.2	716.8
C	13778.7	44.4%	310.3	777.4

　　从表 12-6 的成本-效果比值结果看,A 方案的 C/E 最低,即获得一个产出的成本最低。在资源有效的条件下,A 方案效率最好。虽然 A 方案的单位效率最高,但是 A 方案的总体效果也是最低的(总体有效率仅为 37.5%)。相对而言,B 方案和 C 方案虽然投入的成本要多,但是效果也相对要好。如果想要获得更好的效果

就需要付出更高的单位成本,如果要增加预算、扩大产出的话,B方案和C方案哪个要更好一些呢?这就需要看增量成本-效果比(ICER)这一指标了,结合预算或者可接受阈值的标准就可以做出决策。

案例中的不确定因素主要是成本组成中的药品费用,假设以上三种治疗方案中的药品价格下降10%,其他各项费用不发生改变,进行敏感性分析。敏感性结果分析表明,即使药品价格下降10%,成本-效果分析结果并没有受到影响,具体见表12-7。

表 12-7　三组化疗方案的敏感性分析

治疗方案	C(元)	E	C/E	ICER($\Delta C/\Delta E$)
A	7898.7	37.5%	210.6	—
B	9463.5	40.0%	236.6	625.9
C	12730.1	44.4%	286.7	700.2

四、成本-效果分析的适用条件

1. 目标明确

决策者对希望得到的目标非常明确,以便选择合适的效果指标。卫生服务方案的目标可以是服务水平、行为的改变,或是对健康的影响等,或者兼而有之。评价人员需要判断何种结果对决策者是最重要的或是反映了方案的最主要目标,并基于此展开评价。

2. 备选方案明确

成本-效果分析是一种比较技术分析方法,所以必须至少存在两个明确的备选方案才能进行相互比较,而备选方案的数量没有上限,但过多的备选方案会增加分析评价的工作量。

3. 备选方案间具有可比性

评价人员必须保证各备选方案间具有可比性。首先要确保不同备选方案的目标一致;其次,假如备选方案有多个目标,则要确保不同方案对这些目标的实现程度大致相同。

4. 备选方案的成本和效果都是可测量的

成本以货币表现;效果指标如治愈人数、避免的死亡人数等,可以经过转换来使用。例如,死亡人数可以转换为死亡率,而治疗效果可先转换为有效、无效、恶化等定性指标,然后转换为有效率、治愈率等定量指标来进行比较。

同时,由于卫生服务的总体目标是健康结果的改善,对不同卫生服务方案的评价也应从这一总体目标出发,对方案产出的衡量应该全面客观的反映备选方案的目标。因此,成本-效果分析仅适用于具有相同目标的不同方案间的比较、评价,如果方案的目的不同、产出指标不同,无法采用成本-效果分析。此外,由于成本-效果分析的产出指标多为卫生服务中间产品的指标,无法反映最终的健康产出,这使得在一些涉及生命质量改善的方案之间的比较时,无法使用成本-效果分析,这也是成本-效果分析应用的局限性所在。

第四节 成本-效益分析

一、成本-效益分析的内涵

成本-效益分析是通过比较不同卫生保健备选方案的全部预期成本和全部预期效益来评价备选方案,为决策者选择计划方案和决策提供参考依据。即研究卫生保健方案的效益是否超过它的资源消耗的机会成本,只有效益不低于机会成本的方案才是可行的。其决策标准比较简单,总的来说,只要方案的净社会效益大于零——即效益大于成本,这个方案就是经济上可行的。

与成本-效果分析不同的是,成本-效益分析不仅要求成本,而且产出指标也要用货币单位来测量。从理论上讲,成本-效益分析是将投入与产出用可直接比较的统一的货币单位来估算,是卫生经济学评价的最高境界,但同时也是最难的操作方法。因为这种分析方法要求将投入和产出均用货币单位来表示,这样就使得方案间可以用精确的货币单位换算来比较优劣,而且方案自身也可以比较投入与产出效益大小,但在实际操作上很难。

二、成本-效益分析的方法

卫生经济学评价中的效益主要分为直接效益、间接效益和无形效益(社会效益)。在卫生经济学评价中,效益和成本在本质上是一个问题的两个方面,从投入角度看,方案实施产生的资源消耗(或损失)即为成本;但如果从健康产出的角度看,避免产生的资源消耗(或损失)也就是效益。因此,成本分析中关于直接成本和间接成本的测算方法同样适用于效益的测算。一般情况下,生产的收益或资源的节省也是比较容易用货币来衡量的。

（一）不同类型方案分析方法的选择

在实际工作中,决策者需要综合分析各方案间的相互关系来选用正确的成本-效益分析方法进行方案的评价、选择。方案之间的相互关系一般有三种情况,相互独立的方案、相互排斥的方案以及相互依赖的方案。

1. 相互独立方案

如果对某个方案的选择不影响对其他方案的选择,这些方案就是相互独立的。相互独立的方案之间无需互相比较和选择,能否接受或采纳某个方案只取决于方案自身的经济效益能否满足决策所提出的标准,而与其他方案的优劣无关。对相互独立的一组方案,可根据决策标准全部接受或部分接受,也可以全部不接受。当资金有限时,常用效益成本比率法结合净现值法来选择最优的方案组合。

2. 相互排斥方案

当选择其中任何一个方案之后就不能再选择其他方案。这些方案就是互相排斥的方案。在有预算约束的情况下,这类方案的选择以内部收益率最大的方案为优;没有预算约束的情况下,常采用增量内部收益率分析来评价和决策,以增量内部收益率最大的方案为最优。

3. 相互依赖方案

一般是把这些方案合并作为一个方案来考虑,再研究它与其他的方案是互不依赖的还是互斥的。

（二）成本-效益分析的方法

成本-效益分析根据是否考虑货币资金的时间价值(关于货币资金的时间价值的计算,请参考附录)分为静态分析法和动态分析法。本节主要介绍成本-效益分析的动态法。动态分析法考虑货币的时间价值,把不同时间点发生的成本和效益折算到同一时间进行比较,同时也考虑成本和效益在整个寿命周期内的变化情况。

1. 净现值法

净现值(net present value, NPV)是根据货币时间价值的原理,消除货币时间因素的影响,计算计划期内方案各年效益的现值总和与成本现值总和之差;是反映项目在计算期内获利能力的动态评价指标。计算公式为

$$NPV = \sum_{t=0}^{n} \frac{B_t - C_t}{(1+i)^t}$$

式中,B 为效益;C 为成本;i 为贴现率;t 为年限。

为了使不同年份的货币值可以加总或比较,就要选定某一个时点作为基准点,来计算各年效益和成本的价值。人们通常把方案的第一年年初作为计算现值的时间基准点,不同方案的时间基准点应该是同一年份。

采用净现值法进行成本-效益分析的思路如下:

(1) 对于单个备选方案,只有净现值大于 0,方案才具有经济性。因为此时,方案才可能提高资源的使用效率。在实际评价时,常常会设定一个最小净现值标准,只有超过这个标准的方案才予以考虑。

(2) 若多个方案间进行比较,需要具体情况具体分析。对初始投资相同或相近的几个互斥方案进行比较时,以净现值高的方案为优选方案;如果初始投资和计划时期不同,该方法则不适用。因为净现值的大小受计划期和初始投资额影响,计划期越长则累计净现值就越大;初始投资额越大其相应的净现值也往往较大,此时净现值则不能准确反映各方案之间的差劣。这就是净现值法的局限性,而效益-成本比值法可以弥补这一缺陷。

2. 效益-成本比值法

效益-成本比值(benefit-cost ratio)是卫生服务方案的效益现值总额与成本现值总额之比。其计算公式为

$$\frac{B}{C} = \frac{\sum\limits_{t=0}^{n} \frac{B_t}{(1+i)^t}}{\sum\limits_{t=0}^{n} \frac{C_t}{(1+i)^t}}$$

式中,B 为效益;C 为成本;i 为贴现率;t 为年限。

效益-成本比值法就是通过计算评价期内各备选方案效益现值与成本现值的比值来对方案进行评价和择优的方法。该比值可以表示每单位成本所获得的效益大小,相当于投资回报率。比较 B/C 就是选择在有限资源的条件下哪个备选方案可以带来最大效益。

效益-成本比值法的评价思路如下:

(1) 就单个方案而言,当 $B/C \geq 1$ 时,表示该方案的效益大于成本,此时该方案可行;反之则表示该方案带来的效益小于成本,该方案不可行。评价时常常会设定一个最小的效益-成本比值作为评价标准,只有方案的效益-成本比值高于这一标准时,方案才是可行的,反之则应当放弃。

(2) 若几个备选方案进行比较,则效益-成本比值大的方案为优。在有预算约束的条件下,应选择效益-成本比值最大的备选方案,使有限资源获得最大的总效益。

在成本-效益分析中,由于对成本和效益进行了贴现,因此方案的成本和效益

现值可能为正值,也可能为负值,效益-成本比值可能出现四种情况,评价和选择标准见表 12-8。

表 12-8　效益-成本比值四种情况的方案选择

方案种类	效益现值	成本现值	选择
A	+	+	B/C 大者为优
B	−	+	绝对放弃
C	+	−	必定选用
D	−	−	B/C 小者为优

三、成本-效益分析的适用条件

与其他卫生经济学评价方法相比,成本-效益分析方法的应用范围更加广泛。

(1) 不同卫生服务方案之间的比较和评价,以及卫生服务方案与其他领域方案之间的比较和评价。如农村地区甲肝预防项目与农田水利项目的成本-效益比较。其他的卫生经济学评价方法只能应用于卫生服务领域内不同卫生服务方案之间的比较和评价。

(2) 目的相同的卫生服务方案的比较和评价,以及目的不同或者不相关的卫生服务方案间的比较和评价。如治疗高血压的不同方案,以及预防流感的项目和健康体检项目的比较和评价。尤其是目的不同或者不相关的方案比较,其他卫生经济分析与评价方法就难以实现。

(3) 多个不同卫生服务方案的分析和评价,以及单个卫生服务方案的分析和评价。其他卫生经济评价方法只能用于前者,对于后者的实现需要借助外部判断标准。

找到合适的方法使用货币形式来反映健康产出是成本-效益分析的关键,这也致使该方法在应用上具有明显的局限性。因为卫生服务方案的产出转变为货币价值形式,即健康产出的货币化存在一定的技术困难。一方面,实际工作中许多成本-效益分析由于技术难度没有计入无形成本和无形效益。例如,方案措施副作用造成的无形损失,方案避免的病人或其家属的精神负担等。另一方面,如何用货币形式正确表现人的生命价值和健康产出也值得进一步探讨。例如,人力资本法假定每一个人的生产价值等于年人均工资收入,但这也存在一个问题:因为收入往往不等于一个人真正的价值;而支付意愿法也没有解决这一根本问题,因为人的价值应由其已经创造的或可能创造的价值来决定,而不是简单等同于其愿意支付的费用。因此,成本-效益分析方法的应用还有许多需要完善和发展的地方。

第五节　成本-效用分析

一、成本-效用分析的内涵

成本-效用分析是指通过比较卫生保健项目投入成本量和经质量调整的健康产出量,对不同方案进行评价和择优的方法。该方法是近 30 年由成本-效果分析法发展起来的,至今仍有学者把它看作是特殊的成本-效果分析,因为其效果的量度就是效用或偏好调整的效果。但不同的是,成本-效用分析在评价结果时,不仅分析有关的货币成本,而且分析病人因不舒服或功能改变或满意度变化所增加的成本。例如,手术后恶心呕吐是在成本-效果分析中要分析的内容,因为对术后恶心呕吐的治疗需要追加费用;但在成本-效用分析时,在计算恶心呕吐带来的治疗费用的同时,还要考虑恶心呕吐给病人生命质量带来的不良影响。

成本-效用分析方法是以效用(utility)为产出指标的。经济学中,效用是人们消费某种产品或服务获得的满足程度。卫生服务领域中,效用是指人们对不同健康水平和生命质量的满意程度。

成本-效用分析中的效用指标通常是质量调整生命年和残疾(失能)调整寿命年。通过生命质量权数的调整,可将不同健康状态下的生命年数转化为相当于完全健康下的生命年数,进而实现对不同健康状态下生存年数的统一和比较。疾病或意外伤害会引起健康生命年的损失和生命质量的下降,因此采用质量调整生命年对于衡量医学干预的效果也是有意义的。

二、成本-效用分析的方法

成本-效用分析中的成本用货币单位表示,产出的效用为获得的质量调整生命年或避免发生的伤残调整生命年。根据效用的表达指标不同,成本-效用分析可以分别基于质量调整生命年和伤残(失能)调整生命年来计算,由于前者的应用更加广泛,本节主要基于质量调整生命年这一指标进行介绍。

由于成本-效用分析发展自成本-效果分析,因此 CEA 中的"成本效果比值"和"增量成本效果比值"的理论同样适用于成本-效用分析。

（一）质量调整生命年的计算

显然，采用质量调整生命年法进行成本-效用分析，首先需要对质量调整生命年进行测算。质量调整生命年的测算主要涉及两个因素：① 生存的时间（是指人从出生到死亡的时间数量，也称生存年数）。② 各生存时间点上的生命质量效用值（生命质量权重，weight of life quality）。生命质量效用值是反映个人健康状况的综合指数，取值在 0～1 范围，0 代表死亡，1 代表完全健康。质量调整生命年的计算公式为

$$QALY = 生存年数 \times 生命质量效用值$$

例如，一名心肌梗死患者在生存的 10 年时间内，分别在高血压期、心梗发生期、合并心力衰竭期三个健康状态下分别生存了 6 年、1 年和 3 年，假定三个健康状态的效用值分别为 0.8、0.6、0.4，那么该患者的 10 年生存年数相当于 6.6 个 QA-LYs。计算过程如下：

$$QALY = 6 \times 0.8 + 1 \times 0.6 + 3 \times 0.4 = 6.6$$

（二）成本-效用比值

成本-效用比值（cost-utility ratio，CUR）是指卫生服务方案的成本总额与效用总额之比。表示获得一个单位 QALY 或者是挽回一个单位 DALY 所消耗或增加的成本。成本-效用比值越高，表示方案的效率越低；反之，成本-效用比值越低，表示方案的效率越高。

成本-效用比值法则是通过比较不同备选方案之间的 CUR 来进行方案比较和择优的方法。即比较各备选方案获得一个 QALY 或者挽回一个 DALY 的成本大小，进而对各方案的效率进行评价。判断标准是选择 CUR 较低的方案。

例如，用于胃癌治疗的 A、B 两种方案，两种方案的总成本、生存年数及不同健康状态下的生命质量权重均不相同，如表 12-9 所示。

表 12-9　胃癌治疗的不同方案的成本和效用

方案	C（元）	生存年数（年）	生命质量权重	QALY	C/QALY（美元）
A	20000	5	0.8	4.0	5000
B	10000	4	0.6	3.2	3125

由表 12-9 可知，A 方案的成本-效用比值为 5000 美元，即每获得一个质量调整生命年的成本是 5000 美元；而 B 方案的成本-效用比值为 3125 美元。在预算受限的条件下，B 方案成本-效用比值小于 A 方案，则 B 方案优于 A 方案。

（三）增量成本-效果比值

当方案不受预算约束时，要获得更高的效果则意味着耗费更高的成本，此时可通过计算增量成本和增量效用的比率进行评价选择，即增量成本-效用比。该方法的计算公式和结果判断与增量成本-效果比相同，即计算出基于质量调整生命年的增量成本-效用比值与阈值（threshold）相比较，若增量成本-效用比值低于阈值，表明追加的投资具有成本效果，即追加投资方案在经济上可行。在实际应用研究中，一般仍采用增量成本-效果比值来指代基于 $QALY$ 或是 $DALY$ 的成本与效用的比值。

（四）案例分析

某一项研究对终末期肾病患者所采取的两种治疗方法（血透和腹透）进行经济学评价，用 ABC 成本分析法（active based cost）对全国三家三级甲等医院进行治疗的成本测算，采用透析患者的特异性生命质量调查表（KDQOL-SF）分别从五个方面测量肾病对生命质量的影响。透析患者生命质量得分情况描述如表 12-10 所示。

表 12-10　透析患者生命质量得分情况描述

分类		血透		腹透	
		均数	标准差	均数	标准差
一般健康情况					
	总体健康感觉	26.68	18.32	35.76	22.10
	躯体功能	42.88	26.70	47.74	28.81
	躯体健康导致的角色限制	25.42	40.33	30.20	41.84
	情感问题导致的角色限制	43.23	47.77	55.44	48.52
	社交能力	48.03	27.91	56.77	29.56
	躯体不适	45.92	24.84	56.03	29.18
	情感健康	59.27	24.12	67.68	22.55
	精力/疲乏	35.15	22.11	44.31	24.76
	总得分	40.78	21.07	49.20	23.21
肾病情况	肾病造成的负担	22.65	19.50	36.03	24.16
	认知能力	63.13	24.75	72.33	23.93
	社交质量	64.16	23.38	72.57	22.98

分类	血透		腹透	
	均数	标准差	均数	标准差
症状带来的困扰	67.19	19.39	72.42	18.05
肾病对日常生活的影响	37.45	20.63	50.45	22.77
性功能	61.78	30.23	51.90	38.09
社会支持度	74.71	22.45	80.94	23.00
工作状况	53.90	34.40	60.55	33.38
医护人员的支持度	78.60	24.42	89.83	16.08
睡眠质量	53.09	21.77	64.01	22.16
治疗满意度	62.55	18.57	74.73	19.10
肾病情况总得分	56.85	13.66	65.35	15.46
总体健康状况	46.77	18.23	55.06	19.57

　　按照透析量的不同,可以将血透患者的治疗方案分为 A1、A2 两层(血透 2 次/周 和血透 3 次/周),相应地腹透患者的透析量也可以分为 B1、B2 两层(腹透 3 袋/天和腹透 4 袋/天)。根据透析效果相似的前提,将透析患者分为两组,一组是血透 2 次/周和腹透 3 袋/天(即 A1 和 B1),另一组是血透 3 次/周和腹透 4 袋/天(即 A2 和 B2)。比较不同透析量的两组患者的生命质量差异,结果如表 12-11 所示。

表 12-11　不同透析量的血透患者和腹透患者生命质量比较

按透析量分层	生命质量分类	血透		腹透		t 值	P
		均数	标准差	均数	标准差		
A1/B1	肾病情况	57.34	12.95	70.31	12.06	−8.519	0.000**
	一般情况	40.69	21.99	55.97	24.11	−5.679	0.000**
	总体健康状况	47.43	17.70	59.56	20.60	−5.065	0.000**
A2/B2	肾病情况	56.40	14.37	62.70	16.01	−4.895	0.000**
	一般情况	41.31	20.42	45.43	22.29	−2.325	0.020*
	总体健康状况	46.41	18.42	53.87	19.35	−4.724	0.000**

A1:血透 2 次/周;B1 腹透 3 袋/天;A2:血透 3 次/周;B2:腹透 4 袋/天。

　　以生命质量得分作为效用指标,进行两种透析治疗方法的成本-效用分析。由于患者的透析量不同,医院开展透析服务的成本也不同,因此分别对 A1 和 B1 方案以及 A2 和 B2 方案开展 CUA 分析。成本数据分别来自三家不同医院。三家医院开展透析随访的成本和生命质量得分如表 12-12 所示。

表 12-12 三家医院透析量组别透析成本-效用分析

分组	医院	血透			腹透		
		C	U	C/U	C	U	C/U
A1/B1	1	33337.20	49.37	675.25	37112.23	62.66	592.28
	2	45402.24	55.81	813.51	43237.17	68.34	632.68
	3	45384.56	40.20	1128.97	46460.36	67.25	690.86
A2/B2	1	50005.80	47.75	1047.24	48974.73	62.82	779.60
	2	68103.36	53.90	1263.51	56486.67	58.86	959.68
	3	68076.84	35.67	1908.52	61812.99	41.39	1493.43

将血透和腹透的单位效用成本(C/U)进行比较,方案 A1 和 B1 两组结果比较显示,三家医院腹透方案 B1 的 C/U 均低于血透方案 A1。另一个透析计量的方案 A2 和 B2 的 C/U 结果也显示,三家医院的 B2 方案的单位效用成本也均低于 A2 方案。比较三家医院的 C/U 发现,2 个透析剂量组中都是医院 1 的 CUR 最低。

以上结果可见,腹透方案的 CUR 比血透方案更低。以 CUR 最低的医院 1 为例,在透析量为 A1 和 B1 的亚组中,获得 1 个单位生命质量的血透方案 A1 的成本是 675.25 元,而腹透 B1 则是 592.28 元,B1 方案比 A1 方案节约成本 82.97 元;而在透析量为更高的 A2 和 B2 方案时,A2 方案的单位生命质量成本是 1047.24 元,B2 方案为 779.60 元(比 A2 方案节约 267.64 元)。

同样,CUA 的敏感度分析不可或缺。由于医院开展透析的成本采用的是 ABC 成本分析法,医护人员的人力成本是血透治疗中非常重要的一部分。针对我国目前医院里医护人员的人力成本低下的情况,对人力成本上浮 10% 和 20% 进行调整,开展敏感度分析。结果见表 12-13(仅展示成本上浮 20% 的结果)。

表 12-13 成本-效用比敏感度分析(人力成本上浮 20%)

分组	医院	血透			腹透		
		C	U	C/U	C	U	C/U
A1/B1	1	33606.35	49.37	680.70	37288.49	62.66	595.09
	2	46660.43	55.81	836.06	43397.54	68.34	635.02
	3	46493.20	40.20	1156.55	46532.98	67.25	691.94

续表

分组	医院	血透			腹透		
		C	U	C/U	C	U	C/U
	1	51813.53	47.75	1085.10	49150.99	62.82	782.41
A2/B2	2	69990.65	53.90	1298.53	56647.04	58.86	962.40
	3	69739.80	35.67	1955.14	61885.61	41.39	1495.18

表 12-14 的敏感度分析显示,随着人力成本的上升,血透和腹透的 CUR 的变化趋势仍不变,各家医院结果均显示腹透方案的 CUR 低于血透方案。

三、成本-效用分析的适用条件

(一)成本-效用分析的适用条件

(1) 当生命的质量是最重要的预期结果时。例如,在比较治疗关节炎的不同方案时,预期结果不是治疗对死亡率的影响,而是不同方案对病人的生理机能、心理状态和社会适应能力的改善情况——即生命质量的改善。

(2) 当生命质量是重要的结果之一时。例如,要对极低体重婴儿的监护保健进行评估,除了婴儿存活率这一重要产出外,对其存活质量的评价也很重要。

(3) 当备选方案同时影响死亡率和患病率,即生命的数量和质量,而决策者希望将两种效果用同一指标反映时。例如,用雌激素治疗女性绝经期综合征时,可以消除这些症状带来的不舒适感,降低髋关节骨折的死亡率,提高患者的生命质量;同时也会增加一些并发症,如子宫内膜癌、子宫出血、子宫内膜增生等的死亡率,这时宜用效用指标进行分析。

(4) 备选方案有各种类型的预期结果而需要评价人员用同一指标进行比较时。例如,现有三个需要投资的卫生规划方案:开展极低体重新生儿的特殊护理、筛检和治疗高血压及对 Rh 免疫型妊娠妇女进行营养缺乏的预防,由于各自的预期结果不同,不能使用相同的自然单位指标进行比较,因此缺乏可比性。这时候成本-效用分析是一个好的选择。

(5) 当目标是要将一种卫生干预与已按 $QALY$ 成本评价的其他卫生干预比较时。

成本-效用分析的优点在于单一的成本指标(货币)、单一的效用指标($QALY$ 或 $DALY$),克服了将方案健康产出简单的货币价值化带来的问题,也可以比较具有不同种类健康产出方案的经济效益,因而其使用范围较为广泛。CUA 的效用指标把获得的生命数量和生命质量结合到一起,可以反映同一健康效果的不同价值,特别适合于进行卫生服务方案的经济评价。

成本-效果分析受限于不能同时合并同一干预项目的多种结果,或比较不同方案的产出;成本-效益分析很难把所有结果转化成货币单位,特别是难以用货币单位直接衡量患者报告的健康产出(如生命质量)。相比之下,成本-效用分析可合并健康产出的质量,用于多种不同产出指标的方案间的比较。

(二)成本-效用分析的不适用情况

在下述情况下,一般不主张或不适于使用成本-效用分析法:

(1)当只能取得"中间结果"的数据时。例如,用某种方法筛选肥胖人群,然后进行为期一年的饮食和运动干预,可使身体质量指数(BMI)改变多少。这种健康结果属于"中间结果",不能转化为生命质量调整年。

(2)当不同方案的效果几乎完全相同时。此时最小成本分析法(详见本章第五节)更加适合。

(3)如果用一个自然单位的变量就可以衡量各方案的效果,就不必使用成本-效用分析法。

(4)如果成本-效用分析只能在一定程度上改善评价的质量,但是要花费很长的时间与较多的经费,且对决策没有根本性的影响,此时更适合使用成本-效果分析法。

四、健康效用值的测量方法

如何测算、界定不同健康状态的效用值(生命质量权重)是成本-效用分析的重要过程。当前,健康效用值的测量方法主要有直接测量和间接测量两种。

(1)直接测量法是通过直观的方法,直接从研究对象获得其健康效用值。具体测量方法包括视觉模拟标尺法(visual analogue scaling,VAS)、时间权衡法、标准博弈法等。

(2)间接测量是基于已建立了效用值积分体系(utility set)的生命质量量表开展测量,再进行效用值换算。

(一)健康效用值的直接测量

1. 评价法

挑选相关专家根据经验进行评价,估计健康效用值或其可能的范围,然后进行敏感性分析以探究评价的可靠性,是最简单方便的方法。

2. 文献法

直接利用现有文献中使用的效用值,但要注意其是否和当前研究者的研究相匹配(包括其确定的健康状态、评价对象和评价手段的适用性)。

3. 抽样调查法

研究者自行设计方案进行调查研究获得需要的效用值,这是最精确的方法。通常采用等级衡量法(rating scale)、标准博弈法(standard gamble)和时间权衡法(time trade off)衡量健康状态的基数效用。

(1) 等级衡量法(rating scale):等级评分法要求被测者在线段或条尺上标示位置,用以代表他对生命质量的满意度,依据标示的位置比例可以确定其生命质量的效用值。一般是用假定的健康状况方案或说明作启发,让个体根据不同的健康结果确定效用值。这些方案包括几个简要的说明,从身体、精神、社会、疼痛或医疗等方面描述健康等方面。若以最低质量处为 0,最高质量处为 1,当标示位置在中间,则效用值计为 0.5。等级可以采取刻度、温度计式样,或简单地用 5 点或 7 点等刻度被测者标度,其效用值一般只作简单的计算即可获得。

(2) 标准博弈法(standard gamble,SG):通过直接的面对面访谈,询问研究对象对自己的健康效用值做出选择。假设研究对象不治疗/不干预的话,是一种确定的中等健康状况;如果治疗/干预就会有两种不确定的结果:一种是优于不治疗/干预,能达到完全健康(p),另一种则坏于不治疗,甚至造成死亡($1-p$)。调查的目的是运用风险及不确定性来得出研究对象偏好,找出两种不确定的结果中的 p 值。当 p 值与不治疗/干预者确定的中等健康状况的概率间没有差别时,这就是研究对象偏好的期望效用值。

(3) 时间权衡法(time trade off,TTO):询问研究对象是否愿意在不够完美的健康状况下生活一段时间或愿意在完全健康状况下少活几年,完全健康生活年数与不够完美的健康状况下生活的年数的比值就是衡量健康状况选择的偏好,表示研究对象愿意为争取健康状况而牺牲的代价。

在上述三种方法中,以直接分级的直观相似尺度法最为简单和实用。而标准博弈法从理论上来讲是最有效度的方法,但实际调查时方法复杂,与时间权衡法相比的结果差异上无显著意义。两者均会受到研究对象的健康状况、年龄、既往病史等因素的影响。

(二) 健康效用值的间接测算

相对于直接测量法,通过已建立的效用值积分体系的生命质量量表进行间接测量更方便快捷。间接测量方法的关键在于效用值积分体系的建立。成本效用分析中采用的生命质量量表,也被称之为健康相关生命质量(health-related quality of life, HRQoL),可分为多种不同的类型,例如:普适性量表、特异性量表、多维量表、单维量表等。

1. 普适性量表和特异性量表

根据量表的使用人群,HRQoL 可以分为普适性和特异性两类。普适性量表是适合各种人群(一般人群)或某一类病种(癌症)使用的量表,实际上测定了生命质量的共性部分;而特异性量表仅针对某个具体的人群(如儿童)或特定病种(肺癌)。

2. 多维量表和单维量表

根据量表的覆盖范围可以分为多维度和单维度两类。多维量表是指从多个领域多维全面的测评生命质量;而单维量表则是指仅测评疾病对生命质量某一特定方面的影响。例如:欧洲五维健康量表(EQ-5D)分别从行动能力、日常活动能力、疼痛或不舒服、焦虑或抑郁五个维度测量生命质量,是普适性的多维度量表。而 EQ-5D-Y(youth)则是专为儿童设计的特异性多维度量表。焦虑自评量表(self rating anxiety scale, SAS)从 20 个项目测量研究对象的焦虑状态,是单维度的心理质量量表。又如癌症患者生活功能指标(the functional living index of cancer, FLIC)量表比较全面地描述了癌症患者的活动能力、执行角色功能的能力、社会交往能力、情绪状况、症状和主观感受等,可用于一般癌症患者生存质量的自我测试,是恶性肿瘤领域的普适性量表;而肺癌的 LCSS(lung cancer symptom scale)量表则是恶性肿瘤领域的特异性量表。

选择适宜的量表,对生命质量测量很重要。如果测量对象不是特定人群或领域,普适性量表可以更全面地了解整体的健康状况,可以用于不同疾病、不同人群间的比较;但如果研究对象具有针对性,特异性量表的灵敏度更高。目前,生命质量研究趋向普适性量表和特异性量表的结合使用。

完成生命质量的调查后,基于量表对应的效用值积分体系(即效用值换算表)就可以计算不同健康状况的效用值了。效用值换算表可以看作为效用值的计算公式,基于此可以对生命质量量表中获得的健康状况进行选择,计算出相应的健康效用值。经过转换后的健康效用值即可以用作成本-效用分析和疾病经济负担研究。

(三) 健康效用值的运用

$QALY$ 的重点在于确定和选择不同健康状态的生命质量权重。对患者的生理或心理功能进行评分调查时,若按效用给分,完全健康状态为 1.0,死亡状态为 0,获得生命质量权重(见表 12-14)。

表 12-14　不同健康状况的效用值

健康状况	效用值	健康状况	效用值
健康	1.00	盲、聋、哑	0.39
绝经期综合征	0.99	长期住院	0.23
轻度心绞痛	0.90	假肢、失去听力	0.31
中度心绞痛	0.70	死亡	0.0
严重心绞痛	0.50	失去知觉	<0
焦虑、孤独	0.45	四肢瘫痪	<0

　　另外也可以按残疾和痛苦等级分类后对不同健康状态给予质量权重,如世界银行经济发展学院的 Ross 所制的按残疾和痛苦等级分类后的质量调整生命年评价表。

思考题

(1) 医院经济学在宏观层面和微观层面的研究内容。

(2) 医院经济学应用领域涉及哪些内容?

(3) 如何合理解释医院行为?

(4) 公立医院治理包括哪些相关理论?

第十三章 医院经济学

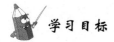

学习目标

(1) 掌握非营利性医院的行为模型和公立医院治理的理论模式。

(2) 熟悉非营利性医院的作用及特点。

(3) 了解国内外公立医院的主要治理模式。

案 例

深圳人民医院天价医药费案

2005年12月8日,中央电视台《东方时空·时空调查》播出了《天价药费不是个案》：

诸某因心脏衰竭在深圳人民医院住院119天后病故,他的医疗费用为92万元,加上医院推荐家属自费购买的药品费用,诸某住院119天的总费用高达120多万元。家属在核对账单时发现了一系列奇怪的治疗方法和收费。

据患者家属称,某一天账单曾经显示过26次抽血记录。更为让人称奇的是,账单上还有一天抢救60次,59次抢救成功的记录。而家属翻看当时的处方,数来数去只有17次,剩下43次不知道是在哪里。医院规定,大抢救一次是300元,中抢救250元,小抢救150元,大、中、小怎么限定,医院却没有人知道,谁也说不清。据患者家属反映,这份120多万元的账单中,存在几十万元的乱收费问题。据悉,经过深圳市卫生局的调解,深圳市人民医院退回患者家属一部分调查认定属于乱收的费用。

记者在节目中对哈尔滨和深圳两地发生的天价药费事件进行了比较和分析之后,发现其背后惊人的相似之处:两个案例都是患者家属在交了天价药费后才发现账单有问题,才想到去查账;他们都享有医疗保险,药费很大一部分可以靠医保报销;医院一开始基本不认错,患者质疑医院的收费问题,医院找各种理由将其搪塞过去,如果医院是营利性质,那他就更不可能承认自己的过错了。

——案例来源:2005 年 12 月 8 日中央电视台《东方时空》

第一节　医院经济学概述

医院是能够将人力、物力和资本等要素投入转变为健康服务产出的场所,以医疗护理服务提供为主,其目的是满足公众或患者的医疗保健需求。在服务产出过程中,公众或患者作为服务需求者,决定着健康服务产出的种类和数量,医院作为服务提供者,决定着健康服务产出的方式。按照服务提供的种类,医院可分为综合医院和专科医院;按照经济性质可分为营利性医院和非营利性医院;按照组织的所有权形式又可分为公立医院和私立医院。

一、医院经济学的概念

医院经济学是一门应用经济学原理和方法,研究医院服务提供过程中的各种经济活动和经济关系及其运行、发展规律的学科。它可以分为宏观和微观两个层面:宏观层面是以一个国家或一个地区的医院服务体系作为研究对象,研究医院服务的政府和市场责任、服务定价、筹资与补偿模式、医院治理等问题;微观层面是以医院行为模型为核心,研究医院服务过程中需求方、提供方、医院管理者和服务支付方之间的决策问题,包括医院服务提供过程中资源的投入、配置和分配等机制选择。

医院经济学的研究任务是在一定的医院服务领域中,应用经济学的一般理论与方法,通过成本、效率与公平性分析,研究不同医院资源配置、生产、利用和分配的问题,设计科学合理的医院资源布局、管理、补偿及评价方案,在保障基本医疗服务提供的公平性的前提下,提高社会医疗资源的利用效率。

对医院的经济学研究最早源自美国。随着美国民众在卫生与健康方面的花费占国内生产总值(GDP)比重越来越高,医院总费用也加速增长,学者们开始重视医院经济运行方面的相关问题。20 世纪 60 年代,美国开展了医院规模与运营成本之间关系、医院生产函数测算等研究。1972 年,美国出版了《医院经济学》(*Hospital Economics*)一书,书中主要结合美国医院的实际问题,系统阐述了医院的目标、功能及其运营等所需要的经济学基础内容。20 世纪 80 年代末,世界卫生组织和世界银行在发展中国家开展了医院经济学的培训工作。1992 年,WHO 出版了《发展中国家医院经济学和筹资》(*Hospital Economics and Financing in Developing Countries*)一书,书中详细地阐述了医院资源的产生、配置、利用、评价等方面的内容。在当时,部分发达国家关于医院运行方面的经济学研究逐渐增多,而发展中国家则刚开始关注此方面研究。随着医院经济学逐渐受到广泛的关注,其研究范围也逐步扩展,涵盖医院成本、费用支出、医疗保险支付等方面。但在我国,这些研究成果往往分散在不同的卫生经济学教材中。

二、医院经济学的研究目的和研究内容

目前,医院已经逐渐发展为以医疗为中心、多功能的、综合性的医疗保健服务生产和经营的场所,医院提供的医疗服务成为卫生服务的重要组成部分。同时,医院也消耗了大部分的卫生资源,使用了绝大部分训练有素的卫生人才。但是,在资源配置与利用、服务产出、运行效率等方面,医院仍然不同程度地存在着一些相关的经济问题,需要应用经济学的理论和方法加以解决,这也正是研究医院经济学的主要目的和内容。

(一) 医院经济学的研究目的

医院经济学研究的主要目的是科学合理地配置有限的医疗资源,提高医院资源的利用效率,完善医院的治理和激励机制,从行业和机构等角度评价医院绩效,为行业决策和机构管理提供理论依据,从而提高医院的运行效率和效益。在微观方面,研究医院内部资源利用、服务产出、经济激励等问题,从而提高医院的运行效率和效益。在宏观方面,综合考虑卫生服务体系内医院所处的地位和作用、区域特点、资源总量、医疗服务需求等因素,在不同医疗卫生机构之间合理配置医疗资源;同时对医院行业整体的资源配置、服务提供、社会效益等方面进行综合评价。

(二) 医院经济学的研究内容

1. 医院行为

医院经济学通过描述和分析非营利性医院的特点、作用、行为,合理设定不同性质医院的规模、结构、布局。运用经济学方法研究医生、患者、医院管理者和支付

方的行为特点,对各类医院进行合理补偿,使医院的发展、医务人员的收入水平与经济和社会发展相协调。

纵观各国医院发展情况,非营利性医院表现出与企业不同的运行特点,需要研究医疗服务市场中非营利性医院行为。同时,需要针对不同经济属性的医院,制定不同的财政、税收、价格、会计等规则,规范医院行为,为医疗资源配置、医保支付、财政投入等经济政策制定提供理论支持。

2. 公立医院治理

在政府宏观治理框架下,逐步完善政府和医院之间的治理关系,从而改善内部运行机制,提高医院运行效率。因此,研究公立医院治理问题可以为公立医院的宏观体系变革、改善医院绩效、提升医院的运行效率提供理论支持。

三、医院经济学的应用领域

(一) 改进医院运行效率

关于医院行为模型和医院绩效经济学评价的研究,可用于分析医院及医务人员行为,评价医院行业的配置效率和技术效率,促进医院资源的有效配置和利用,为改善资源配置和改进服务生产方式提供理论和实证依据。因此,医院经济学的研究能够帮助政府部门通过调整医疗服务提供的数量、质量和结构,达到提高医院总体运行效率,使医疗服务产出在最大程度上满足社会健康需求的目的。

(二) 改革公立医院治理

公立医院治理的理论和框架可以界定医院所有者与管理者之间不同的职责,明确各自的权责。促使政策制定者考虑在对医院承担的社会功能提供财政保障的基础上,下放医院的经营管理自主权,并对管理者进行有效问责,推动公立医院在提高运行效率的同时,追求政府的社会政策目标。

(三) 制定医院经济政策

医院经济学对医疗服务的需求和供给、医院和医生行为的研究,有助于制定不同服务类型、不同经济性质医院的补偿政策;并使政策制定者能够以医院成本信息为基础,合理评价不同医务人员的技术与劳务价值,调整医疗服务价格,完善医疗服务支付方式,有效补偿医疗服务成本,促进医院资源合理配置,推动医院长期健康发展。

（四）构建市场中公、私立医院的合理比例

医院经济学关于非营利性医院的理论,有助于明确公立医院、非营利性医院的职能和作用,通过建立不同经营性质医院的经营管理制度,特别是完善非营利性医疗机构的资产管理、财务和会计等制度,能够促使公立医院和私立医院合作、竞争,最终共同发展,形成满足居民多层次医疗服务需求的服务提供体系,促进医疗服务提供的有效良性竞争。

（五）整合医疗卫生服务体系

医院经济学关于资源配置、规模、结构、布局等理论和方法,可以应用于构建综合性医院和初级卫生保健机构之间的互补协作关系。从而有助于发挥初级卫生保健的"守门人"作用,建立"基层首诊"模式,推进双向转诊制度,引导医疗资源合理配置、高效利用,保障基本医疗服务的公平性和可及性。

第二节　医院经济学分析

医院是提供医疗服务的重要场所,一般情况下,它所消耗的医疗费用占一个国家或地区卫生总费用的近 70%。因此,合理配置和利用地区卫生资源、提高医院的运行效率尤其重要。在医院经济学中,医院规模是医疗资源有效合理配置的重要变量。一方面,医院规模主导着医疗服务市场的资源、结构和分布,对医疗卫生系统的生产效率和配置效率有着十分重要的影响;另一方面,保持规模经济对于如何控制医疗费用、提高医疗资源使用效率等问题具有重要作用。

想要确定医院规模经济程度的一个重要原因就要查明:具有市场结构特征的医院是否为"天然"垄断行业? 那么是否只有大医院才能获得最有效率的经营规模? 或者说医院服务市场是一个寡头垄断市场(即仅有少数医院能够竞争的市场)? 或者说医疗行业本身是一个垄断性竞争行业? 或者说医院是否与大多数行业一样,在同一区域内,医疗机构小得足以允许多个单位共同生存,并且能得到只有大规模生产才能获得的利润。通常,医院被人们视为非营利性机构,因而对其应按公益性机构来进行管理。医院经济规模程度的分析提示,这种公益机构的性质从经济的角度来看是否正确?

一、医院规模经济

规模经济理论是企业生产理论的重要组成部分,该理论揭示了生产规模和经济效果之间的关系。以规模经济而论:企业的产量越大,其平均成本就越低。而依据价格竞争机制,平均成本较高的企业将被淘汰。医院规模经济是指医院随着规模的扩大带来报酬递增,即经济性增加的现象,当医院达到规模经济时,平均成本最低,将以最低成本提供相同质量的医疗服务。因此,找到医院规模经济范围,对控制医疗费用、提高医疗资源使用效率具有重要作用。

(一)影响规模经济的因素

确定医院的合理规模主要取决于医院内部规模扩张模式、管理能力、技术水平等医院内部因素,也会受到外部医疗市场规模大小的影响,具体而言包括以下因素:

1. 医院外部影响因素

(1)国家卫生及相关政策:国家和地方政府政策的出台对医院发展具有导向作用,主要包括卫生服务体系改革及相关政策、区域卫生规划导向和医院床位设置标准等。

(2)地区经济水平:经济水平在一定程度上决定了当地的卫生资源数量、质量和人群卫生服务消费能力。

(3)社会文化因素:社会文化和生活方式对医院经营的影响越来越大。

(4)人口构成及健康状况:人群年龄、性别构成及健康状况直接决定了人群对医院服务利用的需求量。

(5)市场竞争因素:医疗市场需求、竞争对手数量、潜在的竞争因素等将给医院发展带来竞争与挑战。

2. 医院内部影响因素

(1)组织管理:医院规模不断扩大和服务领域的拓展将使医院在组织机构管理、原料物流管理、设备管理、医疗市场竞争等方面面临更大的挑战。

(2)人员管理:医疗技术人员是医院发展的核心,人力资源的开发对于医院规模扩张的影响非常重要。

(3)医疗和科研技术水平:医疗技术是医院发展的基础支撑条件,有研究表明,教科研结合的医院的床位规模一般处于规模收益递增的水平。

(4)财务状况:医院不仅是技术密集型组织,也是资本密集型单位,融资能力和财务抗风险能力也是医院规模的限制性因素。

（5）医疗服务效率：包括医院门急诊量、住院人次和平均住院日等。

（二）医院规模经济和效率测量方法

由于医疗卫生服务的提供具有较强的专业性、技术性和信息不对称性，因而具有复杂性的特点。同时，卫生行业还具有多投入和多产出的特点，因此传统的比率分析法，如成本-效果分析、成本-效益分析和成本-效用分析，在评价医院效率方面并不适用。近年来，国际上开始将更高级的计量经济方法和数学方法引入到医院规模经济和效率的分析中来。

1. 生产函数

生产函数（production function）表示在一定的技术条件下，生产要素的投入量与它能生产出来的最大产量之间的关系。最常用的估计医院生产函数的两个模型是 Cobb-Douglas 生产函数：$Y = AL\alpha K\beta$ 和对数转换生产函数：$\ln Y = \ln A + \alpha \ln L + \beta \ln K$。

从目前的使用情况来看，生产函数具有直观简便的优点，依据医院各项指标即可进行规模经济评价，但是各投入要素的相关性会影响参数估计的准确性。

2. 成本函数

成本函数（cost function）是指在某些固定要素价格下，给定产出水平与它所需的最小成本之间的关系。根据生产者均衡理论，成本分为总成本、平均成本和边际成本。总成本函数为

$$C = \alpha_0 + \alpha_1 Y_1 + \alpha_2 Y_2 + \alpha_3 Y_3$$

平均成本方程为

$$AC = \alpha_0/Y + \alpha_1 + \alpha_2 Y_2 + \alpha_3 Y_3$$

边际成本方程为

$$MC = \alpha_1 + 2\alpha_2 Y_2 + 3\alpha_3 Y_3$$

当平均成本函数导数大于 0 时，所对应的产出处于规模经济；当平均成本函数导数小于 0 时，所对应的产出处于规模不经济；平均成本函数导数为 0 时，所对应的产出量即为平均成本最低点。因此规模经济的研究关键是建立合理稳定的成本函数。

3. 数据包络分析

数据包络分析（data envelopment analysis, DEA）是一种针对多投入和多产出的同类型部门之间进行相对有效性综合评价的系统分析方法。DEA 自 20 世纪 80

年代中期被引入到卫生计量经济学，是目前评价卫生机构技术效率较为成熟和先进的方法之一，可以用来分析医院的资源管理和服务产出，是卫生服务研究的基准方法。利用 DEA 模型可以测算医院的规模效率（scale efficiency，SE）、技术效率（technology efficiency，TE）、配置效率（allocative efficiency，AE）、成本效率（cost efficiency，CE，$CE=AE\times TE$），以及医院的发展是处于规模报酬递增，还是规模报酬递减阶段。当 SE 等于 1 时，医院的规模处于相对有效的状态，医院的规模使得医院的投入产出组合达到最优，即成本最小或收益最大状态。

4. 随机前沿分析

随机前沿分析（stochastic frontier analysis，SFA）是继数据包络分析之后发展起来的一种新的规模经济测量方法。它采用一组组合误差模型来测量实际生产成本与前沿成本的距离，即低效率损失，该模型被认为是目前多投入产出系统效率测量的最优方法。2001 年世界卫生组织的报告中指出 SFA 是测量卫生系统效率的一种适宜技术，它既解决了卫生系统投入产出问题，也可以提出重要的应用政策。

（三）医院规模经济的经验研究

在理论上，医院的成本与规模之间的关系呈 U 字形。随着医院规模（及其生产）的扩大，其单位平均成本相应的下降，直到下降到最小值，然后又上升。呈现这种关系的原因有三：其一，在规模较大的医院中，人员分工更为精细；其二，由于卫生领域中，为了保证人员的素质，强调实行上岗执照的做法，因此在分配工作上限制了人员的流动性；其三，较大的医院与小医院相比，更有可能享受一定数量的购买折扣。但是，不利之处在于工作组织和调控方面，规模大的医院则需付出更多的时间和更大的努力。一般而言，当产量足够小时，医院的效率随着其规模的扩大而增加，此时，从专业人员和设备的利用中获取的好处远高于管理成本的增加。然而，随着医院规模的继续扩大，专业分工越来越细，其单位平均成本下降的速度开始减慢，并最终小于管理成本。即对于医院自身来说，适当扩大医院规模虽然有利于降低平均成本、提升竞争力、提高市场占有率。但是，医院规模扩大也面临着诸多挑战。经验上，医院规模每扩大 1 倍，其经营风险就会扩大 4 倍。过度扩大规模，不但会使医院面临经营管理的风险，而且会使医院服务质量下降、服务价格提升、卫生资源浪费。因此，保持医院在合理的规模经济范围内至关重要。

然而，理论上的这种关系很难得到验证，各个医院的规模大小和其他特征方面并不相同。医院相当于一个多产品的企业，它除了提供住院医疗服务外（服务质量、治疗、病人的类型、具体病例的严重程度不尽相同），还产出门诊医疗服务、医学教育、培训、研究以及社区服务；它所提供的就医条件也各不相同。此外，医院之间还有其他的差别,如人力费用、物力费用以及医院的效率等。在有关医院规模大小对平均成本影响的诸多研究中,要想做到保持影响成本的其他因素不变,进而估测规模因子变化的净效应,这是相当困难的。若不能保持这些因素不变,则规模与成本之间的关系就会出现偏差。

在有关医院成本方面的研究中均发现,校正医院效率的差异是十分困难的事,这样就使得区分效率对成本的影响与对医院规模差异的影响十分困难。此外,尚存在一些技术上的问题,如医院各种要素投入的价格存在差异,而当这种投入又与医院的规模大小无关时,校正这种差异是很困难。由于在概念上和资料方面的局限性,以至于很难准确而精细地评估理论变量对医院成本的影响。在有关医院规模与成本的各种研究中,尽管剔除其他因素对成本的影响方面众家不一,然而普遍的结论是:医院的规模经济不明显。

总的来说,对医院有无规模经济的研究结果,尚不足以作为制定政策、计划、补偿方式等项目的依据。作为高度专业化的服务(如器官移植),通过对其规模经济程度的分析,可以表明在给定区域内能够提供多少这种服务。至于由哪些医院提供这种服务则是另外的问题,这取决于在市场竞争下医院自身的能力,或取决于管理机构的计划。

二、医院行为与医院行为模型

要想了解以及评估医院产业的运行,合理解释医院行为,首先必须从以下三方面进行考察:① 产业结构的决定因素。② 支付体系和他们的激励机制。③ 医院经营者的各种目标。

(一)医院行为

在既定的医疗服务市场中,可竞争医院数目的多少主要取决于医院服务供给的规模经济程度,以及限制进入该市场的各种管理条例和法规。而判断该市场是竞争性的还是垄断性的,依赖于市场内可竞争医院数目的多少。一个行业竞争性或垄断性的程度将决定行业中各企业间的竞争方式以及该行业的运营状况。

医院之间的竞争方式和运营状况受支付机制和医院的行为目标影响。虽然多数医院是非营利性机构,但传统上一直是按其服务项目及费用获得补偿的。对于医院而言,面临以服务费用为基础的支付体系,与面临固定价格的支付体系或他们必须进行价格竞争的状况相比,其相应的激励机制大有不同。

以美国为例,1966 年美国实施老年医疗保险计划后,在医院的总住院日中,老年患者的住院日约占 40%。联邦政府按医院为老年患者提供的服务费用来给予补偿,具体的方式是按医院为老年医疗保险者提供的服务费用占总费用的比值对医院进行补偿。当该比值升高时,政府补偿的费用相应增大。在这种补偿政策的作用下,一方面造成了医院的补偿比增加,另一方面由于老年医疗保险病人仅支付住院时的起保费,由此也造成了患者不承担任何风险的状况,他们既不必选择费用低的医院,也不必关心他们住院后的费用。

政府和私人保险公司的支付方式,以及患者缺乏对医院费用的敏感性,均降低了医院对自身费用的约束机制。

1983 年 10 月,美国联邦政府对医院开始实施按疾病诊断付费方案(DRGS),该方案为每一位住院的老年医疗保险患者按固定的价格对医院给予补偿。20 世纪 80 年代初期至中期,雇主们和各工会越来越关注他们的医疗费用,尤其是医院费用上涨问题,对于雇主和保险公司来说,在选择医院时,医疗服务价格已经变得十分重要。当保险公司和联邦政府改变支付方式时,即由费用为基础的支付体系转为固定价格支付体系时,医院所面临的激励也发生了相应变化。

(二) 医院行为模型

在一个竞争体系中,假定企业谋求利润最大化,则当需求变化和(或)其投入价格变化时,就有可能预估一个企业的供给将会对此做出何种反应。一般来说,对于允许进入行业市场的企业而言,应力求其成本最小化,而其价格应反映生产的成本;同时,在患者之间或享有不同服务者之间不存在交叉补贴。如果市场的价格高于生产的成本,则新的企业将进入市场,并且以较低的价格出售服务。由于假定条件是企业追求利润最大化和自由进入市场,那么从长期生产的角度而言,价格应等于成本。而且,医院提供服务的各种组合应能反映愿意购买那些服务的人群状况,它也应反映服务的完全成本。竞争中的企业将力求使其成本最小化,而且其投资决策应取决于营利的能力(即需求和成本状况)。

当市场中非营利性医院为主要供方时,所有权形式的不同对于医院的运营意味着什么? 医院既然没有必要去赚取利润或支付股息,那么它能真如宣称的那样力求降低生产成本吗? 或者说非营利性医院决策者的目标导致了这种医院运营不佳的状况? 为此,我们建立了医院行为的理论模型,以分析这些医院的过去以及现行的运营状况。

1. 效用最大化模型

效用最大化模型(maximization of utility)是由 Newhouse 在 1970 年提出的,主要用于阐述非营利性生产者行为。

在该模型中,假定医院决策者追求两个目标:服务数量和质量的最大化。

Newhouse 把服务质量与医院的声誉联系起来,并将其取代利润作为医院决策者的目标。假定随着服务质量的提高,卫生服务需求曲线上移。他认为,医院目标是决策者效用最大化。生产者的效用和消费者的效用的含义是类似的,它是一个决策者偏好的指标,可以用来衡量满意度。

在此基础上,Newhouse 进一步提出医院效用受工资、信誉、工作舒适度等因素的影响。影响效用的因素又取决于医院的目标,每个医院管理者都有相应的目标。假定医院管理者关注两件事:服务数量和质量,此时,医院的决策具有效用最大化模型的公式为

$$U = U(N, S)$$

式中,N 为患者数量;S 为服务质量。医院可以产生任何水平的他们所期待的质量,但是质量越高成本越高。在 Newhouse 的模型中,医院追求的是产出的数量与质量。不同的人对产出有不同的衡量标准,一些高层决策者对服务质量很看重,还有一些人则关注对服务提供的对象的关爱程度与同情的质量。

图 13-1 呈现了医院数量与质量的权衡。在该模式中,医院决策将选择效用最大化,即 A 点。一方面,假定医院对数量偏爱,那么,医院行为为数量最大化,即 B 点;另一方面,假定医院对质量有偏好,即 C 点,医院则选择可以提高声望的生产技术。

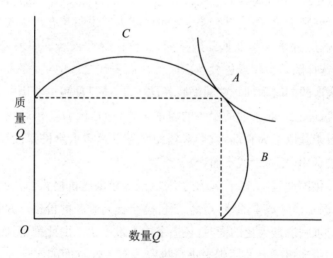

图 13-1　医院数量与质量的权衡

2. 利润最大化模型

利润最大化模型(maximization of profit)首先假定非营利性医院的行为和营利性医院相同,即谋求利润最大化。从经济学理论可知,利润最大化的原则是边际收益等于边际成本。为了谋求利润最大化这个目标的实现,医院应选择在需求曲

线上边际成本曲线与边际收益曲线相交点的价格。在图 13-2 中，P_1 和 Q_1 分别是医院获取最大利润的价格和产出。医院获取的利润值为 P_1 与其相对应的平均成本曲线点之间的差值与 Q_1 的乘积。

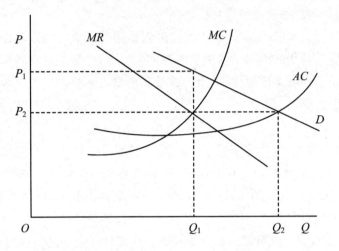

图 13-2　利润最大化医院的价格和产出

　　进一步分析可知：由于医院是一个具有不同买方、且产品多样化的企业，因而它能进行差别定价，以提高利润。通常，医院可以根据各类病人和各种服务需求的价格弹性实行差别定价（医院具有差别定价的能力即说明其有市场支配力）。一般认为，医院的病房价格与其他辅助服务相比，价格弹性较大。如果住房价格比较高，病人就可选择院外治疗或去其他医院治疗以替代之。但是，病人一旦入院，就会在其使用病房的同时附加一些辅助服务；尽管这些只是病房费用中的一小部分，但很难被替代。因而，对于辅助服务的需求来说，通常认为其相对缺乏价格弹性。如果医院着眼于获取最大利润，就会对辅助服务以及需求价格弹性较低的那类患者收取较高的费用（相对于成本而言）。

　　利润最大化模型显示：随着需求的增加（或需求缺乏价格弹性），或者医院投入要素的价格（医院边际成本曲线）增高，医院将会提高服务的价格。并且，该模型还提示医院在追求利润最大化的同时，还追求成本最小化。由此推论，医院亦将按照投资所得到的最高报酬率的原则来进行投资。有关这方面的实证为：医院增加床位（如果他们的床位利用率上升），采用节约成本的技术措施以及添置设施和增加服务。新的设施和服务可以获得本身利润，亦可吸引更多的医生来医院任职，进而直接增加了对该院床位的需求。该模型的一个重要方面在于：医院可作为一个最大利润的谋求者来制定价格，并使其成本最小化（因为较高的成本等于减少了利润），以及只对有盈利的项目进行投资。

由于卫生行业的特点,不能以追求利润最大化为目标,同时也不能完全遵循成本最小和产出最大这两大原则。一些卫生经济学家认为,由于虽然不完全等同于追求利润最大化及成本最小化的企业,并且生产理论在卫生服务领域的应用上也存在局限性,但是在竞争环境下,医院为了生存与发展,应确立自身的经营目标。这意味着医院或许应该选择最节约的成本,或者产出最大化。

三、医院竞争

医院服务市场不是一个典型的价格竞争市场。买方对医院服务的价格和质量存在着严重的信息不对称;由于较为完善的医疗保险制度又使得病人缺乏对价格的敏感性;在按费用对医院实行补偿的条件下,价格差异不能充分反映质量水平的高低,由于病人的自付价格明显下降,导致医疗服务的过度需求(对病人而言增加服务的边际成本大于边际收益)。

假如在市场中,医师数量是给定的,那竞争医院的数目越多,医生要价的能力就越强,他们把病人转到另一家医院也就越容易。已知当病人住院的医疗费用由保险公司支付时,病人对价格缺乏敏感性;此种情况下,医院对病人的竞争就基于一些非价格因素。非价格因素竞争有很多形式:医院为病人和医生提供了舒适度较高的服务环境;为了提高医生的产出,医院还为其增加了相应的医疗辅助人员(如实习医生和住院医生),并配备高水平的护士;医院购买最先进的技术、设备和服务,这样病人就不必去其他医院治疗;高技术含量服务也能为医院进行宣传,暗示病人在这里可以获得优质的服务。

但是,非价格因素竞争的结果是导致医院成本的增加。当较多的医院均可提供专科化的服务时,他们就不可能做到最有效的供给,也就是说他们不可能利用规模经济的优势。根据 1972~1982 年的资料,Robinsn 和 Luft 发现,在有竞争的市场中(即医院数量较多),医院的成本相对较高,提供的服务也较多,平均住院日也较长;大部分有竞争性的医院也不愿采用费用措施,因为这样可能会失去一定的病源。

四、医院运营

当医患双方失去预算和价格的约束时,双方的市场选择必要性也就被削弱了。医院的运营取决于它的决策者。在这个时期,医生起着决定性作用。作为患者的代理人,医生决定病人住院与否。在以费用为基础的补偿支付方式下,医生的动机与医院趋于一致,无任何利益冲突。医生可以为病人提供额外的服务,也能为医院获得更多的收益。

美国自 1965 年实施老年医疗保险计划后,医院行为的主要决定因素就不是该行业的结构,而是医疗费用的支付方式。老年医疗保险计划和医疗救助计划使得老年人和穷人对价格不再敏感;从私人商业保险来看,"蓝十字"保险的开展,同样使得投保人不再关注医院的价格。另一方面,以费用为基础的补偿支付方式,使得医院不再关注他们的成本。

在老年医疗保险计划实施过程中,医疗行业的产出组合并不是最优,而是偏向于较高的"质量",即增添更多的设施和服务、更大的资本密集度,以及倾向于引进新技术(尚未充分评估效益的新技术)。如果病人必须承担较大比例的住院费用,并有较大的选择余地,那么医院这种数量-质量产出组合,就会与病人愿意支付的服务不相一致。医院为了提高信誉,医生们为了提高他们的收入(通过提高他们的生产力),结果造成不必要的设施和服务重复设置;这就是说若从某些服务的规模经济角度来分析,由于他们服务利用率很低,结果造成许多医疗机构均是在不必要的高成本水平状态下运营。这里,不仅医疗体系呈现低效率,即行业中经营单位(设施与服务)太多,而且每个医院亦呈现低效率。这是因为当医院规模过大时,给医生的收益反而相对下降。当医疗保险覆盖大部分人群时,若医院的补偿方式是基于每一个医院发生的费用,那么对于医院而言,其运营成本的高低则不再重要。最后构成了一种收入的再分配的效果(作为制定各种医院价格,包括内部交叉补贴和提高税收以弥补医院费用增长的作用结果),即从纳税人到医院雇员的一种收入再分配。

当老年医疗保险计划中实施固定价格,以及私人保险市场中为争夺病人而开展的价格竞争开始后,医院所面临的竞争环境开始发生变化。不管医院决策者的目标如何,医院必须使其成本最小化,否则就无法进行价格竞争。由此,医院的运营亦相应发生了变化。

进一步研究发现,医院决策组织也一直在变化中,相对于医院而言,医生服务持续增加。随着医生比例相对较少的状况得到改善,他们的市场支配力相对降低。在这些新的竞争环境中,随着许多政策法规的解除,医生控制医院的决策能力相应减弱。

第三节　医院经济学研究在公立医院改革中的应用

一、非营利性医院行为

(一) 非营利性医院的定义

从各国对医院的分类来看,医院一般分为公立医院和私立医院。公立医院是国家税收收入开办的医院,不以营利为目的,因而不需要进行是否为营利性的区分。而私立医院由于经营目的的不同,需要区分为营利性医院和非营利性医院。

各国对非营利性医院都有具体的定义和规范。综合来讲,非营利性医院主要是指慈善机构、宗教团体或个人捐助者开办的医院。这类医院不以营利为目的,其收支盈余只能用于医院的自身建设、慈善、科研、教育等。非营利性医院一般都依法在所得税、财产税、销售税、捐赠税等方面享受一定的免税待遇。

大多数国家和地区的非营利性医院都来源于教会和社会慈善组织举办的医院,在日本和中国台湾地区还包括财团法人举办的医院。由于医疗技术的高速发展,医院对资金的需求越来越大,当社会捐赠不能维持医院运营时,这些医院会更大程度的依靠政府财政投入及医疗保障补偿来运行,其实质与公立医院已十分接近。

在中国,非营利性医院是指为社会公众利益服务而设立运营的,不以营利为目的,不能将运营所产生的盈余向所有者进行分配的医院。针对中国公立医院改革中出现的股份制医院,中国的非营利性医院是指政府举办的公立医院和民办非营利性医院,强调了政府不举办营利性医院的原则。中国非营利性医院的主体是公立医院,社会资本举办非营利性医院尚处于起步阶段,大量操作性的制度和规范仍在完善过程中。

(二) 非营利性医院的作用和特点

1. 非营利性医院的作用

医疗服务具有特殊性,因此我们必须将医院划分为营利性和非营利性。建立非营利性医院的作用主要有以下几点:

(1) 提供公益性较强的医疗服务。由于不以营利为目的,非营利性医院往往更容易获得政府投入或社会的捐助,从而提供一般市场条件下难以获利的医疗服务品种给穷人和偏远地区的病人。而一些实证分析也显示,营利性医院和非营利性医院相比,更关注盈利高的业务。1983年,帕蒂森(Pattison)使用加利福尼亚的数据进行分析,发现和非营利性医院相比,营利性医院中可以营利的辅助性医疗服务所占的比例更大一些,所导致的单位成本相应地比非营利性医院要小一些。

(2)有利于改善医疗服务市场信息不对称。医疗服务市场普遍存在着医疗服务信息不对称和不完全,医疗服务提供方有可能利用信息优势和委托代理关系,诱导患者过度利用医疗资源以获取利益。由于非营利性医院不以营利为目的,往往在制度上需要向社会披露其效率和成本信息,以保证其非营利性。这些信息的披露对缓解医疗服务信息不对称性具有重要作用。

(3)平抑医疗服务市场价格。由于不以营利为目的,非营利性医院的医疗服务费用可能比营利性医院更低。一般认为,非营利性医院在控制医疗费用方面优于营利性医院。此外,非营利性医院不会利用有利的市场环境来侵占患者的利益,因而可以为患者提供价格更公平合理的医疗服务。非营利性医院的广泛存在有利于平抑整个医疗服务市场的价格。

2. 非营利性医院的特点

认识营利性与非营利性医疗机构的不同特征,有利于非营利性医疗机构根据自身条件及外界环境确定自己的发展方向,也有利于医疗机构分类管理的具体实施。

(1)公益性更突出。任何个人和组织对非营利性医院的盈余都没有分配权,医院的运行和发展目标不是为其自身或其他成员谋取最大的经济利益,而是保证医疗服务的公平性、可及性,并在控制医疗成本的前提下提高医疗服务的效率和质量等。非营利性医院需按照社会公众的意愿,在保证质量的前提下,向社会提供疾病预防和保健、医学科研和教育等公共卫生服务,以及向贫困人口提供免费或低收费的基本医疗服务,同时为社会培养合格的卫生技术人才等。因此,非营利性医院作为各国医疗服务提供的主体,承担着为本国公民提供公平、基本的医疗卫生服务的社会职能,必须更加凸显其公益性。

举办者的投入责任和相应的法律法规是保障非营利性医院公益性质的基础。在中国,公立医院作为非营利性医院的主体,政府的投入程度与其公益性的体现密不可分。

(2)严格的准入制度。政府部门对非营利性医院的准入一般都会严格把关。首先,非营利性医院必须按照区域卫生规划的要求进行设置并合理分布,这样可以提高医疗资源的配置效率。其次,提交申请的非营利性医院必须符合要求,相关部门通过严格审查医院的经营目标、服务项目、利润率、收益再投资情况、就诊病人的病种构成等因素,客观公正地认定医院的非营利性,以履行医院非营利性义务,发挥非营利性功能。

（3）享受优惠的税收政策。政府为了鼓励非营利性医院更多地利用其收入进行再投入、再发展,一般都给予非营利性医院特殊的税收优惠政策。但是,税收优惠并不意味着没有税收与监管,非营利性医院在运行过程中必须按照规定上报财务情况,政府有关部门会严格管理非营利性医院的经营活动,明确其收支的范围、项目、标准等。若发现收支盈余的分配违背了规定,则依法予以查处。

（4）法定的服务价格。非营利性医院的医疗服务价格须按照国家或地方政府所规定的统一定价收费,公共部门则对非营利性医院的收费实施严格监督。公共部门在制定非营利性医院的收费标准时,一般综合考虑医院成本支出、医疗从业人员收入、社会医疗保险基金筹资、居民支付能力、政府财政能力等多方面因素。收费标准尽可能合理,要使其与经济社会发展水平相协调,与患者的经济能力和社会医疗保险基金的支付能力相适应,与医院在财政补助下的经营成本相一致。法定的服务价格是国家卫生福利政策的价格体现,是对患者合法权益的保护,也是非营利性医院的经营基本目标的体现。

二、公立医院治理理论

公立医院在为公民提供基本医疗服务的同时,也会消耗大量的公共资源。这必然引起各国政府和公众对公立医院的服务效率、服务质量、经济运行情况等的关注。公立医院在这些方面存在诸多问题促使各国改革公立医院治理,以厘清公立医院的所有者、监管者、管理者之间的关系。由此可见,公立医院改革的核心是改革公立医院的治理。

公立医院的治理是关于公立医院的所有者代表、医疗服务监管者与公立医院管理者之间的职责、权利和义务的制度化安排。广义的公立医院治理涉及三个层次:第一层次是宏观治理,即公立医院运行的宏观外部制度环境;第二层次是中观治理,即公立医院自身的权力架构及制衡机制;第三层次是微观治理,即公立医院内部的组织架构和管理机制。狭义的公立医院治理仅为第二层次的中观治理。

（一）相关经济学理论

1. 新古典经济学理论

新古典经济学是现代经济学的一个重要流派。它分析市场失灵的潜在根源,认为存在自然垄断或竞争缺乏效率时,股东利益和社会利益将会发生冲突。而外部性、公共产品特性、信息不对称等是导致竞争缺乏效率的根源。

医院在为社会提供医疗服务的过程中,存在信息不对称、外部性等特征,因此政府有必要进行干预,以保证医疗服务市场的公平和效率。政府干预医疗市场的手段包括举办公立医院、调控医疗服务价格、社会医疗保险支付、监管医院行为等。政府举办公立医院有利于平衡全社会的医疗资源配置、调控医疗服务市场价格、承担社会公益性责任,从而有利于部分地解决医疗服务领域的市场失灵问题,这也提示了在公立医院治理过程中应加强对公立医院所承担的社会功能给予财政保障,推动公立医院信息公开透明,减少信息不对称等。

2. 代理理论

代理理论认为,当存在不确定性和信息不对称时,委托人需要设计最优契约以激励代理人。委托人需要代理人的专业知识,但其监督代理人的行为和评价最终产出的能力又是有限的,往往容易产生委托代理问题。

在卫生部门,患者和医生之间、医院和医院管理者之间均存在着委托代理关系,他们虽然彼此相互需要,但各自又有不同的利益、能力和诉求。对于卫生部门中普遍存在的利益协调问题,可通过代理理论来寻求不同利益方的激励相容以及寻找实现合作的方式。将代理理论应用于公立医院治理,主要研究政府作为所有者代表和医院管理者之间的委托代理关系,有利于理解监督与问责机制对激励的影响。通过阐明出资人、普通股东、债权人以及公司经理人之间的关系,有助于增进对所有权和治理的理解,进而也有助于增进对政府和公立医院之间的治理关系的理解。

3. 产权理论

产权是一组权利,其相互间可以分离。产权是经济所有制关系的法律表现形式,包括财产的所有权、占有权、支配权、使用权、收益权和处置权。产权理论认为,没有产权的社会是一个效率绝对低下、资源配置绝对无效的社会。要确保经济高效运行,必须建立具有明确性、专有性、可转让性及可操作性的产权制度。产权理论关注的是激励问题,收益权是产权的一种权利,而剩余索取权是收益权的一种经济学表达,它是对剩余劳动的要求权,也是对资本剩余的索取权。

产权理论为公立医院自主化改革的所有权与经营权相分离提供了理论依据,对公立医院的法人化改革提供了确立法人财产权的理论解释。公立医院的组织变革通过对公立医院管理者下放管理决策权,实行收支盈余留用,使公立医院获得了剩余索取权,激励公立医院面向市场、提高服务效率。

（二）公立医院治理的理论模式

1. 医院的组织模式

一般而言，医院的组织模式分为以下四种形式：

（1）预算制组织（budgetary organization）。预算制公立医院作为政府部门运营的医院，其管理者本质上是行政人员，政府的行政层级制和行政管理规则控制着医院的发展问题。政府从员工录入、人员规模、工资、服务的种类、使用的临床技术和财务管理办法等方面对医院的绝大部分日常服务进行决策。政府根据历史标准，以直接预算分配的方式使医院获得收入，对医院实行收支两条线管理。预算制的公立医院承担的公共卫生服务等社会功能没有明确的专门经费支持。政府部门通过财政投入和财务控制手段监测医院行为和管理绩效。

（2）自主化组织（autonomized organization）。自主化公立医院仍然保持国家所有，政府将公立医院的大部分日常决策权下放给医院管理部门，同时激励医院通过提供服务来增加收入，并允许医院保留收入，从而使医院对收入拥有部分剩余索取权。这一模式的实质是所有权和经营权相分离，属于两权分离的改革范围。

自主化的问责安排仍主要来自行政部门的督导，并通过细化财务绩效指标进行监测。政府与医院管理层之间签订绩效管理合同，明确规定清晰的、可监测的绩效管理目标和需要承担的社会功能责任。这时，医院也可以成立董事会对管理层进行监管。自主化的机制主要体现在细化和明确组织目标，以达到为评估医院的管理工作提供正式标准。

（3）法人化组织（corporatized organization）。法人化公立医院的最终所有权仍保留在公共部门，医院借鉴私人公司的治理结构和绩效管理的做法，成为具有法人组织结构的独立法人实体。法人化公立医院应是依法设立的法人实体，并对投入决策具有实质性的、完全的控制权。法人化公立医院的特征是硬预算约束，直接面对市场压力，并对医院的业绩独立承担财务风险。医院董事会对医院的绩效负有完全责任，并向分管的政府官员充分负责。

硬预算约束、服务收入的自留比例增加和自留收入的处置权，对法人化公立医院构成了重要的市场激励因素，并使法人化比自主化拥有更大的剩余索取权。

法人化的问责机制包括所有者问责（即董事会问责）、筹资/支付问责和管制问责三种机制。对法人化公立医院在强调经济绩效的同时，对其承担的社会功能责任往往通过购买、保险管制、需方筹资以及命令形式来予以保障。

（4）私有化组织（privatized organization）。私有化是将公立医院转变为私人所有的营利性医院或非营利性医院。医院从政府官员的控制和公共部门的行政等级规则中脱离出来。私有化组织的高激励特征表现在,如果医院转为私有化营利性,则完全进入市场承受风险并获得"利润"。所有者获利和监督管理层的强烈动机成为强大的激励因素。

由于服务提供者追求利润最大化,难免会带来一些问题,因此许多国家都在探索私有化非营利性医院的合理途径。医院成为私有化非营利性医院后,政府通过维持非营利性的管制和为此给予的相应补助对其实施间接控制。非营利性医院私有化和法人化相同,两者均没有对剩余收益的私人剩余索取权。

2. 评价公立医院改革的五个维度

对公立医院改革的评价可以从以下五个方面进行分析:

(1)决策权(decision rights)。政府下放给医院管理层的核心决策权包括投入、人事管理、业务范围、财务管理、临床管理、非临床的行政管理、组织的战略管理、市场战略、销售和生产过程的决策。

(2)剩余索取权(residual claimant)。政府给予医院管理者和员工物质利益以配合医院管理者有效行使决策权。其实现方式是通过将剩余资源留在医院,而不是把它交给国库或当地政府。

(3)市场进入程度(market exposure)。依靠市场激励或类似市场激励,让医院在市场条件下去取得收入而不是单纯依靠财政拨款。通过下放决策权和剩余索取权迫使医院管理者关注财务状况和面对市场压力。

(4)可问责性(accountability)。上级监督部门通过间接机制,如管制、合同、董事会等,对医院进行问责。由于决策权下放至医院,削弱了政府的直接问责的能力,往往通过依靠市场压力去创造可问责性。同时,如果政府筹资能力较强时,改革的重点可能转向购买服务,通过购买服务的合同管理和过程监测的方式来进行问责。

(5)社会功能(social function)。对医院在预算制下承担的社会功能进行清晰界定,并制定相应的补偿政策。市场化组织变革通过建立更明确的外部筹资、需方补贴、管制和发展健康保险等机制来确保医院继续提供这些服务。

前三个维度是基于扩大自主权、面向市场,增强激励机制的改革,针对的是效率和质量目标。后两个维度是基于下放权力而设定的制衡机制,针对的是非市场目标。只有这五个维度相匹配才能保证公立医院实现其承担的社会功能,使公立医院服务效率提高的同时履行其社会责任,并追求政府的社会公益性目标。如果缺乏问责机制,缺乏对公立医院承担公益性责任的财政保障机制,对公立医院放权就会带来医院的逐利行为。

3. 改革的外部环境因素

在公立医院改革的实践中,人们更加关注的是医院外部的三个因素:治理安排、筹资或支付安排和市场环境。改革的决策者也往往针对这三个方面采取措施,而这些措施也决定了决策权和剩余索取权将如何变化,决策权和剩余索取权的变化又决定了将对医院产生怎样的激励。同样,尽管治理安排很重要,但是治理安排只有与筹资或支付安排和市场环境相结合,才能真正对医院形成激励。

(1) 治理(governance)。治理是所有者与组织之间的关系。当管理者追求的目标接近所有者的目标时,表明存在良好的治理。不同的治理结构决定了公立医院与其所有者的不同关系。由于赋予管理者不同程度的自主权,导致形成不同程度的激励和问责机制,从而产生了各不相同的治理安排。

(2) 筹资或支付安排(funding or payment arrangements)。筹资安排是资金从筹资方或支付方流向服务提供方的结构,包括支付的正式程度、专用性、相关责任和服务提供能力。

公立医院的治理结构和支付制度共同决定了医院的剩余索取的分配、社会功能的提供和市场进入程度。虽然改革一般会赋予公立医院剩余索取权,但是支付制度安排将直接决定医院是否能够真正获得剩余索取。因此成本、价格制定和计提资本折旧之间的关系成为影响激励机制的关键因素。

在既定的价格体系下,支付体系需要对医院承担的社会功能做出安排,而不是让医院通过交叉补贴来实现。筹资安排则通过确定政府、医保和个人的不同支付责任来影响市场进入程度。

(3) 市场环境(market environment)。市场环境是医疗机构所处的市场竞争压力的程度和特征,包括全部的投入市场和产出市场。

市场环境直接影响着市场进入程度。改革措施可以通过改变治理结构和筹资安排,迫使医院面向市场,通过提供服务获取收入。在一个区域内,如果一家医院具有垄断地位,就不能算是进入市场。只有通过竞争,医院才是真正意义上进入市场。市场评判是对公立医院的一种间接问责机制。

以上三个外部环境因素强烈地影响着公立医院的激励机制,进而影响着公立医院的行为。因此,若要区分这三个外部环境因素的作用,需要将它们和评价公立医院治理模式的五个维度联系起来加以分析。

三、公立医院改革模式及发展趋势

现代国家普遍建立了公立医院服务体系,其目的是为了向国民提供基本的、公平和可及的医疗服务。但是,各国公立医院在医疗服务市场中所占的比重是不同的。部分发达国家和地区的公立医院所占比重低,整个市场结构具有一定的竞争压力和市场活力,以美国、法国、中国台湾地区为典型代表。这时,政府对公立医院一般采取严格、公开和透明的预算管理。另一部分国家和地区由于公立医院所占比重较高,整个市场结构缺乏竞争压力,服务效率普遍低下。为克服体制导致的弊端,一些国家和地区采取了多种形式的公立医院改革,如英国、新西兰、中国香港等。

(一)国际上公立医院法人治理改革模式

1. 医院管理局法人治理模式

医院管理局法人治理是依法设立医院管理机构,并赋予其公法人地位,作为办医主体运行并管理公立医院(图 13-3)。

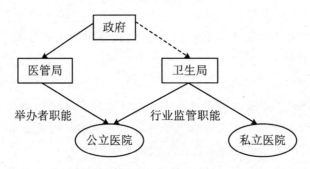

图 13-3　医院管理局法人治理模式

2. 医院网络董事会治理模式

医院网络董事会治理是多家公立医院共同设立一个董事会,政府委托董事会行使出资人权利,对公立医院的发展进行决策。医院仍具有独立法人地位,医院董事会由社会公益人士和专业人士组成,是一种公共治理模式(图 13-4)。

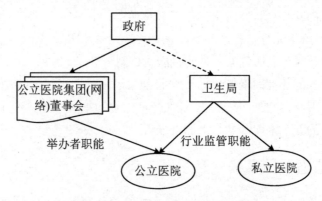

图 13-4　医院网络董事会治理模式

　　澳大利亚维多利亚州政府将辖区内公立医院依据服务功能整合为若干个公立医院网络,并设立若干网络董事会。由州卫生行政部门发布董事会成员的条件,通过媒体向社会公开招聘董事会成员。董事会成员为公益目的进入董事会,董事会成员不是股权的代表,而是民意和社会群体的代表。对重大问题实行一人一票表决机制,而不是依据股权大小进行表决。董事会就医院发展的重大问题对州长负责,并由州长对其问责。网络董事会对各医院院长的经营管理进行问责,并有权聘任和解聘院长。因而,网络董事会治理是一种通过社会人士参与董事会以表达民意,实现社会公众参与公共治理的一种形式。它属于公共治理,是公共协商决策机制,而不是公司治理机制。

3. 医院联合体法人治理模式

　　医院联合体法人治理是政府通过对医院联合体董事会赋予法人信托责任,董事会对联合体内公立医院的发展进行决策和监督(图 13-5)。

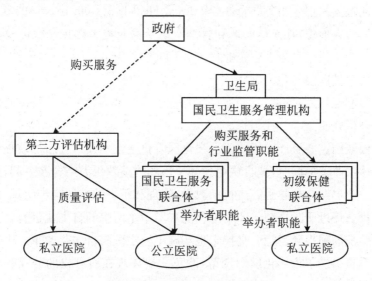

图 13-5　医院联合体法人治理模式

　　在英国的国民卫生服务体系中,政府的预算通过国民卫生服务(NHS)管理机构购买国民卫生服务联合体的服务。在每个大区可以有若干个国民卫生服务联合体,联合体具有法人财产权,每个联合体内有若干医院,联合体设立董事会。董事会主席由卫生大臣任命,最多包括 5 个非执行董事,其中 2 个由地区卫生局任命,3个由卫生大臣任命;此外还包括 5 个执行董事,其中主要包括首席执行董事、财务主任、医务主任和护理主任等。董事会主席和非执行董事的报酬由国家规定,各联合体负责确定首席执行董事的合同条件,工资将根据医院的规模和复杂程度而变化。董事会受政府委托对公立医院承担所有者职能,举办公立医院,并通过国民卫生服务管理机构对卫生大臣负责。医院院长对医院进行管理,由董事会聘任和解聘院长,并对公立医院院长进行问责。国民卫生服务管理机构对医院和社区卫生服务以及私人开业医生进行行业监督。同时,由第三方评估机构对公立医院和私立医院进行质量评估,其评估结果也作为质量监管依据。通过购买服务和行业监管使卫生部门的监管职能得到有效履行。

(二)国际上公立医院改革发展趋势

20世纪中期,随着"新公共管理"改革的兴起,发达国家进行了公立医院改革。1980年以来,伴随着医疗费用增长和政府财力紧张,部分国家相继进行了公立医院的结构重组和组织变革,以达到加强公立医院自主管理、控制成本、提高效率、缓解财政压力的目的。这些改革都是通过将公立医院由预算组织转变为具有一定自主权的组织来实现的。

英国通过国民卫生服务联合体(National Health System trusts)的形式赋予公立医院独立法人地位,在人员雇佣和管理上赋予医院更大的控制权以及其他重要决策权。新西兰通过皇冠卫生企业(Crown Health Enterprises)的形式,效仿国有企业组织变革把医院转化为独立法人,同时相应地改变了决策权和问责机制。澳大利亚维多利亚州通过设立几个服务网络整合公立医院,在服务网络的医院中引进法人治理模式。

马来西亚国家心脏研究所实施了强化医院自主性的改革。新加坡在进行卫生保健筹资体系改革的同时,把自主化和基于市场的绩效压力结合在一起,进行公立医院改革。突尼斯在教学医院进行了教学、管理和组织领域的同步改革,但是其治理结构安排更接近于预算制。印度尼西亚采取单个医院的自主化进行公立医院改革。拉丁美洲的阿根廷、智利、乌拉圭也实施了公立医院自主化改革。中欧和前苏联卫生体系也引进了市场化组织变革,改革主要体现在所有权的分权和基于产出的支付机制改革。

每个国家和地区选择采取的公立医院治理模式与其的历史和文化传承相关,与政治体制相关。自主化和法人化的改革模式没有孰优孰劣的问题,而是要适合自己的国情和适合自己国家的公共治理水平。

(三)中国公立医院的治理模式

1. 单个公立医院法人化

单个公立医院法人化是对一个公立医院实行法人治理结构改革,建立医院董事会(或理事会),明确所有者代表与医院管理层之间的责权利关系和问责的制度安排。

浙江省东阳市人民医院采取非营利性组织的法人治理结构,由医院的捐赠人代表、政府部门代表和社会专业人士代表组成董事会,建立了董事会领导下的院长负责制,在董事会和院务会之间设立医院发展委员会帮助董事会进行发展咨询决策,设立审计委员会帮助董事会对医院的经营管理进行内部审计监督。

2. 公立医院管理机构法人化

公立医院管理机构法人化是在一个区域内设立一个法人实体的公立医院管理机构,并对其构建法人治理结构,由相关政府部门和社会专业人士组成董事会(或理事会),对区域内所属公立医院发展的重大问题行使决策权,并对公立医院管理机构进行问责。公立医院管理机构则对区域内公立医院行使举办者职能,对公立医院管理者进行绩效问责。

上海市申康医院发展中心作为事业法人,代表政府履行出资人职责,并由政府各部门代表和社会专业人士代表组成了申康医院发展中心理事会。通过统一所有者职能,厘清出资人与经营管理者之间的关系,加强了对公立医院的管理问责,使政府对公立医院的行政管理逐渐向法人化治理转变。

3. 医院集团法人化

医院集团法人化是医院之间横向整合资源,或医院与基层卫生机构之间纵向整合资源,组建以资产为纽带的医疗集团;在集团层面设立理事会,与所属医院管理层之间明确划分权责的一系列制度化安排。

镇江市成立了以资产为纽带的紧密型医疗集团,集团由市政府出资,委托卫生局履行国有资产出资人职责。集团实行法人治理结构,建立理事会,经营管理层和监事会之间的制衡机制。理事会成员由卫生局领导、院领导及相关利益者代表组成,监事会负责人由卫生局党委书记担任。该集团实行集团一级法人和医院二级法人的两级法人制度。集团承担政府办医职能,卫生局履行对整个医疗服务市场的宏观调控和监管职责。

第十四章　药物经济学

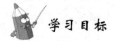

学习目标

（1）掌握药物经济学的概念及其研究内容。

（2）熟悉成本-效果象限图的解读以及互斥项目的选择标准。

（3）了解药物经济学研究设计以及《药物经济学评价指南》的基本内容。

案例一

骨质疏松症是一种以骨量流失和骨组织破坏为特点的退行性病变。因为病人在疾病早期通常没有任何临床症状，直到发生骨折，因此骨质疏松症又被称为"悄无声息的疾病"。发生骨折后的病人，其死亡率显著增加，并且患者的生命质量也有不同程度的降低。据分析，在中国每年约有230万例骨质疏松性骨折发生，因骨折导致的直接经济负担达596亿元人民币。更为严重的是，由于老龄化进程的加速，骨质疏松性骨折数量和直接经济负担将在2035年翻一番并持续增加。

由于卫生费用的不断上涨，为了使有限的卫生资源实现效用最大化，必须对纳入医疗保险报销的药物进行药物经济学评估。目前市场上有很多预防骨质疏松性骨折的药物，其中只有一些药物，如阿仑膦酸钠（alendronate）被英国国家医疗服务体系（National Health Service，NHS）推荐为一线药物。请思考：那么NHS推荐的标准是什么？他们的决策是否适用于中国人群？

——案例来源：Si L, Winzenberg T M, Jiang Q, et al. Projection of osteoporosis-related fractures and costs in China：2010-2050[R]. Osteoporosis Intternational，2015：1929-1937.

第一节　药物经济学概述

药物经济学(pharmacoeconomics)是一门新兴学科,属于卫生经济学的子学科。药物经济学主要用于对比一种药物或治疗方案与另一种药物或治疗方案的经济学价值,其研究涉及临床医学、流行病学、人口学、社会学、生物统计学、经济学、药学等不同学科的研究内容和方法。

一、药物经济学的定义及起源

国际药物经济学与结果研究协会(International Society for Pharmacoeconomics and Outcomes Research, ISPOR)对药物经济学的定义是:"药物经济学是评价医药产品、服务及规划总价值的一门科学,强调临床、经济以及人文的结果在疾病预防、诊断、治疗以及疾病管理中的应用,提供卫生资源最优化配置信息。"

如今各个国家的药物政策的制定大都是建立在对药品安全性、有效性以及经济效用的基础上,这个三位一体的药物评价体系是过去的半个世纪药物经济学在医学科学中不断发展、应用的结果。

在 20 世纪 60 年代早期,药学开始作为一种临床学科应用于卫生体制中。同时,药学被细化成药理学、临床药学、药物信息学以及药物代谢动力学并整合到药学教育和研究中。药物经济学的雏形出现在 20 世纪 70 年代,其标志是 1978 年 McGhan 等发表在《美国医院药学》(American Journal of Hospital Pharmacy)的文章中首次提到成本-效益分析和成本-效果分析的概念;而"药物经济学"这个特定的术语一直到 1987 年才第一次出现,Townsend 发表的《上市后药物研究和开发》一文介绍了药物经济学研究的必要性;1991 年《药物经济学原理》的出版,标志着药物经济学作为一门交叉学科初步形成。

提到药物经济学的发展,不得不提到一个重要的国际组织:国际药物经济学与结果研究协会(ISPOR)。ISPOR 成立于 1995 年,其宗旨是促进药物经济学(卫生经济)和结果研究(评估卫生保健干预的效果应用于病人的福祉,包括临床、经济和病人为中心的结果)的发展,为医疗保健政策者提供有价值的信息。ISPOR 是在药物经济学几位先驱者的推动下建立的,William McGhan 教授也被选为 ISPOR 的第一任主席。ISPOR 从建立之初到现在,已经由一个不足 100 人的团体,发展到来自 110 多个国家、会员数超过 8000 人的最大的药物经济学公共机构。

总而言之,药物经济学是一门新兴且不断发展的学科。随着科研人员、医护从业者、卫生政策制定者、药品制造商以及医保部门的不断重视和沟通交流,相信药物经济学研究将更多地"开花结果",并应用到卫生决策中。

二、药物经济学的研究

药物经济学的研究目的是为了合理地使用稀缺的卫生资源,评价干预药物的成本-效果,为循证医学与循证医学决策提供卫生经济学依据,增加循证卫生决策的科学性和透明度。药物经济学的研究内容主要包括以下五个方面:

(一)疾病的成本研究

疾病的成本研究(cost of illness analysis)是药物经济学的一个重要研究领域,其目的是测定一种疾病或健康状况给卫生系统或是整个社会带来的总体经济影响。本章案例一中的关于骨质疏松症带来的经济负担研究就是一个成本研究的例子,研究显示因骨质疏松性骨折带来的直接经济负担达 596 亿元人民币。

疾病的成本包括直接成本和间接成本两大类,资料中的直接经济负担是指疾病的直接成本,具体包括直接用于疾病治疗、保健和康复有关的费用。除此之外,直接成本还包括改进或预防健康状况的恶化而进行的医疗服务的成本。直接经济负担的评价主体通常是医疗卫生服务系统或医保支付系统。

间接成本是指由于患病、损伤造成的失能或死亡引起的劳动生产力损失的货币价值。因此间接成本考虑了整个社会因疾病造成的损失,通常从社会角度进行的疾病成本研究不仅包括直接成本,还必须纳入间接成本。

(二)药品市场

药品作为一种特殊的商品,主要有以下四个特点:

(1)专属性。一般来说,一种药品主要治疗其特定对应的疾病,具有专病专药性。

(2)双重性。药物的主要作用是治疗或是延缓疾病的发展,减少病患的痛苦,但同时大多数药物都存在副作用,也会给病人带来潜在的危害。

(3)质量的重要性。药品作为一种特殊商品,质量控制是药品研制、生产、流通过程中的重要组成部分,质量控制可以有效保证药品的安全性、有效性、稳定性、确保假药、劣质药以及防止其他不合法、不合格的药品流通到市场。

(4)时限性。从个体层面来说,患者一般在生病时才对药品有需求,而从市场层面来说,当出现疾病短时间流行的时候,对某些特殊药品的需求会出现暂时性的增加。

药品市场主要由四方构成(图 14-1)：病人、医师、药师以及药品费用支付方(一般情况下主要是第三方医疗保险机构)。作为药品费用支付方的第三方医疗保险支付机构不仅仅扮演着费用支付的角色，更重要的是其对医疗服务过程中可能存在的大处方以及不合理处方和医疗检查起到监督作用。医师和药师作为独立的参与者存在于药品市场中，反映了"医药分开"的理念。医师根据患者病情提供诊断和医嘱处方，有诊断权和处方权；药师根据医师处方调剂药品，并提供药品咨询，有审核医生处方权和调剂权，但无诊断权和处方权。实际上，从 1984 年开始就有了在立法层面上对"医药分业"的阐述，《中华人民共和国药品管理法》第四章第十六条规定："医疗单位必须配备与其医疗任务相适应的药学技术人员，非药学技术人员不得直接从事药剂技术工作。"此后，2002 年卫生部和国家中医药管理局颁布的《医疗机构药事管理暂行规定》以及 2005 年卫生部印发的《医院管理评价指南》均明确了这一规定。2014 年 9 月，商务部、国家发展和改革委员会(以下简称发改委)等六部委发布《关于落实 2014 年度医改重点任务提升药品流通服务水平和效率工作的通知》，强调要采取多种方式推进医药分开。

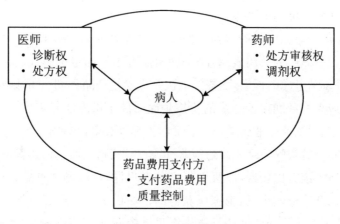

图 14-1　药品市场组成

（三）药品价格

在一个完全竞争的市场环境下，商品价格取决于市场均衡价格，即当边际成本等于边际收益时的市场价格。但药品市场是一个特殊的商品市场：在药品市场中，供方之间既存在激烈的竞争，又具有一定的垄断因素，是一种垄断竞争市场。垄断竞争市场既不是完全竞争的市场，也不是完全垄断的市场，是一种介于两者之间的特殊市场。由于药品市场的特性，药品的定价也有别于一般的完全竞争市场商品定价。

在垄断竞争市场中,药品的供方(制药公司)根据边际成本等于边际收益时的市场情况决定商品产出量,再由产出量按需求曲线决定药品市场价格。药品的定价一般有两种模式:一种是成本导向的模式,另一种是市场导向的模式。

在成本导向模式中,药品研发费用作为药品总成本的重要组成部分,与目标利润一起构成价格的决定因素。在这种模式下,价格决定药品的需求量,进而决定药品实际利润。以成本导向的定价方法主要是成本加成定价法:是药品生产企业以其单位成本为基础,加上一定的利润率构成药品出厂价或零售价格。因此,成本导向模式的商品价格公式为

$$P = C \times (1+r)$$

式中,P 代表商品价格;C 为产品单位成本;r 为成本利润率。

在没有可比药物的情况下,各国通常采用成本加成的方法确定药品价格。从理论上讲,成本加成法可以提供比较合理的价格,但商品价格的合理性取决于制药企业是否可以提供准确的单位成本以及商品合理的利润率。由于信息的不对称性,管理部门很难对公司提供的信息进行核实,因此在成本导向模式中,药品定价的实际权力在商品市场的供方药厂手中。

相反,在市场导向模式中,药品属性而非成本决定药品价格,这种方式实际上是消费者使用药品后的效用表达,是一种由需方主导的定价模式。在这种定价模式中,投资是未来考虑的因素,而投资的决定因素是药品利润。市场导向模式和成本导向模式最大的区别在于药品的价格到底取决于供方还是需方。但实际上,药品进入市场之后,制药企业会通过一些后续策略调整药品价格。

最常用的价格调整策略是渗透策略和"撇脂"策略。所谓渗透策略是指企业把其产品的价格制定得比较低,以吸引更多的客户,提高市场占有率;这种策略最主要的特点是以低价进入市场,根据所获得的市场份额逐渐提高价格。"撇脂"策略正好相反,药企在产品初期把药品价格定得比较高,以获取足够多的盈利;随后逐渐调整药品价格。目前来说,国内大部分制药企业采取的都是第二种定价策略。

(四) 药品价格政策以及价格管制

在计划经济时期,药品一直由国家统一定价。在 1990 年以前,国家规定药品出厂价可以在成本基础上加成 5%,批发价在出厂价基础上加成 5%,零售价可以在批发价基础上加成 15%。

1996 年后,药品价格逐渐放开,结果药品市场的价格秩序开始混乱,导致药品价格上涨过快。因此,国家有关部门从 1996 年开始出台了一系列有关药品价格管

理的政策措施加强药品价格的管制。其中比较重要的有:1996 年国家计委(现国家发展和改革委员会)制定的《药品价格管理暂行办法》;1997 年的《药品价格管理暂行办法的补充规定》;1998 年的《国家计委关于完善药品价格政策改进药品价格管理的通知》等,对部分垄断性药品以及临床使用比较广泛的少数最基本的药品实行药品定价。

2000 年 7 月,为推进城镇医药卫生体制改革,促进城镇职工基本医疗保险制度的建立,根据国务院办公厅转发国务院体改办等部门制定的《关于城镇医疗卫生体制改革的指导意见》,国家计委印发了《关于改革药品价格管理的意见》。这一文件以及配套政策对中国药品价格政策改革起了重要影响。

随后,在 2000 年 11 月,国家计委印发的《国家计委定价目录》指出:对于列入国家基本医疗保险目录的甲类药品及其他生产经营具有垄断性的少量特殊药品(包括国家计划生产供应的精神、麻醉、预防免疫、计划生育等药品)实行政府定价;列入国家基本医疗目录的乙类药品设立政府指导价;除此以外的药品,实行市场调节价。同时印发的《药品政府定价办法》指出:政府定价要综合考虑国家宏观调控政策、产业政策和医药卫生政策,并遵循以下原则:① 生产经营者能够弥补合理生产成本并获得合理利润。② 反映市场供求。③ 体现药品治疗和疗效的差异。④ 保持药品合理比价。⑤ 鼓励新药的研制开发。这一系列的药品政策法规的出台,体现了国家对不同等级药物差别定价的策略,既关注药品厂商的利益,又保护了消费者的权益。

2004 年 4 月,国家发改委下发了《关于进一步改进药品单独定价政策的通知》,对单独定价的申请、审核和监督等提出具体实施细则,进一步提高了药品单独定价的科学性和合理性。此外,为了遏制药厂利用包装、规格、剂型等方面的改变来换取高额药价现象,确保消费者权益。2005 年 1 月,国家发改委进一步公布了《药品差价比价规则(试行)》,该规则根据平均生产成本、临床应用效果,使用便捷程度以及治疗费用等因素,对同种药品因剂型、规格和包装材料的不同而形成的价格之间的差额或比值做出了详细规定,以达到药品合理的性价比。同年 3 月,国家发改委又针对《药品差价比价规则(试行)》的适用范围、差比价的计算及特殊情况下发了《关于贯彻执行药品差比规则(试行)有关问题的通知》。这一规则(试行)的出台净化了药品定价市场,推动了药企将以正规、合理的手段来进行药品定价。

2005 年 6 月,国家发改委公布了新的《国家发展改革委定价药品目录》,并于 2005 年 8 月 1 日起正式执行。该目录对政府定价的药品范围、形式和权限进行了调整。国家发改委制定处方药的最高零售价以及特殊药品的出厂价;非处方药、双跨药和各地调剂进入地方医疗保险报销范围的品种由省级物价部门制定最高零售价。《国家发展改革委定价药品目录》的出台,进一步明确划分了中央和地方的药品定价权限。

随着 2009 年新医改大幕的拉开,药品价格管制经历了一次重要调整。国家发改委联合三部委于 2009 年发出《改革药品和医疗服务价格形成机制的意见》,提出政府管理药品价格的重点是国家基本药物、国家基本医疗保障用药及生产经营具有垄断性的特殊药品。2010 年,国家发改委对《国家发展改革委定价药品目录》进行了再一次修订。

2015 年 5 月,国家发改委、国家卫生和计划生育委员会(以下简称卫计委)、人力资源社会保障部、工业和信息化部、财政部、商务部、食品药品监管总局制定了《推进药品价格改革的意见》(以下简称《意见》)。《意见》指出,自 2015 年 6 月 1 日起,除麻醉药品和第一类精神药品外,取消原政府制定的药品价格。麻醉、第一类精神药品仍暂时由国家发改委实行最高出厂价格和最高零售价格管理。《意见》的出台将使绝大部分药品的政府定价被取消,药品实际交易价格将主要由市场竞争形成。

(五) 国家基本药物、基本药物目录以及国家基本药物制度

国家基本药物(National Essential Drugs,NED)是指那些能满足大部分群众的卫生保健需要优先选择的药品,在任何时候均有充足的数量和适宜的剂型,其价格是个人和社会能够承受得起的药品。国家基本药物制度(National Essential Drug System,NEDS)是指国家根据基本药物的研制、生产、供应、使用、广告、价格等环节制定的,有利于促进合理用药推广的有关法律、条例策略和措施。基本药物是基本药物政策的一个重要内容。它是质量、数量、疗效、安全、价格和成本-效果的统一体。

世界卫生组织在基本药物以及国家基本药物目录的提出和推广中起着举足轻重的作用。1975 年,WHO 向一些国家推荐制定国家基本药物的方法,并于 1977 年正式提出基本药物的概念、基本药物示范目录(第一版)以及基本药物制度。这些概念和经验作为各个国家药物政策的组成部分,在全世界范围内积极推广,得到广泛的响应和认可,并取得举世瞩目的成就。

国家基本药物目录制定的原则是:基本药物应包括预防、诊断、治疗各种疾病的药物,品种数占到现有上市品种的 40%~50%,随着药物的发展和防病治病的需要,不断补充和修订,周期一般为每两年修订或补充一次。从 1979 年开始我们国家开始基本药物的遴选工作,并于 1982 年 1 月下发了《国家基本药物目录(西药部分)》,标志着中国有了自己的国家基本药物目录,包含药品(西药)共 278 种。现

行的国家基本药物目录是在 1996 年印发的《国家基本药物》基础上调整而来的(历版基本药物目录以及药物种类见表 14-1)。最近一次修订完成于 2013 年 3 月 15 号,《国家基本药物目录(2012 版)》包括化学药品和生物制品 317 种,中成药、中药饮片 203 种,共计 520 种。值得注意的是,现行的国家药物目录和 WHO 现行推荐的基本药物数量基本相近,并坚持中西药并重的原则。

表 14-1　历版《国家基本药物目录》药物种类

品种类型	年　份							
	1982 年	1996 年	1998 年	2000 年	2002 年	2004 年	2009 年	2012 年
西药(种)	278	699	740	770	759	773	205	317
中成药(种)	0	1812	1570	1249	1242	1200	102	203
总计(种)	278	2511	2310	2019	2001	2033	307	520

(六)药物经济学评价

药物经济学评价是用来识别、测量和比较不同药物、治疗方案或卫生服务项目的成本和效果,以提高医药资源配置和使用效率的评价技术。目前,药物经济学已经形成一套比较完整的评价体系,在各个国家被广泛应用到药品定价、医保药品目录遴选、临床合理用药指导、疾病防治策略选择以及新药成本-效果评价等循证卫生决策领域。

药物经济学是建立在福利经济学基础之上的一门新兴学科,福利经济学建立在资源配置的任何改变应当使社会效益最大化的基础之上。因此,药物经济学评价的主要目的应是保证获得补偿的药物或者卫生服务可以增加整个社会的效益。目前许多国家或是政府已采取药物经济学评价研究指导药品补偿政策的制定,例如澳大利亚、加拿大和英国。

药品生产企业在澳大利亚申报新药进入药品保险计划(pharmaceutical benefit scheme，PBS)时,必须向药品福利咨询委员会(pharmaceutical benefits advisory committee，PBAC)提供药物经济学成本-效果分析报告。PBAC 是一个独立委员会,PBAC 专家每年一般组织 3 次会议讨论药企提供的药物经济学评价报告,并且 PBAC 有权根据专家评价的结果拒绝药企的申请,或是向卫生部建议新药获得补偿的条件。卫生部在 PBAC 会议之后讨论药物定价,并提出药物的限价或是价格范围。

加拿大于 1990 年建立了卫生技术评估协调办公室(Canadian Coordinating Office for Health Technology Assessment，CCOHTA),并将药物经济学指南应用

到国家药品补偿决策中。CCOHTA 的主要任务是评价已存在或是新的药物或是医疗器械的卫生经济学证据,为卫生保健政策制定者提供循证决策依据。

虽然英国没有要求对药品进行强制的药物经济学评价决定是否补偿该药物,但随着 1999 年英国国家卓越临床中心(National Institute for Health and Clinical Excellence, NICE)开始投入运作,药物经济学评价在新药是否纳入医疗保险报销中的作用日渐重要。NICE 负责发布治疗领域以及特定治疗方案的临床效果和成本-效果指南,不同于澳大利亚和加拿大,任何人都可以为指南的制定提出一个论题,为政策制定者提供循证依据。一旦新药或是治疗方案得到 NICE 的审批,即有可能得到国民健保系统提供的筹资和医疗资源。但值得一提的是,NICE 没有权利强制要求国民健保系统对通过评价的药品或是卫生服务进行资助。

三、药物经济学研究的领域

药物经济学的主要研究领域包括:① 上市药品的定价。通过对新药和已上市药品的药物经济学评价研究,药品生产方可以确定药品合理的价格范围。② 药品补偿和共付标准。例如,英国通过国家医疗服务体制对几乎所有的上市药品进行补偿,而大多数欧洲国家通过药物经济学评价结果设置药品的报销范围和共付标准。③ 促进合理用药,制定用药目录或诊疗常规。世界上多个国家采取药物经济学相关研究方法对诊疗技术进行评价,指导临床用药和诊疗,以促进有限医疗资源的合理使用。④ 控制药品费用的增长。随着人口老龄化的加速进程、医疗高新技术和新药的广泛使用,以及人们对医疗服务需求的日益增长,医疗费用的急剧增长引起了各国卫生部门的重视,因此亟需药物经济学研究指导医疗资源的使用和分配,使有限的医疗资源得到更加有效的使用。

第二节　药物经济学评价

药物临床实验一般仅涉及药物的疗效和安全性,药物的效果是评价药物的重要方面,但非全部。因此,同时考虑药物的效果和经济学效益的药物经济学评价研究在药物评价中的作用日渐凸显。药物的经济学评价研究是针对不同药物的成本以及效果进行比较,从而确定其经济学效益的分析方法。因此,药物经济学评价研究都要涉及两种及以上的药物进行评价。常用的药物经济学评价方法包括成本最小化分析、成本-效益分析、成本-效果分析以及成本-效用分析。

　　成本最小化分析同时考虑到不同药物的成本以及效果,但在进行成本最小化分析研究时有一前提条件,即两种药物的健康效果是一致的,因此成本最低的药物为最优选择。从成本最小化分析的条件可以看出,当临床试验的结果无法区分两种药品的优劣时,可以选择最小成本的药品。但在进行成本最小化分析前,需对临床试验的结果进行评价:① 由于很多临床试验的样本量较小,未能发现干预组和对照组之间的区别,因此对干预药品的评价需建立在更大规模的临床试验上;这种情况下,不能简单地假设两种药品效果一致。② 在进行药物经济学评价时,药物效果通常受到其他参数变化的影响(详见本章"概率敏感性分析"),而不是仅仅局限于临床试验所得的数据。由于以上两个原因,成本最小化分析通常罕见于药物经济学评价研究。

　　成本-效益分析是将药品的效果以货币价值表现出来,进而通过比较不同药品的成本-效益评价药品的优劣。由于将药品效果以货币的形式表现出来,成本-效益分析可以将评价对象扩大到卫生以外的领域,如教育、国防、环境以及基础建设项目。成本-效益分析被广泛应用于环境和交通经济学,如政府在投资洪水控制项目时,只有项目所带来的收益大于其投资时才可以获批。成本-效益分析最早用于卫生领域是 Weisbrod 等人(1971)探索脊髓灰质炎研究的成本以及效益,该研究第一次通过计算医学研究内部收益率(internal rate of return,IRR)评价脊髓灰质炎研究的成本-效益(详见案例二)。该研究认为脊髓灰质炎研究带来的内部收益率为11%～12%。通过比较不同方案的内部收益率,可以用来评价哪个方案的成本-效益最优。但由于成本-效益分析忽略了卫生项目的健康产出,因此在卫生领域的使用也相对局限。

 案例二

脊髓灰质炎研究的成本-效益分析

1. 背景与目的

　　据统计,美国政府在 1969～1970 年间共投资 16 亿美元用于医学研究,这一数字是 1959～1960 年的将近四倍,而 1949～1950 年仅有不到 7000 万美元投入到医学研究中。随着医学研究投入的不断增加,对于这些资金是否有效地使用成了政府以及非营利组织关注的问题。

本研究通过计算脊髓灰质炎疫苗研制的成本以及效益,评价投入到脊髓灰质炎研究的资金的成本-效益。

2. 研究方法

通过计算内部收益率,即当成本与效益值相等、净现值等于零时的折现率,评价投入到脊髓灰质炎研究的资金的成本-效益。

内部收益率 r 的计算公式如下:

$$\sum_{t=0}^{T} \frac{R_t - [B_t(N_t - W_t) - V_t]}{(1+r)^t} = 0$$

式中,R 表示研究成本;B 表示每减少一例脊髓灰质炎患者的效益;N 代表如果脊髓灰质炎疫苗研制失败出现病例数;W 代表脊髓灰质炎疫苗研制成功后出现的病例数;因此 $N-W$ 为减少的病例数;V 是实施脊髓灰质炎疫苗的成本;t 代表年;T 是本研究纳入的年限。

3. 研究结果

不同假设下脊髓灰质炎研究的内部收益率见表 14-2。

表 14-2　不同假设下脊髓灰质炎研究的内部收益率

假设	每减少一例病患的收益	疫苗成本(百万美元/年)		内部收益率
		1957 年	1957 年之后	
Ⅰ	恒量	350	9	8.4%
	恒量	625	19	0.4%
Ⅱ	递增	350	0	13.4%
	递增	625	0	7.9%
Ⅲ	递增	350	9	11.7%
	递增	625	19	4.5%

其中,假设Ⅱ和假设Ⅲ分别使用递增的劳动生产率,而假设Ⅰ认为劳动生产率增长率为0。

案例来源:Weisbrod B A. Costs and benefits of medical research:a case study of poliomyelitis[J]. The Journal of Political Economy,1971:527-544.

成本-效果分析有别于成本-效益分析,其特点是将产出以健康形式表示。健康产出的形式是多样的,例如,死亡率或发病率的降低,期望寿命的增加都可以作为健康的产出形式。此外,对于特定的疾病领域,效果的形式可以是生化指标的变化,例如评价不同的心血管疾病治疗药物,效果的指标可以是血压的降低,因为血压的降低可以预测长期心血管疾病的风险;评价不同骨质疏松干预项目,效果的指标可以是骨密度的变化等。

在上一章节"卫生经济学评价"中我们认识到:进行成本-效果分析,首先需要分别计算纳入研究项目的成本以及效果,然后通过增量分析计算成本差和效果差的比值,这个比值即为增量成本-效果比。

卫生决策者可以根据增量成本-效果比与增量-成本效果比阈值(willingness to pay threshold)进行比较,判断新的治疗方案是否成本有效。但由于不同疾病领域选择的效果的评价指标不同,卫生决策者很难制定一个标准的增量成本-效果比阈值。例如,一种治疗癌症的新药平均花费1万元可以延长病人10天的生存期,而另外一种预防骨质疏松的新药平均花费1万元可以减少一例髋部骨折的发生;在实际应用中,很难对比这两种药物的成本-效果。卫生决策者往往需要在不同种类疾病领域中根据有限的卫生预算选择优先资助的新药。因此,我们需要一种可以衡量不同种类疾病健康效果的指标,目前最常用的指标是QALY以及DALY。采用QALY或DALY作为健康评价指标的成本-效果分析又被称为成本-效用分析。

QALY可以同时评价健康状况的两个最重要方面:生存时间以及生命质量。关于质量调整生命年的介绍详见本书第十一章的相关内容。成本-效用分析由Torrance等人在1976年首次提出,常常作为成本-效果分析的一个子类,但实际应用时,常常把成本-效用分析和成本-效果分析统称为成本-效果分析。因此,在文献中也仅出现"增量成本-效果比"而罕见"增量成本-效用比"的表述。成本-效用分析在药物经济学评价中占了很大的比例,因为由于质量调整生命年的使用,卫生决策人员可以在不同疾病领域根据增量成本-效果比评价不同干预措施的卫生经济学效益。

一、成本-效果象限图

成本-效果象限图(cost-effectiveness plane)是解读成本-效果分析的重要手段,以基准方案为原点,以备择项目与基准项目的成本差额(ΔC)作为纵坐标,效果差额(ΔE)作为横坐标建立起的坐标系(图14-2)。这种以象限图的形式表示成本-效果的方式最早由Anderson提出,后来由Black重新表述形成目前广泛使用的成本-效果象限图。基准方案可以是目前广泛使用的治疗方案或者没有任何治疗方案,在成本-效果象限图中以原点表示。备择方案是当前需要评价的新药物,其成本可能比基准方案高也可能低,同样备择方案的效果也可能高于或低于基准方案。根据备择方案与基准方案的成本差和效果差的不同,备择方案可以位于成本效果象限图的任何一个象限;并且根据增量成本-效果比的定义可知,成本-效果象限图上的任何一点和原点连线的斜率即为增量成本-效果比(ICER)。

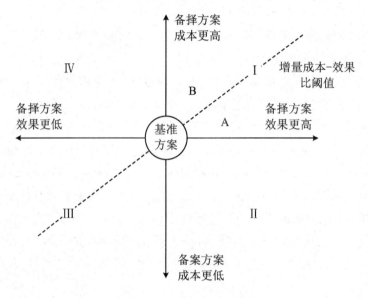

图 14-2 成本-效果象限图

如果备择方案的成本低于基准方案且效果更好,则备择方案应位于成本-效果象限图的第 II 象限。这种备择方案成本较低但疗效较高的情况又被称为绝对占优(dominate)。这种情况下,卫生决策者一般不需要对新方案做过多的讨论,因为新方案可以在花更少钱的情况下得到更多的健康利益。相反,如果备择方案的成本比基准方案高但疗效却差,这种情况下备择方案应位于成本-效果象限图的第 IV 象限,基准方案占优。这种基准方案占优的情况,卫生决策者也不需要对新方案做过多的讨论,因为基准方案的成本更低且疗效更好。

对于卫生决策者言,在备择方案和基准方案中比较难以做抉择的情况是当备择方案位于第 I 和第 III 象限:当备择方案位于第 I 象限时,备择方案比基准方案的成本高,但同样效果也更优;相反,当备择方案位于第 III 象限时,备择方案比基准方案的成本低,但效果也不如基准方案。在这两种情况下,卫生决策者就需要权衡为获得一个单位的效果而愿意支付的费用,或是为牺牲一个单位的效果所节省的成本是否合理。

需要回答这个问题,就必须引入一种衡量的标准:卫生决策者愿意为增加(或减少)一个单位的效果花费(或节约)多少成本？这样的一个标准被称为增量成本-效果比阈值,通常用希腊字母 λ 表示。只有当备择方案的增量成本-效果比低于增量成本-效果比阈值时,才认为备择方案更加成本有效。因此,如果备择方案位于成本-效果象限图第 I 象限的 A 区域,备择方案成本有效；如果位于 B 区域,即使备择方案的效果优于基准方案,但由于获得额外效果的成本高于增量成本-效果比阈值,备择方案依然不会被采纳。

值得注意的是,目前在世界各国仍没有一个固定的增量-成本效果阈值来评价药物是否成本有效。在英国,如果一个项目的 ICER 低于 2 万或 3 万英镑,则认为成本有效；而在美国经常采用 5 万美元作为增量成本-效果阈值。对于中低收入国家,世界卫生组织建议使用 1～3 倍的人均国民生产总值作为增量成本-效果阈值。

在使用成本-效果象限图评价备择方案是否成本有效时,需考虑两个问题：首先,备择方案的位置,即备择方案和基准方案相比,成本和效果的差值的组合应该位于成本-效果象限的哪一个区域？其次,卫生决策者愿意为增加(或减少)一个单位的效果花费(或节约)多少成本？也就是增量成本-效果比阈值的斜率。结合这两个问题的答案,我们即能回答备择方案是否成本有效。

二、平均成本-效果比和增量成本-效果比

在文献中,我们经常见到另外一个指标用于评价备择项目是否成本有效：平均成本-效果比。平均成本-效果比的计算方式是将备择方案的平均成本除以平均效果得出的比率,而增量成本-效果比涉及两种方案的比较。在本章内容中,我们在评价一个干预项目是否成本有效时,一直强调备择方案和基准方案成本和效果"增量"的概念以及由此得出的增量成本-效果比。在平均成本-效果比和增量成本-效果比之间,我们应该选择哪项指标评价备择项目是否成本有效呢？

要回答以上的问题,我们首先引入一个例子(详见案例三)：Goeree 等在加拿大女性人群中采用成本-效果分析评价几种骨质疏松治疗方案的药物经济学效益,纳入五种方案,分别是① 无任何治疗。② 阿仑膦酸钠。③ 依替膦酸钠。④ 利塞膦酸钠。⑤ 雷洛昔芬。通过马可夫模型(Markov model)分析的结果显示：如果不采用任何治疗,65 岁的女性在 30 年内平均因骨质疏松性骨折发生约 1.6 万加元的费用,平均可生存 11.541 年或 8.462 质量调整生命年(表 14-3)；几种药物治疗方案均可产生更优的效果但发生的费用却均高于无任何治疗方案。如果仅仅计算平均成本-效果比,五种方案的 ACER 分别是 1886 加元,2113 加元,2105 加元,2296 加元和 2323 加元/QALY。从每单位的成本来看,无任何治疗依次优于阿仑膦酸钠、依替膦酸钠、利塞膦酸钠和雷洛昔芬,因为无任何治疗方案花费在每单位的

QALY 上的成本最小。

 案例三

骨质疏松性骨折药物预防的成本-效果分析

1. 背景与目的

随着女性在绝经后雌激素水平的下降,骨质疏松性骨折的发生率也明显增高。目前在加拿大市场有多种预防骨质疏松性骨折的药物,但缺乏相关的经济学分析评价这几种药物的成本-效果。

2. 研究方法

通过模型分析的方法,建立骨质疏松症的马可夫模型,通过计算五种方案的成本以及效果,评价药物治疗的成本-效果。纳入的五种方案分别是:① 无任何治疗。② 阿仑膦酸钠。③ 依替膦酸钠。④ 利塞膦酸钠。⑤ 雷洛昔芬。研究的目标人群是 65 岁的加拿大女性,研究时限是 30 年;研究中的成本均调整到 2005 加元,效果以生命年以及质量调整生命年表示。

3. 研究结果

五种骨质疏松治疗方案的平均成本以及效果见表 14-3。

表 14-3　五种骨质疏松治疗方案的平均成本以及效果

治疗方案	平均成本 （2005 加元）	平均效果	
		生命年	质量调整生命年
无任何治疗	15960	11.541	8.462
阿仑膦酸钠	18016	11.569	8.525
依替膦酸钠	17940	11.555	8.523
利塞膦酸钠	19538	11.552	8.508
雷洛昔芬	19841	11.569	8.541

案例来源:Goeree R, Blackhouse G, Adachi J. Cost-effectiveness of alternative treatments for women with osteoporosis in Canada[J]. Current Medical Research Opinion, 2006,22(7):1425-1436.

由于这几种方案都是针对同一疾病领域,一种方案的实施必然影响着另一种方案的实施,这几种方案又称为互斥项目(mutually exclusive programs)。如果在决策过程中,只考虑单个方案而忽略不同方案之间的影响,这种决策方式是不恰当的。在实际卫生决策时,效率并不是构成决策的唯一考量。卫生决策者往往更关注一项治疗方案相对于另一种替代方案在成本以及健康改善上的差异,而非某种方案单独的效率,因此增量分析往往能够给卫生决策者提供更多的信息,增量成本-效果比在互斥项目的药物经济学评价中也更有意义。

但卫生决策者如果是在几种治疗不同疾病的药物之间做决策,在这种情况下,判断其中一种药物的成本-效果不会影响到对其他项目经济学效益的评价。这几种药物方案之间是相互独立的(independent programs)。在几种独立方案的选择时,平均成本-效果比就成为考量药物经济学效益的主要因素。例如在案例三中阿仑膦酸钠预防骨质疏松性骨折的 ACER 是 2113 加元/QALY,如果假设一种预防脑卒中的药物阿司匹林的 ACER 是 1560 加元/QALY,假设卫生决策者的预算只能资助其中一种药物,那么每单位 QALY 成本更小的阿司匹林就应当成为最终选择。

综上所述,卫生决策者在独立方案之间评价卫生经济学效益时,平均成本-效果比是主要评价指标;而针对互斥方案的选择时,增量成本-效果比提供的信息更有价值。

三、互斥方案的选择标准

在案例三中,如果把无任何治疗方案作为基准方案,所作的成本-效果象限图如图 14-3 所示。由于四种替代治疗方案的成本以及效果均高于无任何治疗,所以四种替代方案均位于第 I 象限。在预算允许的条件下,我们总是希望尽可能地获得健康效用。因此,我们需要考虑在成本-效果象限图中尽可能接近 Y 轴原点以及远离 X 轴原点的备择方案。从成本象限图中可以看出利塞膦酸钠是第一个比无任何治疗效果高的备择方案:利塞膦酸钠和无任何治疗方案相比,成本差为 3578 加元,效果差为 0.046 个 QALYs。下一个效果高的治疗方案是依替膦酸钠:和无任何治疗方案相比,成本差为 1980 加元,效果差为 0.061 个 QALYs。我们可以发现,依替膦酸钠可以在花费更少的情况下比利塞膦酸钠获得更多的健康效用,这种成本较低但疗效更高的情况可表述为依替膦酸钠绝对占优(dominance)。事实上,如果备择方案位于灰色区域,则备择方案被依替膦酸钠占优。在做卫生决策时,诸如利塞膦酸钠这类被其他备择方案占优的方案均不予考虑。

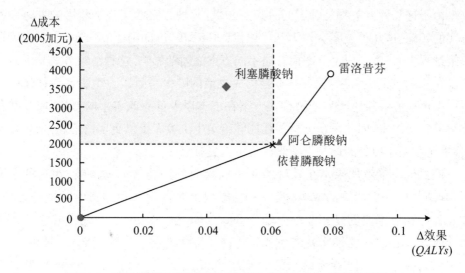

图 14-3　预防骨质疏松性骨折五种药物方案的成本-效果象限图(1)

在排除利塞膦酸钠以后,我们假设一种新的治疗方案帕米膦酸钠纳入到备择方案中,其平均成本为 19160 加元,平均效果为 8.53 个 $QALYs$,那么新的成本-效果象限图如图 14-4 所示。把新的五种预防骨质疏松性骨折的治疗方案按效果从小到大排序,通过与前一个备择方案两两比较计算增量成本-效果比,结果如表 14-4 所示:依替膦酸钠和阿仑膦酸钠的 $ICER$ 随着治疗方案带来效果的增加而增加,但帕米膦酸钠的 $ICER$ 远远大于比其效果更优的雷洛昔芬。

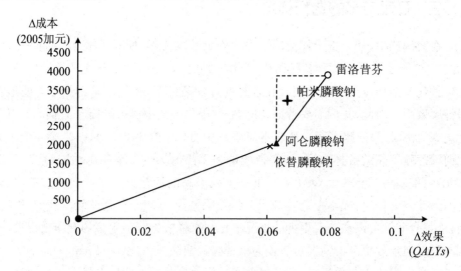

图 14-4　预防骨质疏松性骨折五种药物方案的成本-效果象限图(2)

在几项互斥的备择方案中如果出现效果较低但 $ICER$ 较大的情况,称为扩展占优(extended dominance)。在表 14-4 中,与帕米膦酸钠相比,雷洛昔芬扩展占优。由于被扩展占优的备择方案每单位 QALY 花费的相对成本较高,因此也不符合成本-效果的选择标准,应被排除。事实上,位于虚线三角中所有可能的备择方案均被雷洛昔芬扩展占优,都应被排除。最后卫生决策者将剩下的未被排除(undominated)的项目依据效果由小到大的顺序排列,重新计算两种方案比较的 ICER,选取最符合成本-效果的方案。依据这个标准,将案例三中未剩余的项目进行两两比较,重新计算 ICER(表 14-5)。

表 14-4 五种骨质疏松治疗方案的平均成本、效果以及增量成本-效果比(*ICER*)

治疗方案	平均成本 (2005 加元)	平均效果 (*QALYs*)	Δ 成本	Δ 效果	*ICER*
无任何治疗	15960	8.462	—	—	—
依替膦酸钠	17940	8.523	1980	0.061	32459
阿仑膦酸钠	18016	8.525	76	0.002	38000
帕米膦酸钠	19160	8.530	1144	0.005	228800
雷洛昔芬	19841	8.541	681	0.011	61909

表 14-5 排除被绝对占优和扩展占优项目后骨质疏松治疗方案平均成本、效果以及增量成本-效果比(*ICER*)

治疗方案	平均成本 (2005 加元)	平均效果 (*QALYs*)	Δ 成本	Δ 效果	*ICER*
无任何治疗	15960	8.462	—	—	—
依替膦酸钠	17940	8.523	1980	0.061	32459
阿仑膦酸钠	18016	8.525	76	0.002	38000
雷洛昔芬	19841	8.541	1825	0.016	114063

最后有两种方式确定最符合成本-效果的方案:① 根据预算选用可以负担得起的备择方案。② 根据增量成本-效果比阈值选用最大成本-效果的备择方案。在选用第一种方式时,需通过预算影响分析(budget impact analysis,BIA),结合卫生决策者的预算,尽可能地在预算范围内选择成本有效的方案;在选用第二种方式时,需在增量成本-效果比阈值(WTP threshold)内挑选最大成本-效果的方案。例如,在案例三中,如果加拿大卫生部门使用的增量成本-效果比阈值为 5 万加元/QALY 增量,那么由于雷洛昔芬超过可接受阈值则被排除,而阿仑膦酸钠在可接受阈值内最为成本有效。但如果加拿大卫生部门使用的增量成本-效果比阈值为 3.5 万加元/QALY 增量,那么阿仑膦酸钠和雷洛昔芬均超过可接受阈值,此时依替膦

酸钠最为成本有效。

综上所述,在互斥方案中选择成本-效果方案分四个步骤:① 将各个方案依效果由小到大排列,排除效果较低但成本较高(被绝对占优)的方案。② 将剩下的项目依效果由小到大重新排列,通过对相邻两个方案进行比较,计算出增量成本-效果比(ICER),将效果较低但 ICER 值较大(被扩展占优)的项目予以排除。③ 将排除被绝对占优和扩展占优后的所有方案重新依效果从小到大的顺序排列,计算 ICER。④ 根据预算大小或是增量成本-效果比阈值选择可得最大效用的方案。

第三节　药物经济学研究设计

在一项新药的开发过程中除了药品的安全性和有效性,目前世界上很多国家都要求提供药品的药物经济学效益。在进行药物经济学评价研究前,研究者通常需要明确了解研究问题以及研究方案,并在临床试验中提取相应的数据。常用药物经济学评价研究有基于临床试验的药物经济学评价以及药物经济学模型评价研究,由于临床试验在药物经济学研究中的局限性,两种方法是相互补充的。研究者需要根据疾病类型以及特点选择合适的药物经济学研究方法。

一、基于临床试验的药物经济学评价

随机对照试验(randomized controlled trial,RCT)是一种对卫生服务中某种药物或疗法的功效(efficacy)进行检测的手段。由于随机对照试验可以消除偏倚、平衡混杂因素以及提高统计学检验的有效性,因此被认为是临床试验的金标准。以往临床试验的主要目的是用于评价药物的功效,但从 20 世纪 90 年代中期以来,越来越多的临床试验增加了药物经济学评价内容。尽管基于临床试验的药物经济学评价可以获取第一手药物功效的资料,可以尽量避免选择偏倚,但基于临床试验的药物经济学评价仍有以下缺点:

(一)很难纳入所有可能的备择方案

由于临床试验的标准较高,研究成本通常也比较高,因此临床试验很难纳入所有可能的备择方案。一般来说,在临床试验中,干预组仅仅纳入新药物或是新疗法,而对照组采用"标准"治疗方案。在实际临床使用中,一种疾病可能有多种常用的治疗方案,但在临床试验中不可能纳入所有的常用治疗方案。

（二）研究时限通常很难捕捉到所有的药物效果

临床试验的研究目的通常是评价新药的功效，而药物经济学评价研究要求在研究时限内需捕捉到研究人群所有可能的流行病学以及药物经济学数据。因此除了针对急性病或是晚期疾病的临床试验，大多数临床试验的时限均达不到药物经济学评价要求的研究时限。仅仅基于一个临床试验的药物经济学评价通常会低估药物的成本-效果。

（三）可推论性

临床试验的研究对象通常因为试验目的是一个设定好的人群，有着比较严格的纳入和排出标准。从临床试验的受试对象中获得的资料很难外推到别的人群，而药物经济学评价的研究对象通常是一个混合、复杂的人群，包括处于疾病不同发展阶段、不同社会经济文化水平、可能出现各种副反应等。因此，完全基于一个临床试验数据的药物经济学评价的结果可能不适用于整个人群。

（四）难以收集所有相关的资料

由于临床试验的研究目的、经费、研究时限等因素的限制，完全基于一个临床试验的药物经济学评价最大的一个缺点是很难在单一的临床试验中收集到所有用于经济学评价的参数。一个完整的药物经济学评价研究通常涉及的参数有上百个，甚至更多，包括研究人群的流行病学、人口学、成本、生命质量等方面的数据。因此，除了一个临床试验的数据，还需要从其他流行病学、卫生经济学以及人口学调查中获取相关资料。

二、药物经济学模型评价研究

根据以上几项缺点我们可以发现完全基于一个临床试验的药物经济学评价研究是不恰当的，但什么样的研究设计可以弥补这些缺点？基于药物经济学模型的分析将研究中所涉及的参数通过统计关系连接成一组逻辑数据，替代或是补充基于临床试验的药物经济学评价研究。通常来说，模型研究是临床试验的补充：临床研究可以提供模型中所需要的参数，而模型研究可以综合其他观察性研究的数据延伸临床研究的时限，从而尽可能捕捉所有药物经济学研究所需的结果。常用的药物经济学模型有决策树模型、状态转移模型、离散事件模型和动态转移模型。

（一）决策树模型

决策树模型是一种最为简单的药物经济学模型。在一个简单的决策树模型中，不同的决策分支代表一个将来要发生的事件，定义不同的备择方案以及各种备择方案带来的结果是构建决策树模型的关键步骤。决策树模型的优点是可以直观反映各种可能的结果，因此非常适合评价短期内有确定结果的疾病。但对于临床过程比较长，疾病状态重复出现的慢性疾病，决策树模型的作用通常不大。

(二) 状态转移模型

马可夫队列模型（Markov cohort model）和个体层面的状态转移模型（state-transition microsimulation model）均属于状态转移模型。当某些疾病状态在整个临床过程中重复出现，并且疾病状态出现在疾病过程中的时间不确定时，状态转移模型尤为重要。因此，状态转移模型常常用于慢性非传染性疾病的模拟。在案例三中，如果我们建立模拟骨质疏松的疾病模型，马可夫队列模型就是一种比较合适的方法。因为病人在疾病过程中，通常生存时间会比较久，但在生存期内可能出现不同的疾病状态：可能永远不发生骨折，可能仅仅发生一次骨折，也可能发生多次骨折。因此，我们根据疾病的这种特点可以构建如图 14-5 所示的状态转移模型。在这个状态转移模型中，病人可根据疾病状态间箭头所示的方向根据一定的概率通过队列或个体的方式转移：一个队列一次性通过状态转移模型是经典的马可夫队列模型，而单个模拟个体一次通过状态转移模型就是个体层面的状态转移模型。

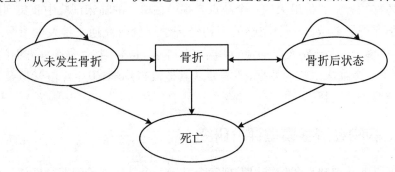

图 14-5 骨质疏松的状态转移模型

在马可夫队列模型中，模拟人群一次性通过整个马可夫模型。在每个马可夫周期结束时，根据转移概率矩阵模拟人群重新分布，并计算每个状态包括成本以及效果的累积结果（reward）。当模拟队列所有的个体都分配到吸收状态（absorbing state）时，马可夫队列结束。吸收状态是指当模拟人群处于吸收状态时不可逃离的状态，例如，图 14-5 中的"死亡"就是一个吸收状态，在任何一个马可夫队列模型中必须至少设置一个吸收状态。

在马可夫队列模型中，每个马可夫状态是相对独立的个体：第 n 个周期的马可夫队列进入第 $n+1$ 个周期的概率和此队列中每个个体所处的状态无关，此现象被称为马可夫假设(Markovian assumption)。但在现实状况中,转移概率通常与模拟个体的疾病史有关:例如,已发生骨折的人再次发生骨折的风险大大增加。而在经典的马可夫队列研究中,这种个体之间的异质性(heterogeneity)通常是被忽略的。

个体层面的状态转移模型解决了马可夫假设的问题。在个体层面转移模型中,模拟个体依次通过模型直到其处于吸收状态,当所有的模拟个体均处于吸收状态时,模拟结束。通过设置追踪参数(tracker variable)可以记录模拟个体在整个模拟过程中所发生的疾病过程,追踪参数的使用保证了模拟个体间的异质性,因此更能准确地反映模拟个体的特征。

(三) 离散事件模型

离散事件模型(discrete event simulation model, DES model)是另一种常用的药物经济学模型。离散事件是指事件的发生是间断而非连续的,在研究时限内,疾病状态的呈现基于一定的概率发生或是不发生。离散事件模型是基于对疾病过程中各种离散事件的发生进行的模拟,用来反映疾病的发生发展过程:在一个特定的时间内,这些离散事件发生的时间和概率遵循一定的时间-概率密度函数,互斥的离散事件的发生与否取决于对时间-概率密度函数的抽样结果。

在一个离散事件模型中有几个重要组成因素:模拟个体(entities)、属性(attributes)、事件(events)、资源(resources)、队列(queues)和时间(time)。模拟个体是离散事件的核心组成部分,因为其是属性和事件的主载体,资源的消耗者,在不同的时间进入队列。在离散事件模型中,模拟个体通常是病人,但也可能是资源的提供者;属性是区别每个模拟个体的特征,如年龄、性别、种族、健康状况、疾病史、生命质量等;模拟个体发生的事件可以是一种疾病状态、药物副反应、资源使用,事件的发生可以是重复的;资源是模拟个体消耗的服务,如果这种服务被其中一个模拟个体占用,那么其他模拟个体就需要进入等待队列;事件的发生取决于时间-概率密度函数,事件发生后的持续时间也由预先制定的概率函数抽样获得,和状态转移模型一样,当所有的模拟个体终结于吸收状态时,整个模拟结束。

(四) 动态转移模型

动态转移模型通常用于传染性疾病的模拟,与静态模型(状态转移模型或离散事件模型)中采用一个固定的转移概率不同,动态转移模型通过模拟人群在一个特定时点所感染人数的函数进行模拟。由于是用于传染性疾病,在一个动态转移模型中,非药物干预组也能从干预组中获得药物干预的效果。

研究者在选择药物经济学评价模型时,不仅仅要考虑哪种模型更适合所研究疾病的发生发展过程,确保选择的模型可以正确反映疾病临床过程中的药物经济学效益,并且要收集到适合该模型的相关数据。由于药物经济学在中国发展的时间并不长,因此缺乏适用于中国人群的疾病发生过程中的卫生经济学数据;由于原始数据积累不足,严重阻碍了药物经济学在中国的发展。现实工作中,常常因为数据的缺乏,只能借用国外的数据拟合到中国人群模型中,从而导致模型的可信性降低。

三、药物经济学数据质量等级与敏感性分析

除了药物经济学研究自身设计的质量,影响药物经济学研究质量的另一个重要因素就是研究中使用数据的可信度。研究证据质量分级的概念首次是由美国的两位社会学家 Campbell 和 Stanley 在 20 世纪 60 年代提出的,用于评价教育领域部分原始研究的设计,将随机对照研究的质量定位最高,并引入内部效度和外部效度的概念。之后,数据质量等级经历几十年的发展,直到 2004 年,由"推荐等级的评估、制定与评价"(Grading of Recommendations Assessment,Development and Evaluation,GRADE)工作组推出国际统一的证据分级和推荐意见标准,向全世界推广使用。同年,中国循证医学中心也在专科医师分类研究中首次引入证据分级的理念(表 14-6)并于 2006~2008 年不断对该标准进行完善。该建议将证据分为五级,其中以基于 RCT 的系统评价或荟萃分析(meta-analysis)结果以及大样本多中心随机对照试验的可信度最高,而专家意见、描述性研究和病例报告的可信度最低。该标准的出台使决策者可以考虑不同证据间的可信度级别,从而全面高效决策。

表 14-6 2008 年中国循证医学中心数据质量分级标准

证据级别	研究设计
A	收集所有质量可靠的 RCT 后做出的系统评价或 Meta 分析结果,大样本多中心随机对照试验
B	单个大样本的 RCT 结果
C	设有对照但未用随机方法分组的研究,病例对照研究和队列研究
D	无对照的系列病例观察
E	专家意见,描述性研究,病例报告

在药物经济学模型评价研究中,模型参数经常有不同的来源。数据的选择应当符合研究的问题以及研究的目标人群,并且数据应当与模型设计的特征相一致。模型中的所有数据都应注明数据来源以及选择理由,以增加模型的透明性。由于

这种数据的不确定性,通常影响药物经济学的评价结果,因此必须采用一种方法评价这种不确定性。

敏感性分析是药物经济学评价中最常用的评价不确定性的方法,敏感性分析技术的发展也促进了药物经济学评价在卫生循证决策中的应用。在药物经济学评价研究中,主要存在两种不确定性:随机不确定性(stochastic uncertainty)和参数不确定性(parameter uncertainty)。随机不确定性是指在模拟个体中产生随机结果的不确定性,又称为一阶不确定性。参数不确定性是指在药物经济学评价研究中使用参数的不确定性,又称为二阶不确定性。

处理不同类型的不确定的方法也是不同的。一阶蒙特卡洛模拟(first order Monte Carlo simulation)是将一定数量的模拟个体通过药物经济学评价模型,模拟的数量根据模型的复杂程度而定。Briggs通过尝试不同数量的模拟次数探索模拟次数对模拟结果产生的影响,结果发现1千次的模拟和1万次的模拟产生的结果均数大致相同,但结果的方差差异却很大。方差的大小是影响决策者产生判断的重要影响因素,因此在药物经济学评价研究中,必须设定足够数量的模拟次数以产生相对稳定的结果均数与方差。

一阶蒙特卡洛模拟仅仅反映了随机不确定性,但没有对参数不确定性进行讨论。参数不确定性的讨论有多种方案,例如单纯敏感性分析(deterministic sensitivity analysis)、极端值分析(extreme sensitivity analysis)以及概率敏感性分析(probabilistic sensitivity analysis,PSA)。单纯敏感性分析又可分为单因素敏感性分析和多项敏感性分析。单因素敏感性分析是指选择单个变量在其变动范围内取值,探索该变量的变化对评价结果的影响;多项敏感性分析是选择几个变量同时变动,探索评价结果变化的范围。极端值分析是通过参考最好或是最坏的案例分析,讨论评价结果变化的范围。无论是单纯敏感性分析,还是极端值分析,都仅仅讨论部分参数的不确定性,因此没有考虑到所有参数在不确定范围内同时变化的协同作用。概率敏感性分析可以同时根据所有参数的概率-密度函数进行抽样,通过一个参数模型评价当所有参数在不同范围内变动对评价结果产生的影响,因此概率敏感性分析也越来越频繁地应用在药物经济学的评价研究中。

四、药物经济学评价指南

由于药物经济学评价设计的多样化以及研究中特有的不确定性,因此需要一种规范研究的设计、分析以及报告以促进药物经济学评价的规范性以及透明性。药物经济学评价指南运用系统的方法对新药的药物经济学评价提供指南和参考标准,其意义有两点:① 指导药物经济学评价研究的设计和报告的规范化,以争取新药可以获得国家保险的报销。② 是一个国家的卫生系统或者医疗保险系统为了帮助药品的筹资和管理决策所采取的一种分析评价工具。

一般来说,药物经济学评价指南涉及评价目的、评价角度(患者、服务提供方、支付方和社会角度)、评价设计(基于临床试验、基于模型或混合型)、研究人群、分析时限、基准方案的选择、成本与结果的测量和评估、贴现、不确定性的处理、结果的报告等内容。在每个指标下,各国药物经济学评价指南均做出详细的解释说明以规范该国药物经济学评价研究。

由于各个国家的药品相对价格不同,人口学特征、流行病学特征以及可利用的卫生资源均不同,各国一般根据自己国家的不同国情设计适应本国的评价指南。中国在制定药物经济学评价指南方面才刚刚起步,尚处于研究阶段。在参考国外药物经济学评价指南的基础上,立足自身药物经济学评价的发展和需求现状,《中国药物经济学评价指南》课题组于 2011 年出版了第一部在中国具有指导作用的《中国药物经济学评价指南》,并于 2015 年更新并对指南进行详细解读。

五、药物经济学评价在中国的展望

中国的药物经济学研究起步比较晚,目前正处于发展阶段,到目前为止还没有系统性地应用到医药卫生决策中。最早由许世斌、陈洁等于 1993 年在上海开展了药物经济学评价研究,此后药物经济学评价研究在中国蓬勃发展。

药物经济学的发展离不开国家政策的支持,2007 年 10 月国家食品监督管理局令第 28 号颁布的《药品注册管理办法》要求对上市的药品进行价值评估,2009年国务院发布的《中共中央国务院关于深化医药卫生体制改革的意见》明确指出,对新上市的药品和专利药物的定价需逐渐引入药物经济学评价,2010 年国家发改委在新修订的《药品价格管理办法(征求意见稿)》中也提到:"可替代药品治疗费用差异较大的,可以以对照药品价格为基础,参考药物经济性评价结果进行调整。"

不可否认的是,目前中国的药物经济学评价研究还存在不少问题,多数的研究没有一个规范的研究设计和分析角度。同时,很多研究缺乏增量分析和对不确定性的讨论。此外,由于缺乏相应的流行病学、人口学以及卫生经济学数据,基于模型研究的药物经济学评价研究在中国并不多见。但随着方法学的发展以及政府的不断重视,将有更多高质量的药物经济学评价研究应用到药物的价格制定、补偿机制、基本药物目录的制定等政府循证决策中。

思考题

（1）常见的药物经济学评价方法有哪些？

（2）如何判别一种药品是否成本有效？

（3）药物经济学评价在控制药品支出的作用是什么？

附录　货币的时间价值

　　不同的时间里,同样的资金具有不同的时间价值。货币的时间价值实质上就是由使用资金的过程中获得利息或利润而产生的。所谓货币的时间价值,对于借贷款来说就是利息,对投资过程来说就是利润。因此在计算和研究投资效益时,不能简单地以各年的货币面值来衡量,而应将各年的收支按照要求的利率折算到投资开始时刻,与初始投资比较。

　　决定资金的时间价值的两个因素:一是时间的长短;二是收益率(利率)的高低。期限越长,利率越高,其将来值越高而现值越低;反之期限越短,利率越低,其将来值越低而现值越高。

　　反映资金的时间价值有两种形式:将来值和现在值。将来值是指现在投入一定数额资金,按照一定利率(收益率),在将来一定期限后,本息共回收的数额。现在值是指将来一定期限后的资金,按照一定利率(贴现率)计算的现值数额。利息的计算一般有两种:单利法和复利法。

一、利息的计算

(一) 单利和单利率

单利法仅对原本金进行利息的计算。公式为

$$I = P \cdot i \cdot n$$

式中,I 为利息;P 为本金;i 为单利率;n 为利息周期数(一般以年为期计算)。

　　例 1　本金 100 元,利率为 6%,试求:(a) 3 年后的单位利息 I;(b) 2 个月后的单利息 I。

　　解　(a) 已知 $P=100$(元),$i=0.06$,$n=3$,

$$I = P \cdot i \cdot n = 100 \times 0.06 \times 3 = 18(元)$$

　　(b) 略。

(二) 复利和复利率

复利实际上是单利的反复使用。复利的计算是在本金的基础上,每期所得利

息的不断递增,就是将前期的利息并入本金一起计算利息,即利上加利。通用公式为

$$F = P(1+i)^n$$

式中,F 为将来值;P 为现在值(即最初的本金);i 为复利率;$(1+i)^n$ 为一次支付复利系数。

例2 存款 100 元,年利率 6%,5 年期(即利息每年计算一次),复利的计算见附表 1。

附表 1 复利的计算

时期	期初额(本金)(元)	$1+i$	期末额(元)	利息(元)
1	100	1.06	106	6.00
2	106	1.06	112.36	6.36
3	112.36	1.06	119.10	6.74
4	119.10	1.06	126.25	6.15
5	126.25	1.06	133.82	7.57

5 年后本利总计为 133.82 元,其中利息 33.82 元。

如果规定每半年计息一次,则:

$$本息总额 = 100 \times (1+6\% \div 2)^{10} = 134.39(元)$$

即计息期限越短,复利计算所得的利息越大。复利法多适用于长期性投资,单利法适用于短期性投资。

例3 本金 1000 元,年利率 8%,每年复利 2 次,试求 2 年后的复利值与复利息。

解 $P=1000$ 元,$i=8\% \div 2=4\%$,$n=2 \times 2=4$

$F=1000(1+0.04)^4=1169.86(元)$

$I=1169.86-1000=169.86(元)$

当 n 逐渐增大时,复利计算会出现 n 次连乘,计算繁琐易错,复利表法则是一种简洁的方法。复利表法是以本金 1 元为基准,依每期利率 i 及期数 n 计算复利终值而制成的表。i,n 及复利终值均列在表上,只要按每期利率与期数查表即得本金 1 元的复利终值(最后一期末的本利和算为复利终值);再将此数与本金 P 相乘,即得 n 期末的复利终值。

二、复利与折现系数

为了使不同时间发生的货币流量能够在时间价值相等的基础上进行比较,技

术经济分析中常用的复利与折现系数有 7 个,分别是 F(将来值)、P(现在值)、A(年积金)、i(利率)、n(年数)。常用的复利和折现系数表见附表 2。

附表 2 常用的复利和折现系数表

系数名称	符号	已知	求	公式
复利系数	$(F/P, i, n)$	P	F	$F = P(1+i)^n$
现值系数	$(P/F, i, n)$	F	P	$P - F\dfrac{1}{(1+i)^n}$
资金积累系数	$(A/F, i, n)$	F	A	$A = F\dfrac{i}{(1+i)^n-1}$
累计复利系数	$(F/A, i, n)$	A	F	$F = A\dfrac{(1+i)^n-1}{i}$
资金回收系数	$(A/P, i, n)$	P	A	$A = P\dfrac{i(1+i)^n}{(1+i)^n-1}$
累计现值系数	$(P/A, i, n)$	A	P	$P = A\dfrac{(1+i)^n-1}{i(1+i)^n}$
等额换算系数	$(A/G, i, n)$	G	A	$A = A' \pm G\left[\dfrac{1}{i} - \dfrac{n}{(1+i)^n-1}\right]$

注:F 为将来值,P 为现在值,A 为年积金,G 为等差值,i 为年利率,n 为年数。

(一)整付类型(一次偿付)

是指所分析计算的系统的现金流量,无论是流出还是流入,均在一个时间点上一次全部发生。它有两个相关等值的计算公式:复利系数和现值系数。

1. 复利系数

复利系数又称一次偿付复利系数。

用途:已知现在值 P,求将来值 F。

符号:$(F/P, i, n)$,$(CA-i\%-n)$

公式:$F = P(1+i)^n = P(F/P, i, n)$

例 4 某投资项目 100 万元,投资效果系数(相当于利率)为 12%,求 5 年后的投资与效益之和为多少?

解 根据复利公式计算将来值 F。

$$F = P(1+i)^n$$
$$= 100 \times (1+12)^5 = 176.23(万元)$$

查表得 $F=P(F/P,0.12,5)$
$$=100\times1.7623=176.23(万元)$$

2. 现值系数

现值系数又称一次偿付现值系数。

用途:已知将来值 F,求现在值 P。

符号:$(P/F,\ i,\ n),(PW-i\%-n)$

公式:$P=F\dfrac{1}{(1+i)^n}=F(P/F,\ i,\ n)$

复利系数与现值系数互为倒数。从将来值计算现值成为贴现。

例5 投资 P 元,20 年后增长到 10000 元,利率为 8%,每半年复利一次,问:应投资多少?

解 已知 $F=10000$, $i=8\%\div2=4\%$,$n=20\times2=40$

则 $P=F\dfrac{1}{(1+i)^n}$
$$=10000\times\dfrac{1}{(1+0.04)^{40}}=2082.89(元)$$

(二) 等额分付类型

分付是相对于整付而言的,它是指所分析计算系统的某笔款项,分别在几个时间上流动。分付可以是等额分付,也可以是不等额的,而等额分付最为常见,它有 3 个特点:

(1) n 个等额分付值(年金)A 连续地发生在每期期末。

(2) 现值 P 发生于第一个 A 所在的计息周期期初。

(3) 将来值下发生的时间与第 n 个 A 相同。

等额分付类型有 4 个相关公式,分别表示 A 与 P,A 与 F 之间的等值关系。

1. 资金积累系数

资金积累系数又称资金储存系数或等额分付偿还基金。

用途:已知将来值 F,求等额年金 A。

符号:$(A/F,\ i,\ n),(SF-i\%-n)$

公式:$A=F\dfrac{i}{(1+i)^n-1}=F(A/F,i,n)$

年金是一系列多期现金流动(收入和支出),其特点是:① 每期金额相等。
② 各期的间隔日数相同,年金可以计算到期复利值,也可计算年金现值。

例6 某项计划投资收益率 i 为 6%,通过每年投入等额资金的办法,在第 5 年末筹集资金(将来值)总计 1900 万元,试求每年投入等额资金 A 为多少?

解 代入计算公式:

$$A = F\frac{i}{(1+i)^n - 1}$$

$$= 1900 \times \frac{0.06}{(1+0.06)^5 - 1} = 337.06(万元)$$

查表得 $A = 1900 \times 0.1774 = 337.06$(万元)。

2. 累计复利系数

累计复利系数又称等额序列复利系数或等额分付本利和。

用途:已知年金 A,求将来值 F。

符号:$(F/A, i, n)$,$(SCA-i\%-n)$

公式:$F = A\frac{(1+i)^n - 1}{i} = A(F/A, i, n)$

例 7 某计划投资收益率 i 为 8%,如在 6 年内每年末投入等额资金 500 万元,试求第 6 年末所得总金额(即将来值)为多少?

解 代入公式求将来值

$$F = A(F/A, i, n)$$

$$= 500 \times 7.3359 = 3667.95(万元)$$

3. 资金回收系数

资金回收系数又称投资回收系数或等额分付资本回收。

用途:已知现在值 P,求年金 A。

符号:$(A/P, i, n)$,$(CR-i\%-n)$

公式:$A = P\frac{i(1+i)^n}{(1+i)^n - 1} = P(A/P, i, n)$

例 8 已知初始投资 P 为 10000 元,投资收益率 i 为 15%,这笔钱需在 7 年内全部收回,试问每年的等额收益数是多少?

解 代入公式求年金 A

$$A = P(A/P, i, n)$$

$$= 1000 \times 0.24036 = 2403.6(元)$$

4. 累计现值系数

累计现值系数又称等额序列现值系数。

用途:已知年金 A,求现在值 P。

符号:$(P/A, i, n)$,$(SPW-i\%-n)$

公式：$P = A \dfrac{(1+i)^n - 1}{i(1+i)^n}$

例 9　假如投资收益率 i 为 10%，在 6 年内每年末得 500 万元的收益额，求初始投资是多少？

解　代入公式求现在值

$$P = A(P/A, i, n)$$
$$= 500 \times 4.3553 = 2177.65(\text{万元})$$

（三）等额换算系数（等差换算系数）

如果每期发生年金数不是常量，则称为变额年金。通常变额年金可分为两类：一类为每次支付年金逐渐增加，称为递增年金；另一类为每次支付年金逐渐减少，称为递减年金。

对于变额年金，每期年金的增加或减少有的依等差或等比数列变化，这时求其年金终值与现值，均可用等额换算系数进行计算。

用途：已知等差递增或递减额 G，求年金 A。

符号：$(A/G, i, n)$，$(GUS-i\%-n)$

公式：$A = A' \pm G\left[\dfrac{1}{i} - \dfrac{n}{(1+i)^n - 1}\right] = A' \pm G(A/G, i, n)$

利用复利系数和现值系数是为了要把一笔总的现在值或将来值换算成一笔总的将来值或总的现在值；利用累计复利系数和累计现值系数是为了把一系列等额年金换算成一笔总的将来值或现在值；利用基金积累系数和基金回收系数是为了把一笔总的将来值或现在值换算成一系列过去发生的年金或将来发生的年金；利用等差换算系数，也可以把等差递增或递减额 G，换算成等额年金。

计算利息与研究时间因素的影响，进行时间价值的货币换算，可以作为比较投资方案好、坏、优、劣的重要依据之一，也可以帮助我们做出正确的选择和决策。

参 考 文 献

［ 1 ］Anderson J P, Bush J W, Chen M, et al. Policy space areas and properties of benefit-cost/utility analysis[J]. JAMA,1986,255(6):794-795.

［ 2 ］Berger M L, Bingefors K, Hedblom E C, et al. Health Care Cost, Quality, and Outcomes. ISPOR Book of Terms[R]. International Society for Pharmacoeconomics and Outcomes Research, 2003.

［ 3 ］Black W C. The CE plane: a graphic representation of cost-effectiveness[J]. Medical Decision Making,1990,10(3):212-214.

［ 4 ］Briggs A. Handling Uncertainty in Cost-Effectiveness Models[J]. PharmacoEconomics, 2000,17(5):479-500.

［ 5 ］Drummond M F, Sculpher M J, Torrance G W, et al. Methods for the Economic Evaluation of Health Care Programmes[M]. 3ed. Oxford: Oxford University Press, 2005.

［ 6 ］Goeree R, Blackhouse G, Adachi J. Cost-effectiveness of alternative treatments for women with osteoporosis in Canada [J]. Current Medical Research Opinion, 2006, 22 (7): 1425-1436.

［ 7 ］Si L, Winzenberg T M, Jiang Q, et al. Projection of osteoporosis-related fractures and costs in China: 2010—2050[R]. Osteoporosis International, 2015: 1929-1937.

［ 8 ］Si L, Winzenberg T M, Jiang Q, et al. Screening for and treatment of osteoporosis: construction and validation of a state-transition microsimulation cost-effectiveness model[J]. Osteoporosis International,2015,26(5):1477-1489.

［ 9 ］Weisbrod B A. Costs and benefits of medical research: a case study of poliomyelitis[J]. The Journal of Political Economy, 1971:527-544.

［10］保罗·费尔德斯坦. 卫生保健经济学[M]. 4 版. 北京:经济科学出版社,1998.

［11］陈洁. 药物经济学[M]. 四川:成都科技大学出版社,2000.

［12］陈山泉,潘瑶,姚岚,等. 我国医院规模经济的探讨[J]. 医学与社会,2012,25(11):54-57.

［13］陈文. 卫生经济学[M]. 4 版. 北京:人民卫生出版社,2017.

［14］程晓明. 成本-效益分析方法及其在医疗卫生领域的应用[M]. 上海:上海医科大学出版社,1989.

［15］程晓明. 卫生经济学[M]. 北京:人民卫生出版社,2012.

［16］董四平,方鹏骞. 医院规模经济研究述评[J]. 中国卫生经济,2009,28(9):24-27.

[17] 杜乐勋,罗五金.现代卫生保健经济学[M].哈尔滨:黑龙江人民出版社,1995.

[18] 冯振翼,刘国祥,陈迎春.新编卫生经济学[M].北京:民族出版社,2002.

[19] 高广颖.卫生经济学典型案例分析[M].北京:人民卫生出版社,2011.

[20] 高鸿业.现代西方经济学[M].北京:经济科学出版社,1995.

[21] 高丽敏,刘国祥.卫生经济学[M].北京:科学出版社,2008.

[22] 贺买宏,王林,贺加,等.我国卫生资源配置状况及公平性研究[J].中国卫生事业管理,
     2013,30(3):197-199.

[23] 江启成.卫生经济学教程[M].合肥:安徽科技出版社,2002.

[24] 雷克斯福特·桑特勒,史蒂芬·纽恩.卫生经济学:理论、案例和产业研究[M].3版.北京:
     北京大学医学出版社,2005.

[25] 李士雪.卫生保健项目经济学评估方法[M].北京:人民卫生出版社,2008.

[26] 李幼平.药物经济学与循证医学[J].中国药物经济学,2008,6:14-19.

[27] 李岳峰,吴明.对我国卫生资源配置的再认识[J].生产力研究,2009(10):7-9,21.

[28] 刘国恩.中国药物经济学评价指南及导读(2015版)[M].北京:科学出版社,2015.

[29] 罗五金.卫生技术经济学[M].上海:上海科学技术出版社,1989.

[30] 孟庆跃.卫生经济学[M].北京:人民卫生出版社,2013.

[31] 舍曼·弗兰德.卫生经济学[M].王健,译.北京:中国人民大学出版社,2010.

[32] 司磊,王丽丹,刘露,等.马可夫模型在卫生技术评估中的应用[J].中国卫生经济,2013,10:
     70-72.

[33] 王娟娟.透析疾病经济负担与成本-效果分析[D].上海:复旦大学,2006.

[34] 魏颖,杜乐勋.卫生经济学与卫生经济管理[M].北京:人民卫生出版社,1998.

[35] 武剑,林庆贤.我国医院规模经济研究进展的思考[J].医学与社会,2014,27(10):57-
     58,87.

[36] 许世斌,俞顺章,陈洁.上海市2所医院鼻咽癌病例诊断治疗的成本-效果分析[J].中国卫
     生经济,1993,12(5):38.

[37] 张鹭鹭.卫生资源配置论:基于二类卫生资源配置的实证研究[M].北京:科学出版
     社,2014.

[38] 张楠,孙晓杰,李成,等.基于泰尔指数的我国卫生资源配置公平性分析[J].中国卫生事业
     管理,2014,31(2):88-91.

[39] 张秀亮,王颖,刘刚,等.晚期非小细胞肺癌四种化疗方案的最小成本分析[J].肿瘤学杂志,
     2015,21(8):645-650.

[40] 邹钦培.重庆市卫生资源配置公平性与效率分析[D].重庆:重庆医科大学,2014.